缺血性脑卒中治疗策略
药物、介入及手术治疗

Ischemic Stroke Management
Medical, Interventional and Surgical Management

原著　[美] Alejandro M. Spiotta
　　　[乌拉圭] Roberto Crosa
主审　刘云会
主译　李志清

中国科学技术出版社
· 北 京 ·

图书在版编目（CIP）数据

缺血性脑卒中治疗策略:药物、介入及手术治疗 /（美）亚历山大•M．斯皮奥塔（Alejandro M. Spiotta），（乌拉圭）罗伯托•克罗萨（Roberto Crosa）原著;李志清主译. — 北京:中国科学技术出版社，2021.2

ISBN 978-7-5046-8932-0

Ⅰ．①缺… Ⅱ．①亚… ②罗… ③李… Ⅲ．①脑缺血－脑血管疾病－诊疗 Ⅳ．① R743.31

中国版本图书馆 CIP 数据核字（2020）第 258676 号

著作权合同登记号：01-2020-7273

Copyright © 2020 of the original English language edition by Thieme Medical Publishers, Inc. , New York, USA.

Original title: *Ischemic Stroke Management: Medical, Interventional and Surgical Management,1e*

By Alejandro M. Spiotta, Roberto Crosa

《缺血性脑卒中治疗策略：药物、介入及手术治疗》（第 1 版）英文原版由美国纽约的 Thieme Medical Publishers, Inc. 于 2020 年出版，版权归其所有。作者：[美国] 亚历山大 •M. 斯皮奥塔（Alejandro M. Spiotta），[乌拉圭] 罗伯托•克罗萨（Roberto Crosa）。

策划编辑	王久红　焦健姿
责任编辑	孙　超
装帧设计	华图文轩
责任印制	李晓霖

出　　版	中国科学技术出版社
发　　行	中国科学技术出版社有限公司发行部
地　　址	北京市海淀区中关村南大街 16 号
邮　　编	100081
发行电话	010-62173865
传　　真	010-62179148
网　　址	http://www.cspbooks.com.cn

开　　本	889mm×1194mm　1/16
字　　数	269 千字
印　　张	10
版　　次	2021 年 2 月第 1 版
印　　次	2021 年 2 月第 1 次印刷
印　　刷	天津翔远印刷有限公司
书　　号	ISBN 978-7-5046-8932-0/R・2654
定　　价	98.00 元

（凡购买本社图书，如有缺页、倒页、脱页者，本社发行部负责调换）

主　审　刘云会

主　译　李志清

副主译　蔡　恒

译　者　（以姓氏笔画为序）

　　　　许友松　大连医科大学第一医院

　　　　佟　旭　首都医科大学天坛医院

　　　　张昌伟　四川大学华西医院

　　　　陈亮宇　中国医科大学盛京医院

　　　　徐永川　中国医科大学盛京医院

　　　　唐　伟　中国医科大学盛京医院

　　　　黄青海　海军军医大学长海医院

内容提要

　　本书引进自世界知名的 Thieme 出版社，是一部有关改善急性缺血性脑卒中治疗和患者预后的最新国际权威指南，凝聚了从事急性缺血性脑卒中一线工作的神经内科、神经介入科、神经外科、急诊科、康复医学科等各学科著名专家的观点与经验，反映了当今该领域的最高水平。本书由国际知名的神经外科专家 Alejandro M. Spiotta 和血管外科专家 Roberto Crosa 联合相关专家共同编写，详细介绍了缺血性脑卒中的最新进展，药物、介入和神经外科手术治疗方法的循证医学证据等。全书共 12 章，涵盖缺血性脑卒中的全面管理措施，深入浅出地阐述了该病的快速精准诊断、药物内科、介入及外科手术等全流程治疗手段；介绍了缺血性脑卒中流行病学、缺血性脑卒中的静脉溶栓治疗及脑卒中中心的治疗流程和规范；讨论了急性缺血性脑卒中的影像诊断成像技术、神经外科干预措施、机械取栓技术及循证医学证据，以及相关的神经麻醉、神经重症要点和小儿脑卒中的考虑因素等内容，并对急性缺血性脑卒中的未来进行了展望。本书内容实用，要点突出，可为神经内科、神经介入科、神经外科、急诊科等从事急性缺血性脑卒中一线工作临床医生提供参考，亦可作为想要了解急性缺血性脑卒中的相关学科医生的指南。

原书编者名单

原 著

Alejandro M. Spiotta, MD, FAANS
Professor of Neurosurgery and Neuroendovascular
　Surgery
Program Director,Neurosurgery Residency
Director, Neuroendovascular Surgery
Medical University of South Carolina
Charleston,South Carolina

参编者

Charles M. Andrews, MD
Associate Professor
Department of Emergency Medicine
Department of Neurosurgery
Medical University of South Carolina
Charleston,South Carolina

Carlos Batista, MD
Resident
Department of Neurology
Hospital de Clínicas de Porto Alegre
Porto Alegre,Brazil

Christopher Ludtka Beng, MD
Department of Neurosurgery
Helsinki University Hospital
Helsinki,Finland

Ana Canale, MD
Medical Coordinator, Staff Member
Intensive Care Unit
Hospital Pasteur, ASSE (Public Hospital) Montevideo,Uruguay

Leonardo Augusto Carbonera, MD
Department of Neurology
Hospital Moinhos de Vento
Porto Alegre,Brazil

Carlos Castaño, MD, PhD
Doctor of Medicine and Surgery, Interventional
　Neuroradiologist and Neurosurgeon
Chief of Interventional Neuroradiology Unit
University Hospital Germans Trias i Pujol
Barcelona,Spain

Joham Choque-Velasquez, MD
Department of Neurosurgery

Roberto Crosa, MD
Chief of Endovascular Neurosurgery
Centro Endovascular Neurológico
Medica Uruguaya
Montevideo,Uruguay

Helsinki University Hospital
Helsinki,Finland

Roberto Crosa, MD
Chief of Endovascular Neurosurgery
Centro Endovascular Neurológico
Medica Uruguaya
Montevideo,Uruguay

Ana Claudia de Souza, MSc, RN
Hospital Moinhos de Vento
Porto Alegre,Brazil

Adam A. Dmytriw, MD, MPH, MSc
Neuroradiology & Neurosurgical Services
Toronto Western Hospital, University of
Toronto Toronto Ontario,Canada
Beth Israel Deaconess Medical Center, Harvard Medical
　School
Boston,Massachusetts

David M. French, MD, FACEP, FAEMS
Associate Professor and Prehospital Director
Department of Emergency Medicine
Medical University of South Carolina
Charleston,South Carolina

Felix Göhre, MD
Department of Neurosciences
HUS Neurocenter
Helsinki,Finland

Pedro Grille, MD
Associate Professor
Intensive Care Unit
Hospital de Clínicas, UdelaR
Montevideo,Uruguay

Juha Hernesniemi, MD
Professor and Chairman
Juha Hernesniemi International Center for Neurosurgery
Henan Provincial People's Hospital
Zhengzhou,China

Christopher Alan Hilditch, BSc, MBBCh, FRCR
Consultant Neuroradiologist
Department of Neuroradiology
Salford Royal NHS Foundation Trust Salford
Greater Manchester,United Kingdom

Behnam Rezai Jahromi, MB
Department of Neurosurgery
Helsinki University Hospital
Helsinki,Finland

Akitsugu Kawashima, MD, PhD
Chief
Department of Neurosurgery
Yachiyo Medical Center
Tokyo Women's Medical University
Chiba,Japan

Danil A. Kozyrev, MD
Department of Neurosurgery
Helsinki University Hospital
Helsinki, Finland
Department of Paediatric Neurology and Neurosurgery
North-western State Medical University
St. Petersburg, Russia

Dustin P. LeBlanc, MD
Assistant Professor
Department of Emergency Medicine
Medical University of South Carolina
Charleston, South Carolina

Sheila Cristina Ouriques Martins, MD, PhD
Professor of Neurology
Universidade Federal do Rio Grande do Sul, Hospital de
   Clínicas de Porto Alegre, Brazilian Stroke Network
Porto Alegre,RS, Brazil

Patrick Nicholson, MB BCh BAO, FFR (RCSI)
Clinical Fellow in Diagnostic and Interventional
   Neuroradiology
Division of Neuroradiology, Joint Department of Medical
Imaging
Toronto Western Hospital
Toronto, Ontario,Canada

Vitor Mendes Pereira, MSc, MD
Professor
Department of Medical Imaging
Toronto Western Hospital
Toronto, Ontario,Canada

Nicolás Sgarbi, MD
Medicine Doctor, Diagnostic Neuroradiologist
Diagnostic MRI Department
MUCAM
Montevideo, Uruguay

Alejandro M. Spiotta, MD, FAANS
Professor of Neurosurgery and Neuroendovascular
   Surgery
Program Director, Neurosurgery Residency
Director, Neuroendovascular Surgery
Medical University of South Carolina
Charleston,South Carolina

Osmar Telis, MD
Department of Radiology
Hospital de Clínicas
Montevideo, Uruguay

Aquilla S. Turk, DO
Director of Neurointerventional Surgery Section
   Associate Professor
Departments of Radiology and Neurosurgery
Medical University of South Carolina
Charleston,South Carolina

Paul M. Vespa, MD
Assistant Dean of Critical Care Medicine, Gary L.
   Brinderson Family Chair in Neurocritical Care,
   Professor of Neurology and Neurosurgery
Department Neurology and Neurosurgery
David Geffen School of Medicine at UCLA
Los Angeles,California

Joseph R. Whiteley, DO
Associate Professor
Department of Anesthesia & Perioperative
Medicine Medical University of South Carolina
Charleston, South Carolina

译者前言

　　急性缺血性脑卒中的救治工作一直是一项全球性的医疗难题，随着循证医学几大临床研究结果的问世，基于静脉溶栓和机械取栓的脑血管再通以恢复脑再灌注的治疗逐渐兴起，我国先后于 2014 年和 2015 年成立卫计委脑卒中防治工程委员会和中国卒中学会，使急性缺血性脑卒中的救治工作在全国范围内开展。脑卒中救治是一项涉及急救转运、诊断治疗、预后康复等的系统化工程，而我国的脑卒中中心建设刚刚起步，各地救治水平参差不齐，基层医生缺乏系统化培训的问题一直存在。笔者自 2014 年开始在国内较早从事急性缺血性脑卒中机械取栓治疗工作，一直在临床一线工作，致力于减少急性缺血性脑卒中并发症的发生及改善远期疗效。我们意识到，日常工作中还缺少一部系统介绍急性缺血性脑卒中救治工作的专业著作。在一次国际会议交流中，经国外专家推荐发现了这本书，本书由美国的知名神经外科医生 Alejandro M. Spiotta 和乌拉圭的知名血管外科医生 Roberto Crosa 共同主持编写，详细介绍了缺血性脑卒中的最新进展及药物、介入和神经外科手术治疗方法的循证医学证据，几乎代表了当前国际急性缺血性脑卒中救治的最高水平。翻阅本书之后，笔者爱不释手，在中国科学技术出版社的大力支持下，引进翻译本书，希望可以将这部颇具临床应用价值的著作介绍给国内同道。

　　在本书翻译过程中，得到了国内同道的积极响应，大家严谨的工作作风、饱满的热情和认真负责的态度，令人钦佩。本书的中文翻译版正是目前国内这一领域知名中青年学者的心血。正因为有这样一群专家学者的努力和奉献，我们相信中国急性缺血性脑卒中的诊疗水平一定会飞速发展。

　　尽管我们在翻译过程中，力求表述原著者本意，但由于中外专业术语及语言表达习惯有所不同，书中可能存在一定的疏漏或不当之处，恳请广大同仁不吝指正。

中国医科大学附属盛京医院　李志清

编写本书最初的目的是希望与其他同行分享我们多年来致力于这一领域的经验。

21 世纪，人们在研究和治疗缺血性脑卒中方面取得了非常显著的进展。现在，每年有数百万人死于缺血性脑卒中。如果可以降低患者的死亡率或提高患者的生活质量，这将对全世界的卫生系统产生影响。不仅因为该病对患者而言是毁灭性的，还因为该病是社会医疗资源的主要消耗者之一。在影像学和治疗方面，我们已经见证了不少变化，人们对脑卒中的阐释更加积极，并表现出有逆转它的可能性和机会。不幸的是，这些变化并没有被所有医疗和非医疗专业人员敏锐地发现，当然，这种情况也出现在其他一些疾病中。这些进展还没有在全世界范围内得到统一采用，因此发达国家和发展中国家之间的差距被进一步拉大了。鉴于此，我们希望本书能向更多读者展示我们所理解的内容。这将有助于提高和更新广大同行及医学生对这一最具破坏性且死亡率甚高疾病的认识。

将一部具有以上特点的著作与生活工作在世界各地的同事和朋友们分享，将成为消除隔阂、团结更多力量在同一个项目中的一种手段。

书中的很多编者都是各自专业领域的佼佼者，我强烈推荐大家阅读他们的著作。

本书的主要特点在于，它并不是讨论一个医学中心或一个技术人员的经验，所以它会令大多数读者受益。本书编者的日常实践经历各不相同，从南美到欧洲，从北美到亚洲。我们希望以目前最佳的科学证据帮助更多读者关注同一个主题。

毫无疑问，多角度证据已改变了人们曾经对这种疾病的被动做法，即到达时对患者进行基本救治，并希望尽可能减少损害。在研究和治疗方面，几十年前几乎没有什么经验可言。而现在，我们有了广泛的可能性，使我们改变了对脑卒中的观点和方法。所有 I 级证据都来自于众多同事和研究者。虽然他们没有直接参与本书的编写，但他们为本书奠定了基础，令我们在他们的努力之上获得了成功。

脑卒中有一个特殊的特点，使卫生系统的所有成员对它的认识更具意义。这个特点是，其与从示警事件发生到获得治疗的时间间隔有着密切关系。因此，从家庭医生到神经外科医生，所有人都应该对脑卒中有适当的了解。

然而，如果不同的卫生系统不调整他们的工作流程，那么在神经科学领域也不会有什么改变。如果没有一个优先考虑患者，消除所有系统中障碍（这些障碍会阻止可以逆转疾病进程的及时治疗）的流程，那么即使懂得机械取栓技术或血管再通技术的最新进展也是没有用武之地的。

这就是本书为什么会从制度层面上多着笔墨的原因。因为制度在所有国家的卫生政策中都扮演着不可或缺的重要角色。

在某些国家，官方意见的好处已经显现出来了。在这些国家，脑卒中问题被作为国家层面的问题来处理，国家卫生规划也发生了巨大变化，因此死亡率降低了，幸存者的生活质量也提高了。

最后，我要感谢所有参与本书的编者。他们以严谨的科学方法和诚挚的工作态度，为那些值得我们更好回报的缺血性脑卒中患者编写了本书。

Alejandro M. Spiotta, MD, FAANS

Roberto Crosa, MD

目 录

第 1 章 脑卒中的流行病学
Stroke Epidemiology

Roberto Crosa   Osmar Telis   著

摘要

脑卒中是成年人发病和死亡的主要疾病之一。全世界每年有超过 5 000 000 人死于脑卒中。由于不同国家的患者登记情况的差异，很难对发病率、现患率和死亡率进行评估。大多数脑卒中是缺血性的。女性的发病率较高，终生发病风险较高。虽然高收入国家的发病率似乎在下降，但疾病的总负担并没有改变，实际上，由于人口老龄化的到来，使脑卒中发病率将来可能会增加。短暂性脑缺血发作通常在脑卒中之前发生。复发性脑卒中在脑叶血肿后尤其多见。二级预防和病因治疗在一定程度上降低了复发性脑卒中的发生率。短期和长期死亡率都很高。但由于地区间报告和登记的差异，因此无法进行准确的评估。全球死亡率趋于下降可能是由于护理工作的改善。不可改变的危险因素包括年龄、男性、非洲裔、脑卒中家族史和遗传因素。大血管疾病和心源性脑卒中在 65 岁以下的女性中比较常见。可改变的危险因素占脑卒中风险因素的 90%，包括高血压（主要危险因素）、糖尿病（不分年龄和种族）、心律失常（特别是与心房颤动和女性相关的心律失常）、吸烟、慢性肾病、口服雌激素治疗、睡眠呼吸暂停综合征。综上所述，我们可以看出预防脑卒中需要改变生活方式。为此，基层医生和卫生政策应该配合。只有共同努力才能显著减少脑卒中的发生。

关键词： 脑卒中流行病，缺血性脑卒中，高血压，吸烟，口服雌激素治疗，生活方式改变

一、概述

脑卒中是成年人发病和死亡的主要原因之一。老龄化人口的疾病负担越来越重。全球每年估计有 16 000 000 人发生脑卒中，导致 5 700 000 人死亡[1]。

由于不同国家 / 地区的注册表数据和医疗保健报告有限，或者发展中国家缺乏足够的医疗保健服务，上述结果可能被低估了。此外由于样本偏差，不同的研究结果可能略有不同，因此难以推断。特别是在发展中国家，疾病的真实负担很可能要高得多，因此需要更好的登记患者、改进诊断标准和更快地治疗流程。这些问题将在其他章节中讨论。

了解这种全球流行病的流行病学知识，对于公共卫生政策、预防策略的制定和有效干预措施的评估至关重要。在本章中，我们回顾了目前全球脑卒中流行病学的研究结果、发展趋势和相关危险因素。

脑卒中流行病学可以用两种不同的方式来研究，即描述性和分析性。描述性流行病学告诉我们疾病的发生频率，以及它在时间、空间和不同

人群中的变化[1]。分析性流行病学可以让我们识别脑卒中的危险因素，以及发病率和死亡率的预测因素[1]。两者都是有效预防和治疗这种疾病所必需的。

二、描述性流行病学

脑卒中描述性流行病学的主要指标为现患率、发病率和死亡率。

发病率是指某一特定人群在一定时期内的新发病例数。这是一个动态的测量，在不同的时间段、不同的地方、不同的季节之间会发生变化，也会受到我们防治疾病的努力的影响[1]。它表示为一个特定人群中，以每个人—时间为单位的病例数，最常见的是以每人年为单位的病例数[1]。

现患率是指在某一特定时刻的脑卒中患者人数，代表了该时刻的疾病总负担。现患率也可以在一个时期内估计，将发病率与研究期间的新发病例和病程长短结合起来。每个时期的发病率越高，持续时间越长，则现患率越高[1]。

死亡率是指固定人群在一个时期内固定人口的死亡人数。在脑卒中流行病学中，总死亡率和病因死亡率（与脑卒中直接相关的死亡）都被采用[1]，这可能会使解释工作变得困难。

（一）脑卒中现患率

2013 年全球患病人数约为 25 700 000 人，约 10 300 000 人为当年首发脑卒中病例[2]。大部分为缺血性脑卒中，约 30% 发生在 65 岁以下的人群中[3]。由于不同卫生系统和国家 / 地区在上报方面存在问题，这些结果很可能是低估了脑卒中的真实现患率。然而，有一些主要来自发达国家的大样本研究，可以提供这方面的重要信息。

尽管一些研究结果表明，1990—2013 年期间，经年龄调整后的缺血性和出血性脑卒中的死亡率有所下降，但脑卒中及相关死亡和残疾调整后的寿命损失年数却有所增加[4]。我们认为，随

着近年来预期寿命的增加，脑卒中现患率会随年龄的增长而增加[4]。美国行为危险因素监测系统（behavioral risk factor surveillance system，BRFSS）的研究结果支持了这一事实。该研究表明，2006 年至 2010 年期间自我报告的脑卒中总体现患率没有变化[5]。

此外，在美国一项针对先前无脑卒中或 TIA 诊断的普通人群的队列研究中，入组 18 462 人，45 岁以上人群中至少有一种神经系统症状的发生率为 17.8%[6]。上述结果表明脑卒中的真实现患率甚至比估计的还要高，存在许多未诊断或未报告的事件。其中，在非裔美国人、教育程度和收入较低的人，以及健康状况较差的人群中，这种情况更为常见[6]。这些人代表该国的弱势人群，获得医疗保健服务的受限。

最后，根据全球趋势，预计到 2030 年美国脑卒中的现患率将比 2012 年增加 20.5%[7]。此外，在老龄人群中，脑卒中幸存者的患病率预计将增加[8]。这将给医疗系统和整个社会带来更大的挑战。优化预防策略和有效的治疗将可能缓解这种预期的增长，甚至可能证明预测是错误的。作为医护人员，我们有责任支持这些变化的发生。

（二）脑卒中发病率

获得全球脑卒中发病率的统计数据是一项复杂的工作。不同地区、不同人群，甚至不同时间段的实际发病率差异很大[1]。

2010 年全世界估计有 11 600 000 例缺血性脑卒中和 5 300 000 例出血性脑卒中患者。中低收入国家的发病率有所上升[9]。这意味着年发病率约为 258/10 万[10]。1990—2010 年，高收入国家的缺血性脑卒中发病率下降了 13%，但中低收入国家却没有下降[9]。此外，在高收入国家出血性脑卒中的发病率下降了 19%，但在其他国家却增加了 22%，75 岁以下的老年人群负担更重[9]。

虽然社会经济地位和人口老龄化显然起着一定的作用，但我们认为，这也反映了不同国家对

脑卒中预防和治疗，以及对全球医疗卫生领域面临挑战的承诺。要想扭转这种局面，必须在今后几年内解决这些挑战。

世界范围内的年发病率在不同人群中的差异很大，为 130/10 万～ 410/10 万[1]。脑卒中亚型也有差异，亚洲国家出血性脑卒中的发病率明显高于西方国家。尽管也不能排除其他因素，这与这些人群中高血压的发病率较高有关[1]。

在美国，每年约有 795 000 人新发或复发脑卒中，其中约 610 000 人为首次发作[4]。其中，87% 为缺血性脑卒中，10% 为脑出血（intracerebral hemorrhage，ICH），其余 3% 为蛛网膜下腔出血（subarachnoid hemorrhage，SAH）[4]。

非裔人群的脑卒中发病率似乎较高，而在 75 岁以下的妇女，不论种族，脑卒中的发病率较低[4]。在 75 岁或以上的人群中，非裔美国妇女的脑卒中发病率高于同族裔男性，而 75－84 岁的白人男性和女性未观察到差异[4]。

女性的脑卒中发病率似乎比男性高，其终生风险也比男性高[11]。在 Framingham 心脏研究中，55－75 岁的女性的终身发病风险约为 20%，而同组男性约为 15%。这似乎是以老年组的发病率增加和寿命延长为代价，因为经年龄调整后，中年或更年轻的女性发病率较低[4]。

2000—2010 年，Framingham 心脏研究和美国的 Medicare recipients 两项 BASIC 项目研究结果显示，全球脑卒中的发病率随着时间的推移有所下降[4]，这与高收入国家发病率下降的全球研究结果一致[12]。虽然发病率似乎在下降，但疾病的总负担并没有改变，且很可能会增加[1]，特别是随着人口老龄化[12]和危险因素的增加[13]。这些我们将在本章后面讨论。

（三）短暂性缺血性发作

短暂性缺血性发作（transient ischemic attack，TIA）的流行病学知识在脑卒中的规划和预防中具有重要作用，因为众所周知，约有 15% 的脑卒中是由 TIA 的先兆症状[14]。这意味着，对这些患者进行适当的评估、治疗和二级预防是必需的。如果不这样做，就会使他们面临潜在的、严重的、危及生命的并发症，并使其预后恶化。据估计，在美国 TIA 的总体发病率为 2.3%，并随着年龄的增长而增加。但由于脑卒中研究的注意事项相同，实际数字可能更高[15]。

TIA 患者出现短期并发症的风险很大，包括神经系统并发症和心血管并发症，死亡风险也会增加。在加利福尼亚州北部一家医院急诊科对 1707 名 TIA 患者进行的一项研究中，5% 的患者在最初 48h 内发生脑卒中，11% 的患者在随后 3 个月内出现脑卒中。进展为脑卒中的危险因素包括年龄超过 60 岁、糖尿病和 TIA 发作持续超过 10 分钟[16]。

对 TIA 患者队列的 Meta 分析显示，前 48h 的脑卒中风险为 3%～ 10%，前 3 个月的脑卒中风险为 9%～ 17%[17, 18]。10 年的脑卒中风险约为 19%[4]。此外，牛津血管研究表明，TIA 是 5 年内患者致残的重要预测指标之一[19]。

（四）复发性脑卒中

脑卒中复发是脑卒中存活者的主要并发症，发病率和病死率均大幅增加。多项研究对其现患率和发病率进行了评估，结果显示 4 年内复发率高达 18%[4]。

不同研究的实际复发率不同。瑞典北部的一项研究对 1995—2008 年期间存活下来的 6700 名缺血性脑卒中或颅内出血患者进行了跟踪研究，结果显示，该人群的复发率在 1 年时为 6%，5 年时为 16%，10 年时为 25%[20]。2002 年的另一项研究对美国 10 399 名原发性脑卒中患者进行了跟踪研究，结果显示，复发率在 1 个月时为 1.8%，6 个月时为 5%，1 年时为 8%，4 年时为 18.1%[21]。

复发率因病因、脑卒中亚型和不同研究的不同而不同。出血性脑卒中的复发率估计为每年 2.4%，其中脑叶血肿的复发率增加了 4 倍[1]。出血性和缺血性脑卒中后的复发多为缺血性的[20]。对于缺血性脑卒中，由大动脉病变引起的脑卒中的复发率较高，其次是小血管病变和心源性血栓引起的脑卒中[4]。同时，存在较多的危险因素与较高的复发率有关[4]。尽管所有的并发症都有一定的作用，但是研究表明糖尿病和脑卒中年龄都是与复发风险增加相关的危险因素[20]。

这些研究结果在第一世界国家的不同人群的多项研究中都是一致的，差异很小[4]。

近年来复发率有所下降，这可能是由于更好的二级预防和病因治疗[22, 23]。这也加强我们对一级预防的重视，及时有效的治疗和随访，以减轻脑卒中的负担，改善预后。

（五）死亡率

Thrift 等[12]最近公布了一份关于全球脑卒中统计的数据报道，他对世卫组织所有成员国进行了调查，结果显示，其中一半以上的国家缺乏准确的最新数据。这使得评估真正的死亡率非常困难。该报告还强调了高收入国家和中低收入国家之间的显著差异，在这些国家中，按年龄调整后的死亡率似乎更高，可能的原因是被少报了。

无论是短期还是长期，脑卒中的死亡率都很高。死亡率因脑卒中亚型的不同而有很大差异。在大多数研究中，出血性亚型的死亡率更高，特别是在第 1 个月内[4]。在不同的人群中也有进一步的差异，按年龄调整后的死亡率，如尼日利亚为每年 41/10 万，坦桑尼亚达累斯萨拉姆市每年为 316/10 万[12]。死亡率的这种显著差异可能不仅是由于每个人群的内在因素，也是由于不同国家之间在登记和报道方面的差异导致的。这些巨大的差异使人对现有的数据产生了怀疑。另一个出人意料的数据是，一些中低收入国家的发病率和死亡率之间存在着巨大的差异，而这些差异并不一致。国际组织可能有必要直接在不同的医疗卫生水平的国家内进行直接抽样，来对脑卒中数据进行适当的评估。

社区动脉粥样硬化风险研究（atherosclerosis risk in communities study，ARIC）研究涉及美国 4 个不同城市的患者，研究时间为 24 年。结果显示，检索脑卒中后 1 个月时全球累计死亡率为 10.5%，1 年时为 21.2%，5 年时为 39.8%，随访结束时为 58.4%[4]。在前述的瑞典研究中，5 年时复发和死亡的综合终点为 28%，10 年时为 45%[20]。此外，在美国，2014 年，脑卒中在主要死因中排名第 5 位，死亡率为 36.5/ 万。这些研究结果表明二级预防的重要性，以及相当一部分患者在脑卒中后可怕的长期结局。

全球趋势表明，过去 30 年来死亡率下降了 25%～ 30%[4]。65 岁以上的人的死亡率下降比青年组更值得注意，尽管一些研究的结果与此相互矛盾[24, 25]。虽然不能丢弃一级预防的作用，但死亡率的下降要归功于院前和医院急救流程的改善[1]，我们完全同意这一观点。

三、脑卒中的危险因素

脑卒中危险因素源于分析流行病学，是规划干预措施以降低发病率的重要组成部分。这些危险因素通常分为可改变的和不可改变的，这有助于区分那些可以成为预防措施目标的危险因素和那些不能成为预防措施目标的危险因素。明确一个危险因素需要有多个研究持续支持其关联性、与病理生理机制的匹配，以及理想的随机对照试验能够表明干预这些危险因素的可以降低脑卒中发病率[1]。不幸的是，情况并非总是如此。

已知的不可改变危险因素包括年龄、男性、非洲裔、脑卒中家族史和遗传因素[1]。有许多可改变的危险因素，如高血压、糖尿病、肥胖、饮食和体育锻炼等[1]。最近，Feigin 等对 188 个国家的脑卒中负担及其危险因素的研究表明，按残疾调整后的生命年损失（disability-adjusted life-year lost, DALY）来衡量，可改变的危险因素占 90%[13]。起主要作用的是吸烟、缺乏运动和不良饮食等行为危险因素，其次是综合代谢危险因素和污染[13]。INTERSTROKE 研究是一项病例对照研究，该研究在 2007—2015 年期间对来自 32 个国家的 26 919 人进行了随访，也得到类似的结果。结果显示 10 个可改变的危险因素占脑卒中风险的 90%，不论年龄和性别[26]。这些危险因素分别是高血压（OR = 2.98）、规律的体育锻炼（OR = 0.60）、脂蛋白（Apo）B/ApoA1 比值（OR = 1.84）、饮食（OR = 0.60）、腰围与臀围之比（OR = 1.44）、社会心理因素（OR = 2.20）、吸烟（OR = 1.67）、心脏相关疾病（OR = 3.17）、饮酒（OR = 2.09）和糖尿病（OR = 1.16）[26]。我们将在本章讨论脑卒中的主要危险因素。

（一）不可改变危险因素

年龄是最重要的不可改变危险因素。据估计，55 岁后每 10 年脑卒中风险增加 1 倍[1]。这种风险增加与迄今为止的所有研究结果相一致。

75 岁以下患者中，男性是缺血性脑卒中的危险因素，但在年龄较大的患者中则不是[4]。这可能是由于上述年龄组中女性的比例增加，从而导致了更多的女性病例[1]。由于这个原因，女性终生脑卒中总风险似乎更高[27]。男性也与脑内血肿有关，而女性则是蛛网膜下腔出血的危险因素[1]。

非洲裔人群脑卒中风险增加。美国北曼哈顿研究（northern manhattan study, NOMAS）显示，黑人脑卒中发病率按年龄调整后为 1.91‰，而白人为 0.88‰[28]。此外，美国 NOMAS 研究和 BASIC 项目都显示，墨西哥裔美国人发病率有所上升[28, 29]。尽管黑人种族有一些危险因素的发生率增加可能解释这种关联，如高血压，但由于无法将种族与社会经济地位分开，直接解释很困难[1]。

在 Framingham 心脏研究中发现，父母中的任何一方在 65 岁之前发生脑卒中，其后代的风险增加 3 倍[29]。这表明在一些家庭中存在遗传倾向。最近的研究表明，女性、大血管疾病和心源性的脑卒中，其发病时年龄越低，可能具有更强的关联性[4]。父母双方中的任何一方出现脑卒中，其

脑卒中危险性翻倍[1]。

一些基因突变也会导致脑卒中倾向。对于缺血性脑卒中，HDAC、ABO 和 TSPAN2 基因突变与大血管起源有关[4]。其他基因，如 PTX2 和 ZFHX3 也与心源性缺血性脑卒中有关[4]。FOXF2 基因突变与小血管疾病密切相关[4]。关于出血性脑卒中，PMF1/BGLAP 区的基因与非脑叶型 ICH 有关、载脂蛋白 E 改变与脑叶血肿有关[4]。即使这些基因突变及其他目前未知的基因突变会增加脑卒中风险，但家族性风险不能完全归因于它。其他可能有遗传性成分的可改变危险因素，如高血压或糖尿病，以及家族饮食习惯等，肯定与基因成分有一定的相互作用，并影响其赋予的风险[1]。

（二）可改变危险因素

如前所述，可改变因素可能占脑卒中风险的 90%[13, 26]。

（三）高血压

在过去 20 年中，高血压的定义发生了显著变化，并且仍在讨论中。尽管如此，升高的血压值是所有类型脑卒中的一个主要可改变危险因素。这一点是无须讨论的[4]。

此外，多项研究显示血压控制可降低脑卒中风险，特别是对于有其他并发症的患者（糖尿病）[4]。一些研究还显示，严格血压控制，目标收缩压低于 120mmHg 而非 140mmHg，会有更大益处[30]。尽管如此，对于明确的目标血压仍存在一些分歧，可能还需要进一步的随机试验来达成明确共识。

血压的影响在不同人群之间也有差异。在非洲裔美国人中，血压升高导致脑卒中发生率增加 20%[31]，而血压升高 10mmHg 带来的脑卒中风险是白人的 3 倍[32]。

（四）糖尿病

糖尿病是所有年龄和种族的重要危险因素。

此外，糖尿病患者还可能有其他危险因素，导致风险增加[4]。女性糖尿病患者比男性患者的风险似乎有所增加。糖尿病前期也与风险增加有关，但影响较小[4]。

糖尿病患者的复发风险也会增加[33]。年轻的女性糖尿病患者预后明显较差[4]。

在对患有糖尿病前期患者进行治疗的随机对照试验证实能够显著降低脑卒中风险[34]。对于糖尿病患者来说，往往伴发高血压其他疾病。尽管如此，毫无疑问控制上述两种危险因素会导致脑卒中风险的降低，因此应成为脑卒中治疗的目标之一[4]。

（五）心律失常

心房颤动（atrial fibrillation，AF）早已被确定为心源性梗死性脑卒中的危险因素。随着年龄增长，其危险性增加5倍[4]。由于心房颤动常无症状，隐源性的脑卒中患者随访3～4周，有高达23%的患者发现房颤[4]。

有几个因素会增加房颤患者发生脑卒中的风险。这些因素包括年龄、女性患者、高血压、糖尿病、既往脑卒中或TIA病史、大血管疾病病史[35, 36]。

（六）脂质

不同脂质成分之间目前尚无明确关联。未来有必要进行相关的随机试验来确定胆固醇、甘油三酯和其他脂质成分与特定脑卒中亚型之间的关联性，以及不同靶向药物的治疗效果[37-41]。

（七）吸烟

无论在原发性还是继发性脑卒中，吸烟与高血压一起成为预防脑卒中的最主要的可改变因素。前些年，一些国家在全国范围内实施了强有力的控烟政策，希望未来能够减少脑卒中的发生。

吸烟者比不吸烟者脑卒中风险增加了2～4倍。戒烟10年后显示戒烟可显著降低脑卒中这一风险[42,43]。大量吸烟伴随着脑卒中风险的增加[43,44]。

此外，戒烟几年后风险明显降低，在一些研究中，轻度吸烟者在戒烟5年后与不吸烟者的风险相同[4]。

吸烟还可能与其他危险因素一起发挥协同作用，如高血压[45]。这可能与吸烟对身体的直接影响和重度吸烟者的生活方式有关。

二手烟也已被证明是脑卒中的一个剂量依赖性危险因素，尽管其风险似乎低于主动吸烟[46-48]。

（八）锻炼

多项研究表明，经常参加体育锻炼有明显的好处。在一些研究中，体育锻炼带来的估计脑卒中风险的降低率高达50%[49-51]。这种益处似乎与剂量有关，要获得明显益处至少需要进行中度至剧烈活动，尽管适度运动可能也有好处[50,52-54]。运动带来的大部分好处可能是由于运动对其他危险因素的积极影响，如高血压和肥胖等。

（九）营养

有一项研究显示，坚持不限制热量的地中海式饮食有明显的好处，增加坚果和橄榄油、水果和谷物的含量，减少乳制品、肉类和甜食的摄入量[55]。虽然这是一项随机试验，但参与者为中老年西班牙人，至少有3种心血管疾病或糖尿病的危险因素，作者认为有一定的局限性[55]。因此，严格来说，这种干预措施在这一人群中是有效的。而在年轻患者、没有危险因素的患者或有其他并发症的患者中采用这种饮食方式的益处目前尚不清楚。很有可能在这些人群中采用地中海风格的饮食方式会有一定的益处，尽管益处很小。需要进一步的研究来证明这一点。

另一项来自丹麦的最新队列研究表明，坚持北欧饮食有一定的益处，多吃鱼、水果、根茎类蔬菜和燕麦片[56]。因此，上述两种饮食可能是预防脑卒中的可行选择。比这些饮食更重要的可能是它们的共同点，即减少红肉、面包和面粉衍生物，以及甜食的摄入量，这些项目可以成为健康政策的目标。未来的研究可能需要解决这些饮食调整的相关元素到底是摄入量增加的元素，还是避免摄入的元素。

最后，在某些人群中，特定的膳食补充剂可能对预防脑卒中很有价值，如在一项涉及中国成人高血压患者的研究中，添加叶酸补充剂可以降低脑卒中风险[57]。虽然在食物中富含叶酸的国家中，叶酸的效果可能并不显著，但在那些日常饮食中叶酸缺乏的国家人群中，摄入叶酸可能是一种合理的干预措施。

（十）慢性肾病

研究一致表明，低肾小球滤过率与脑卒中的发病率、严重程度、发病和死亡率增加有关。此外，滤过率越低，这种影响似乎就会增加[58-61]。

（十一）口服雌激素治疗

来自随机临床试验的数据表明，雌激素替代治疗，无论是单独或与孕激素联合使用，都会增加绝经后女性的脑卒中风险[62-65]。

当作为口服避孕药使用时，雌激素会增加女性脑卒中风险。这种风险的增加似乎与剂量有关[66-69]。具有先兆的偏头痛合并吸烟史也会显著增加这种风险。存在上述 3 个因素会使脑卒中风险增加 9 倍，应尽可能避免[70,71]。

（十二）睡眠呼吸暂停

近年来，这种中年人常见的疾病与脑卒中风险增加有关[72, 73]，治疗该病是一种既能提高生活质量同时又可减少脑卒中的潜在的干预措施。研究表明，风险的增加取决于睡眠呼吸暂停的严重程度，男性比女性更容易受到影响[74-76]。它还与脑卒中后发病率[77]和死亡率[78-80]的增加有关。

此外，阻塞性睡眠呼吸暂停在脑卒中幸存者中的发病率极高，超过 50%[74,81,82]。这是一个非常有意义的发现，因为治疗睡眠呼吸暂停，对于这些患者来说，是一项有价值的二级预防措施。

还需要进一步研究以确定睡眠呼吸暂停治疗对脑卒中的一级或二级预防是否有效，以及是否具有较强的证据水平。

（十三）围产期和儿童卒中

通常认为小儿脑血管病并不常见，但它仍是小儿十大死因之一[83]。死亡率在出生后的第 1 年最高，可达 7.8/10 万。其中男性和非洲裔儿童风险更高[83]。

小儿脑卒中如果发生在妊娠 28 周至出生 28 天，为围产期脑卒中；如果发生在大龄儿童，则为儿童脑卒中[83]。新生儿脑卒中在活产儿中的年发病率约为 1/4000[83]，是造成新生儿死亡的重要原因。

儿童脑卒中的年发病率随着年龄的增长而增长，从 5 岁以下的 2 ～ 3 例 /10 万增加到 14 岁以下的 8 例 /10 万[84]。儿童期缺血性脑卒中与出血性脑卒中之间的比例约为 1：1，与成人不同[85-87]。

已知的围产期脑卒中的独立危险因素包括不孕症、先兆子痫、生产过程延迟破膜、羊膜绒膜炎等[4]。常见的关联因素是急性系统性疾病（感染性和非感染性）、血栓形成状态[84]。

在年龄较大的儿童中，最常见的危险因素是动脉血管病变，占所有病例的 50%。其次是先天性或后天性心脏病（24%），以及血栓形成状态和先天性血液病（20% ～ 50%）[88-89]。先天性心脏病会使脑卒中风险增加 19 倍[90]。偏头痛似乎也是青少年脑卒中的危险因素之一。在美国的一项研究中，青春期偏头痛患者的脑卒中风险是正常青年的 3 倍，但年幼的孩子却没有[91]。2005 年一项针对成人和青壮年的 Meta 分析表明，偏头痛可能是脑卒中的一个重要的独立危险因素，风险增加了 2 倍，而在口服避孕药的情况下，风险会上升到 8 倍[92]。尽管这项研究没有对儿童群体进行调查，但鉴于青少年可能较早开始使用激素类避孕药，如果不采取适当措施可能会导致小儿脑卒中的发病率增加。这引起了强烈关注。

头颈部外伤也是小儿缺血性脑卒中的危险因素之一，存在于 10% 的小儿缺血性脑卒中患者中[93]。尽管这是报道的比例，但在我们中心的日常工作中，小儿患者的创伤性动脉夹层似乎要高得多。低估该病的一个可能解释是血管内诊断技术未被充分利用。

此外，近期感染（此前几天）似乎也会增加脑卒中风险[93-94]。最后，一项包含 326 名患者的研究发现，疱疹病毒感染与缺血性脑卒中密切相关[95]。必须要指出的是，这项研究中大多数感染是亚临床感染。

据估计，小儿脑卒中的 5 年复发率为 10%，甚至可能高达 25%[96-97]。必须进行二级预防和严格随访，以预防和控制复发。

四、结论

总的来说，我们认为有效的脑卒中预防需要改变生活方式，而不是将每一个危险因素作为单一的因素来纠正。这是一项长期的规划。这种改变既需要初级保健医生在个人层面的鼓励，也需要公共卫生政策指导人们加强锻炼、减少吸烟和健康饮食。此外，要确切改善疾病预后，需要更合理、快捷地获得医疗保健、适当的治疗、积极康复和做好二级预防。我们相信，这应该是医学界的一项全球努力，因为这是一种真正的不受限制的大流行病。

参考文献

［1］ Bousser M-G, Mas J-L. Accidents Vasculaires Cérébraux. DOIN; 2009

［2］ Feigin VL, Krishnamurthi RV, Parmar P, et al. GBD 2013 Writing Group, GBD 2013 Stroke Panel Experts Group. Update on the Global Burden of Ischemic and Hemorrhagic Stroke in 1990–2013: The GBD 2013 Study. Neuroepidemiology. 2015; 45(3):161–176

［3］ Feigin VL, Forouzanfar MH, Krishnamurthi R, et al. Global Burden of Diseases, Injuries, and Risk Factors Study 2010 (GBD 2010) and the GBD Stroke Experts Group. Global and regional burden of stroke during 1990–2010: findings from the Global Burden of Disease Study 2010. Lancet. 2014; 383 (9913):245–254

［4］ Benjamin EJ, Blaha MJ, Chiuve SE, et al. American Heart Association Statistics Committee and Stroke Statistics Subcommittee. Heart Disease and Stroke Statistics-2017 Update: A Report From the American Heart Association. Circulation. 2017; 135(10):e146–e603

［5］ Centers for Disease Control and Prevention (CDC). Prevalence of stroke–United States, 2006–2010. MMWR Morb Mortal Wkly Rep. 2012; 61(20):379–382

［6］ Howard VJ, McClure LA, Meschia JF, Pulley L, Orr SC, Friday GH. High prevalence of stroke symptoms among persons without a diagnosis of stroke or transient ischemic attack in a general population: the REasons for Geographic And Racial Differences in Stroke (REGARDS) study. Arch Intern Med. 2006; 166(18):1952–1958

［7］ Ovbiagele B, Goldstein LB, Higashida RT, et al. American Heart Association Advocacy Coordinating Committee and Stroke Council. Forecasting the future of stroke in the United States: a policy statement from the American Heart Association and American Stroke Association. Stroke. 2013; 44(8): 2361–2375

［8］ Reeves MJ, Bushnell CD, Howard G, et al. Sex differences in stroke: epidemiology, clinical presentation, medical care, and outcomes. Lancet Neurol. 2008; 7(10):915–926

［9］ Krishnamurthi RV, Feigin VL, Forouzanfar MH, et al. Global Burden of Diseases, Injuries, Risk Factors Study 2010 (GBD 2010), GBD Stroke Experts Group. Global and regional burden of first-ever ischaemic and haemorrhagic stroke during 1990–2010: findings from the Global Burden of Disease Study 2010. Lancet Glob Health. 2013; 1(5):e259–e281

［10］ Béjot Y, Daubail B, Giroud M. Epidemiology of stroke and transient ischemic attacks: Current knowledge and perspectives. Rev Neurol (Paris). 2016; 172(1):59–68

［11］ Kleindorfer DO, Khoury J, Moomaw CJ, et al. Stroke incidence is decreasing in whites but not in blacks: a population-based estimate of temporal trends in stroke incidence from the Greater Cincinnati/Northern Kentucky Stroke Study. Stroke. 2010; 41(7):1326–1331

［12］Thrift AG, Cadilhac DA, Thayabaranathan T, et al. Global stroke statistics. Int J Stroke. 2014; 9(1):6–18

［13］Feigin VL, Roth GA, Naghavi M, et al. Global Burden of Diseases, Injuries and Risk Factors Study 2013 and Stroke Experts Writing Group. Global burden of stroke and risk factors in 188 countries, during 1990–2013: a systematic analysis for the Global Burden of Disease Study 2013. Lancet Neurol. 2016; 15(9):913–924

［14］Hankey GJ. Impact of Treatment of People with Transient Ischaemic Attacks on Stroke Incidence and Public Health. Cerebrovasc Dis. 1996; 6(1):26–33

［15］Johnston SC, Fayad PB, Gorelick PB, et al. Prevalence and knowledge of transient ischemic attack among US adults. Neurology. 2003; 60(9):1429–1434

［16］Johnston SC, Gress DR, Browner WS, Sidney S. Short-term prognosis after emergency department diagnosis of TIA. JAMA. 2000; 284(22):2901–2906

［17］Wu CM, McLaughlin K, Lorenzetti DL, Hill MD, Manns BJ, Ghali WA. Early risk of stroke after transient ischemic attack: a systematic review and meta-analysis. Arch Intern Med. 2007; 167(22):2417–2422

［18］Giles MF, Rothwell PM. Risk of stroke early after transient ischaemic attack: a systematic review and meta-analysis. Lancet Neurol. 2007; 6(12):1063–1072

［19］Luengo-Fernandez R, Paul NLM, Gray AM, et al. Oxford Vascular Study. Population-based study of disability and institutionalization after transient ischemic attack and stroke: 10- year results of the Oxford Vascular Study. Stroke. 2013; 44 (10):2854–2861

［20］Pennlert J, Eriksson M, Carlberg B, Wiklund PG. Long-term risk and predictors of recurrent stroke beyond the acute phase. Stroke. 2014; 45(6):1839–1841

［21］Feng W, Hendry RM, Adams RJ. Risk of recurrent stroke, myocardial infarction, or death in hospitalized stroke patients. Neurology. 2010; 74(7):588–593

［22］Hong K-S, Yegiaian S, Lee M, Lee J, Saver JL. Declining stroke and vascular event recurrence rates in secondary prevention trials over the past 50 years and consequences for current trial design. Circulation. 2011; 123(19):2111–2119

［23］Allen NB, Holford TR, Bracken MB, et al. Trends in one-year recurrent ischemic stroke among the elderly in the USA: 1994–2002. Cerebrovasc Dis. 2010; 30(5):525–532

［24］Pezzini A, Grassi M, Lodigiani C, et al. Italian Project on Stroke in Young Adults (IPSYS) Investigators. Predictors of long-term recurrent vascular events after ischemic stroke at young age: the Italian Project on Stroke in Young Adults. Circulation. 2014; 129(16):1668–1676

［25］Koton S, Schneider ALC, Rosamond WD, et al. Stroke incidence and mortality trends in US communities, 1987 to 2011. JAMA. 2014; 312(3):259–268

［26］O'Donnell MJ, Chin SL, Rangarajan S, et al. INTERSTROKE investigators. Global and regional effects of potentially modifiable risk factors associated with acute stroke in 32 countries (INTERSTROKE): a case-control study. Lancet. 2016; 388 (10046):761–775

［27］Wolf PA, D'Agostino RB, O'Neal MA, et al. Secular trends in stroke incidence and mortality. The Framingham Study. Stroke. 1992; 23(11):1551–1555

［28］White H, Boden-Albala B, Wang C, et al. Ischemic stroke subtype incidence among whites, blacks, and Hispanics: the Northern Manhattan Study. Circulation. 2005; 111(10): 1327–1331

［29］Morgenstern LB, Smith MA, Lisabeth LD, et al. Excess stroke in Mexican Americans compared with non-Hispanic Whites: the Brain Attack Surveillance in Corpus Christi Project. Am J Epidemiol. 2004; 160(4):376–383

［30］Perkovic V, Rodgers A. Redefining Blood-Pressure Targets– SPRINT Starts the Marathon. N Engl J Med. 2015; 373(22): 2175–2178

［31］Howard G, Cushman M, Kissela BM, et al. REasons for Geographic And Racial Differences in Stroke (REGARDS) Investigators. Traditional risk factors as the underlying cause of racial disparities in stroke: lessons from the half-full (empty?) glass. Stroke. 2011; 42(12):3369–3375

［32］Howard G, Lackland DT, Kleindorfer DO, et al. Racial differences in the impact of elevated systolic blood pressure on stroke risk. JAMA Intern Med. 2013; 173(1):46–51

［33］Shou J, Zhou L, Zhu S, Zhang X. Diabetes is an Independent Risk Factor for Stroke Recurrence in Stroke Patients: A Metaanalysis. J Stroke Cerebrovasc Dis. 2015; 24(9):1961–1968

［34］Hopper I, Billah B, Skiba M, Krum H. Prevention of diabetes and reduction in major cardiovascular events in studies of subjects with prediabetes: meta-analysis of randomised controlled clinical trials. Eur J Cardiovasc Prev Rehabil. 2011; 18 (6):813–823

［35］Gage BF, Waterman AD, Shannon W, Boechler M, Rich MW, Radford MJ. Validation of clinical classification schemes for predicting stroke: results from the National Registry of Atrial Fibrillation. JAMA. 2001; 285(22):2864–2870

［36］Lip GYH, Nieuwlaat R, Pisters R, Lane DA, Crijns HJGM. Refining clinical risk stratification for predicting stroke and thromboembolism in atrial fibrillation using a novel risk factor- based approach: the euro heart survey on atrial fibrillation. Chest. 2010; 137(2):263–272

［37］Amarenco P, Labreuche J, Touboul P-J. High-density lipoprotein- cholesterol and risk of stroke and carotid atherosclerosis: a systematic review. Atherosclerosis. 2008; 196(2):489– 496

［38］Zhang Y, Tuomilehto J, Jousilahti P, Wang Y, Antikainen R, Hu G. Total and High-Density Lipoprotein Cholesterol and Stroke Risk. http://stroke.ahajournals.org/content/ strokeaha/early/ 2012/04/10/STROKEAHA.111.646778. full.pdf. Accessed December 28, 2017

［39］Horenstein RB, Smith DE, Mosca L. Cholesterol predicts stroke mortality in the Women's Pooling Project. Stroke. 2002; 33(7):1863–1868

［40］Lewington S, Whitlock G, Clarke R, et al. Prospective Studies Collaboration. Blood cholesterol and vascular mortality by age, sex, and blood pressure: a meta-analysis of individual data from 61 prospective studies with 55,000 vascular deaths. Lancet. 2007; 370(9602):1829–1839

［41］Wang X, Dong Y, Qi X, Huang C, Hou L. Cholesterol levels and risk of hemorrhagic stroke: a systematic review and metaanalysis. Stroke. 2013; 44(7):1833–1839

［42］Shah RS, Cole JW. Smoking and stroke: the more you smoke the more you stroke. Expert Rev Cardiovasc Ther. 2010; 8(7): 917–932

［43］Goldstein LB, Bushnell CD, Adams RJ, et al. American Heart Association Stroke Council, Council on Cardiovascular Nursing, Council on Epidemiology and Prevention, Council for High Blood Pressure Research, Council on Peripheral Vascular Disease, and Interdisciplinary Council on Quality of Care and Outcomes Research. Guidelines for the primary prevention of stroke: a guideline for healthcare professionals from the American Heart Association/American Stroke Association. Stroke. 2011; 42(2):517–584

［44］Bhat VM, Cole JW, Sorkin JD, et al. Dose-response relationship between cigarette smoking and risk of ischemic stroke in young women. Stroke. 2008; 39(9):2439–2443

［45］Nakamura K, Barzi F, Lam T-H, et al. Asia Pacific Cohort Studies Collaboration. Cigarette smoking, systolic blood pressure, and cardiovascular diseases in the Asia-Pacific region. Stroke. 2008; 39(6):1694–1702

［46］Malek AM, Cushman M, Lackland DT, Howard G, McClure LA, McClure LA. Secondhand Smoke Exposure and Stroke: The Reasons for Geographic and Racial Differences in Stroke (REGARDS) Study. Am J Prev Med. 2015; 49(6):e89–e97

［47］Oono IP, Mackay DF, Pell JP. Meta-analysis of the association between secondhand smoke exposure and stroke. J Public Health (Oxf). 2011; 33(4):496–502

［48］Lee PN, Forey BA. Environmental tobacco smoke exposure and risk of stroke in nonsmokers: a review with meta-analysis. J Stroke Cerebrovasc Dis. 2006; 15(5):190–201

［49］McDonnell MN, Hillier SL, Hooker SP, Le A, Judd SE, Howard VJ. Physical activity frequency and risk of incident stroke in a national US study of blacks and whites. Stroke. 2013; 44(9): 2519–2524

［50］Bell EJ, Lutsey PL, Windham BG, Folsom AR. Physical activity and cardiovascular disease in African Americans in Atherosclerosis Risk in Communities. Med Sci Sports Exerc. 2013; 45(5):901–907

［51］Tikk K, Sookthai D, Monni S, et al. Primary preventive potential for stroke by avoidance of major lifestyle risk factors: the European Prospective Investigation into Cancer and Nutrition- Heidelberg cohort. Stroke. 2014;

45(7):2041–2046

［52］Willey JZ, Moon YP, Paik MC, Boden-Albala B, Sacco RL, Elkind MSV. Physical activity and risk of ischemic stroke in the Northern Manhattan Study. Neurology. 2009; 73(21):1774– 1779

［53］Hooker SP, Sui X, Colabianchi N, et al. Cardiorespiratory fitness as a predictor of fatal and nonfatal stroke in asymptomatic women and men. Stroke. 2008; 39(11): 2950–2957

［54］Hu G, Sarti C, Jousilahti P, Silventoinen K, Barengo NC, Tuomilehto J. Leisure time, occupational, and commuting physical activity and the risk of stroke. Stroke. 2005; 36(9):1994– 1999

［55］Estruch R, Ros E, Salas-Salvadó J, et al. PREDIMED Study Investigators. Primary prevention of cardiovascular disease with a Mediterranean diet. N Engl J Med. 2013; 368(14): 1279–1290

［56］Hansen CP, Overvad K, Kyrø C, et al. Adherence to a Healthy Nordic Diet and Risk of Stroke: A Danish Cohort Study. Stroke. 2017; 48(2):259–264

［57］Huo Y, Li J, Qin X, et al. CSPPT Investigators. Efficacy of folic acid therapy in primary prevention of stroke among adults with hypertension in China: the CSPPT randomized clinical trial. JAMA. 2015; 313(13):1325– 1335

［58］Lee M, Saver JL, Chang K-H, Liao H-W, Chang S-C, Ovbiagele B. Low glomerular filtration rate and risk of stroke: metaanalysis. BMJ. 2010; 341:c4249

［59］Holzmann MJ, Aastveit A, Hammar N, Jungner I, Walldius G, Holme I. Renal dysfunction increases the risk of ischemic and hemorrhagic stroke in the general population. Ann Med. 2012; 44(6):607–615

［60］Molshatzki N, Orion D, Tsabari R, et al. Chronic kidney disease in patients with acute intracerebral hemorrhage: association with large hematoma volume and poor outcome. Cerebrovasc Dis. 2011; 31(3):271–277

［61］Mahmoodi BK, Yatsuya H, Matsushita K, et al. Association of kidney disease measures with ischemic versus hemorrhagic strokes: pooled analyses of 4 prospective community-based cohorts. Stroke. 2014; 45(7):1925–1931

［62］Rossouw JE, Anderson GL, Prentice RL, et al. Writing Group for the Women＇s Health Initiative Investigators. Risks and benefits of estrogen plus progestin in healthy postmenopausal women: principal results From the Women＇s Health Initiative randomized controlled trial. JAMA. 2002; 288(3): 321–333

［63］Hendrix SL, Wassertheil-Smoller S, Johnson KC, et al. WHI Investigators. Effects of conjugated equine estrogen on stroke in the Women＇s Health Initiative. Circulation. 2006; 113(20): 2425–2434

［64］Wassertheil-Smoller S, Hendrix SL, Limacher M, et al. WHI Investigators. Effect of estrogen plus progestin on stroke in postmenopausal women: the Women＇s Health Initiative: a randomized trial. JAMA. 2003; 289(20):2673–2684

［65］Heart T, Hers ERS, Simon JA, et al. Clinical Investigation and Reports Postmenopausal Hormone Therapy and Risk of Stroke. Circulation. 2001; •••:638–643

［66］Renoux C, Dell＇aniello S, Garbe E, Suissa S. Transdermal and oral hormone replacement therapy and the risk of stroke: a nested case-control study. BMJ. 2010; 340:c2519

［67］Gillum LA, Mamidipudi SK, Johnston SC. Ischemic stroke risk with oral contraceptives: A meta-analysis. JAMA. 2000; 284 (1):72–78

［68］Gillum LA, Johnston SC. Oral contraceptives and stroke risk: the debate continues. Lancet Neurol. 2004; 3(8):453–454

［69］Roach REJ, Helmerhorst FM, Lijfering WM, Algra A, Dekkers OM. Combined oral contraceptives: the risk of myocardial infarction and ischemic stroke. In: Roach REJ, ed. Cochrane Database of Systematic Reviews. Chichester, UK: John Wiley & Sons, Ltd; 2014. doi:10.1002/14651858.CD011054

［70］MacClellan LR, Giles W, Cole J, et al. Probable migraine with visual aura and risk of ischemic stroke: the stroke prevention in young women study. Stroke. 2007; 38(9):2438–2445

［71］Schürks M, Rist PM, Bigal ME, Buring JE, Lipton RB, Kurth T. Migraine and cardiovascular disease: systematic review and meta-analysis. BMJ. 2009; 339:b3914

［72］Peppard PE, Young T, Barnet JH, Palta M, Hagen EW, Hla KM. Increased prevalence of sleep-disordered breathing in adults. Am J Epidemiol. 2013; 177(9):1006–1014

［73］Chen X, Wang R, Zee P, et al. Racial/Ethnic Differences in Sleep Disturbances: The Multi-Ethnic Study of Atherosclerosis (MESA). Sleep (Basel). 2015; 38(6):877–888

［74］Johnson KG, Johnson DC. Frequency of sleep apnea in stroke and TIA patients: a meta-analysis. J Clin Sleep Med. 2010; 6 (2):131–137

［75］Loke YK, Brown JWL, Kwok CS, Niruban A, Myint PK. Association of obstructive sleep apnea with risk of serious cardiovascular events: a systematic review and meta-analysis. Circ Cardiovasc Qual Outcomes. 2012; 5(5):720–728

［76］Li M, Hou W-S, Zhang X-W, Tang Z-Y. Obstructive sleep apnea and risk of stroke: a meta-analysis of prospective studies. Int J Cardiol. 2014; 172(2):466–469

［77］Turkington PM, Bamford J, Wanklyn P, Elliott MW, Elliott MW. Prevalence and predictors of upper airway obstruction in the first 24 hours after acute stroke. Stroke. 2002; 33(8): 2037–2042

［78］Martínez-García MÁ, Soler-Cataluña JJ, Ejarque-Martínez L, et al. Continuous positive airway pressure treatment reduces mortality in patients with ischemic stroke and obstructive sleep apnea: a 5-year follow-up study. Am J Respir Crit Care Med. 2009; 180(1):36–41

［79］Parra O, Arboix A, Montserrat JM, Quintó L, Bechich S, García-Eroles L. Sleep-related breathing disorders: impact on mortality of cerebrovascular disease. Eur Respir J. 2004; 24(2): 267–272

［80］Sahlin C, Sandberg O, Gustafson Y, et al. Obstructive sleep apnea is a risk factor for death in patients with stroke: a 10-year follow-up. Arch Intern Med. 2008; 168(3):297–301

［81］Johnson DA, Lisabeth L, Lewis TT, et al. The Contribution of Psychosocial Stressors to Sleep among African Americans in the Jackson Heart Study. Sleep (Basel). 2016; 39(7):1411–1419

［82］Broadley SA, Jørgensen L, Cheek A, et al. Early investigation and treatment of obstructive sleep apnoea after acute stroke. J Clin Neurosci. 2007; 14(4):328–333

［83］Lynch JK, Hirtz DG, Deveber G, Nelson KB. Report of the National Institute of Neurological Disorders and Stroke Workshop on Perinatal and Childhood Stroke. Pediatr Blvd. 2002;109116

［84］González G, Russi ME, Crosa R. Accidente cerebrovascular en la infancia y adolescencia. In: González G, Arroyo H, Crosa R, Russi ME, eds. Accidente Cerebrovascular En La Infancia Y Adolescencia. 1a Edicion. Buenos Aires: Ediciones Journal; 2011:1–14

［85］Kleindorfer D, Khoury J, Kissela B, et al. Temporal trends in the incidence and case fatality of stroke in children and adolescents. J Child Neurol. 2006; 21(5):415–418

［86］Agrawal N, Johnston SC, Wu YW, Sidney S, Fullerton HJ. Imaging data reveal a higher pediatric stroke incidence than prior US estimates. Stroke. 2009; 40(11):3415–3421

［87］Broderick J, Brott T, Kothari R, et al. The Greater Cincinnati/ Northern Kentucky Stroke Study: preliminary first-ever and total incidence rates of stroke among blacks. Stroke. 1998; 29 (2):415–421

［88］Mackay MT, Wiznitzer M, Benedict SL, Lee KJ, Deveber GA, Ganesan V, International Pediatric Stroke Study Group. Arterial ischemic stroke risk factors: the International Pediatric Stroke Study. Ann Neurol. 2011; 69(1):130–140

［89］Ganesan V, Prengler M, McShane MA, Wade AM, Kirkham FJ. Investigation of risk factors in children with arterial ischemic stroke. Ann Neurol. 2003; 53(2):167–173

［90］Fox CK, Sidney S, Fullerton HJ. Community-based case-control study of childhood stroke risk associated with congenital heart disease. Stroke. 2015; 46(2):336–340

［91］Gelfand AA, Fullerton HJ, Jacobson A, et al. Is migraine a risk factor for pediatric stroke? Cephalalgia. 2015; 35(14): 1252–1260

［92］Etminan M, Takkouche B, Isorna FC, Samii A. Risk of ischaemic stroke in people with migraine: systematic review and meta-analysis of observational studies. BMJ. 2005; 330 (7482):63

［93］Hills NK, Johnston SC, Sidney S, Zielinski BA, Fullerton HJ. Recent trauma and acute infection as risk factors for childhood arterial ischemic stroke. Ann Neurol. 2012; 72(6):850–858

［94］Fonarow GC, Smith EE, Saver JL, et al. Timeliness of tissuetype plasminogen activator therapy in acute ischemic stroke: patient characteristics, hospital factors, and outcomes associated with door-to-needle times within 60 minutes. Circulation. 2011; 123(7):750–758

［95］Elkind MSV, Hills NK, Glaser CA, et al. VIPS Investigators*. Herpesvirus Infections and Childhood Arterial Ischemic Stroke: Results of the VIPS Study. Circulation. 2016; 133(8): 732–741

［96］Danchaivijitr N, Cox TC, Saunders DE, Ganesan V. Evolution of cerebral arteriopathies in childhood arterial ischemic stroke. Ann Neurol. 2006; 59(4):620–626

［97］Tuppin P, Samson S, Woimant F, Chabrier S. Management and 2-year follow-up of children aged 29 days to 17 years hospitalized for a first stroke in France (2009–2010). Arch Pediatr. 2014; 21(12):1305–1315

第 2 章 脑卒中的静脉溶栓与脑卒中中心建设

Intravenous Thrombolysis in Stroke. The Organization of Stroke Centers

Sheila Cristina Ouriques Martins   Ana Claudia de Souza   Leonardo Augusto Carbonera
Carlos Batista   著

摘要

脑卒中的高发病率和高死亡率，带来的脑卒中负担是全球医疗系统的一个挑战。基于 rtPA 静脉溶栓的再灌注疗法的兴起，患者需要在治疗窗口内到达三级中心以获得适当的治疗。因此，脑卒中治疗单元开始建立发展，越来越多的脑卒中患者要求三级医院从组织结构上进行统筹安排，以达到更好的治疗效果。许多国家和地区以其独特的政治、文化和社会经济背景参与到这一任务中来。本章概述了使用 tPA 静脉注射紧急救治脑卒中的最佳路径，并简要介绍了一些发展中国家和发达国家的脑卒中单元的实施过程。

关键词：脑卒中中心，脑卒中单元，脑卒中救治系统，发展中国家，发达国家，组织纤溶酶原激活物

脑卒中是世界上第 2 大死亡原因和最主要的致残原因[1]。尽管数十年来在预防、诊断和治疗方面取得了长足进步，但科学证据与其现实世界的实施之间仍然存在差距，特别是在中低收入国家尤为明显。NINDS 试验[2]证明静脉溶栓对缺血性脑卒中的益处，并于 1996 年获得美国食品药品管理局（food and drug administration，FDA）的批准，促进了世界范围内多种组织的发展。包括脑卒中救治系统、脑卒中中心（stroke center，SC）组织及急性期策略的实施、院前急救医疗服务（emergency medical service，EMS）组织、社区和医护人员的教育活动。也推动了康复网络的发展。

脑卒中救治系统的组织方式是直接影响患者预后，降低死亡率和致残率的重要影响因素。世界各地的脑卒中救治模式千差万别。为了缩小各国之间的救治差距，世界脑卒中组织（world stroke organization，WSO）致力于发现影响充分救治的障碍，并建议在脑卒中救治中采用循证干预措施[3]。

改变脑卒中自然病史的策略包括静脉溶栓治疗和发展为脑卒中单元（stroke unit，SU）的 SCs 组织。本章的范围是讨论这两种策略。

一、静脉溶栓

缺血性脑卒中发生于脑内血流中断时，占脑卒中病例的 85%。及时对闭塞的血管进行再通，可以减少缺血梗死面积，减少甚至避免残疾。因此，脑卒中治疗的重中之重就是在安全、有监控的地方，由训练有素的卒中工作人员进行快速诊断和治疗。重组组织纤溶酶原激活剂（recombinant tissue plasminogen activator, rtPA）是目前唯一获批的用于急性脑卒中（发病 4 ～ 5h 内）的全身性治疗方法[4]。其他药物（如替奈普酶）正在临床试验测试中，但我们仍然缺乏足够的数据来证明其使用的合理性。

（一）紧急治疗

目前脑卒中的治疗有赖于对该病作为一种急症的认知。脑卒中转诊医院必须意识到对这些患者进行优先治疗的必要性，从而快速诊断检查和特殊治疗。

1. 检测、诊断和鉴别诊断

每一个突发神经系统局灶性障碍的患者，都必须作为脑卒中疑似病例进行评估。与缺血性脑卒中相似的最常见病症是转换障碍、未被发现的癫痫发作、精神混乱状态、脑膜炎 / 脑炎、高血压性脑病、晕厥、中毒性 / 代谢性疾病（如低血糖）、复杂的偏头痛、脑肿瘤和硬膜下血肿。这些情况可在急诊评估中排除。

在接受 rtPA 治疗的两个系列的患者中约有 3% 的病例被发现上述情况，称之为脑卒中模拟。这些患者中的大多数人都有转换障碍[5-6]。然而，没有证据表明溶栓治疗会继发并发症。最近的一项含 512 例患者（发病 3h 接受 rtPA 治疗）的注册研究发现有 21% 的患者在评估结束时被归类为脑卒中模拟[7]。在这个队列中，大部分患者患有癫痫发作、复杂偏头痛和转换障碍，无一例出现症状性颅内出血。虽然静脉溶栓治疗对无脑卒中患者显然没有伤害，但在仅使用 CT 扫描评估进

行接受 rtPA 治疗时，建议应低于 3% 的脑卒中模拟[8]。如何在快速治疗和准确诊断之间找到平衡点，仍需进一步探讨。

2. 急性期评估

在怀疑脑卒中时，确定症状发生的确切时间至关重要。按照惯例，指的是患者无症状的最后一刻；因此，如果患者在早晨醒来时有脑卒中征兆，那么患者最后一次无症状时间应该是在睡前。

在急诊室对疑似脑卒中患者进行检查并确定症状发生时间后，应及时要求医护人员评估。急诊医生在确认疑似脑卒中并呼叫神经内科医生进行评估的同时，护士开通两条外周静脉通路，监测生命体征，并检测外周血血糖。之后，医生预约安排 CT 检查、心电图和实验室检查。在一些医院，为了加快流程，只要院前急救中心已经发现患者有脑卒中可能，就会立即将患者转到放射科，并在那里完成医学评估。如果评估结果卒中阳性，就会给患者静脉注射 rtPA。

神经系统评估必须快速而全面。使用评估量表可以在短时间内评估神经系统检查的许多组成部分。最常用于量化神经功能障碍的量表是美国国家卫生研究院脑卒中量表（national institute of health stroke scale, NIHSS）（表 2-1）。NIHSS 评分可由神经内科医生、急诊医生、护士或任何其他卫生专业人员进行评估，其范围为 0（无缺损）～ 42（完全缺损）。标准化量表的使用有利于专业人员之间的沟通，有助于估计预后，并有助于决定再灌注策略。

3. 急性期辅助检查

所有脑卒中患者必须进行心电图、血细胞和血小板计数、凝血酶原时间（prothrombin time, PT）及国际标准化比值（international normalized ratio, INR）和活化部分凝血酶原时间（activated partial thromboplastin time, aPTT）、血清离子（钠、钾）、血清尿素和肌酐、血糖等化验。从 2007 年起，不再需要等待实验室结果来启动溶栓治疗。而在

表 2-1　国立卫生研究院脑卒中量表（NIHSS）

描　述	评　分
1a. 意识水平	0= 警觉。反应敏锐
	1= 嗜睡。但可被轻微刺激唤醒以服从、回答或反应
	2= 昏睡或反应迟钝。需要反复刺激才能注意，或者迟钝并需要强烈或疼痛刺激才能有非固定模式的反应
	3= 仅有反射活动或自发反应或完全无反应、软瘫、反射消失
1b. 意识水平提问	0= 正确回答两个问题
	1= 正确回答一个问题
	2= 未正确回答问题
1c. 意识水平指令	0= 正确完成两个动作
	1= 正确完成一个动作
	2= 未正确完成动作
2. 凝视	0= 正常。能够将双眼从左至右移动横跨中线
	1= 部分凝视麻痹。单眼或双眼凝视异常，但无被动凝视或完全凝视麻痹
	2= 被动凝视。不能被眼头动作克服
3. 视野	0= 无视野缺失
	1= 部分偏盲。包括仅 1/4 丧失
	2= 完全偏盲。患者左侧或右侧视野上和下 1/4 视觉丧失
	3= 双侧偏盲。任何原因引起的失明，包括皮质性失明或视觉丧失发生于视野的左右两侧
4. 面瘫	0= 正常对称动作
	1= 轻微瘫痪。鼻唇沟变平、微笑时不对称
	2= 部分瘫痪。下面部完全或几乎完全瘫痪
	3= 一侧或双侧面部完全瘫痪。上面部或下面部运动缺失
5. 上肢运动（a. 左上肢；b. 右上肢）	0= 无下落。肢体在 90°（或 45°）能维持 10s
	1= 下落。肢体在 90°（或 45°）维持不超过 10s，下落，未碰撞床或其他支撑物
	2= 能对抗一些重力，但不能达到或维持 90°（或 45°）。下落碰触到床，但能对抗一些重力
	3= 不能对抗重力。肢体下落
	4= 无运动。肢体松弛，无力
6. 下肢运动（a. 左下肢；b. 右下肢）	0= 无下落。下肢在 30° 能维持 5s
	1= 下落。下肢在 5s 结束时下落，但未碰触到床
	2= 能对抗一些重力。下肢 5s 内下落到床上，但能对抗一些重力
	3= 不能对抗重力。下肢立即下落到床上
	4= 无运动。肢体松弛，无力
7. 共济失调	0= 没有共济失调
	1= 一侧肢体共济失调
	2= 两侧肢体共济失调
8. 感觉	0= 正常。无感觉丧失
	1= 轻到中度感觉丧失，患侧针刺感不明显或为钝性。或患者浅表针刺疼觉丧失，仅有触觉
	2= 严重到完全感觉缺失，面、上肢、下肢无触觉

（续　表）

描　述	评　分
9. 命名、阅读测试	0= 正常，无失语
	1= 轻到中度失语。流利程度和理解能力有一些缺损，但表达无明显受限。但表达和（或）理解力降低，难于或无法谈及所提供的材料，如谈及所提供材料时，测试者可通过患者反应确定图片或铭牌内容
	2= 严重失语，所有交流是通过患者破碎的语言表达。非常需要听者的推理、质疑和猜测。往往只限于一个字的回答。可交流的信息范围有限，听者要承担沟通的负担。检查者无法从患者的回答中识别出所提供的材料
	3= 哑语或完全失语。无可用语言或听觉理解能力
10. 构音障碍	0= 正常
	1= 轻到中度，至少有一些发音不清。最坏情况下可被理解但存在一定困难
	2= 严重构音障碍。患者的言语不清，在无失语症或与失语症不相称的情况下无法理解，或者无言语（哑巴患者）
11. 忽视或消失（忽视症）	0= 正常
	1= 视、触、听、空间觉或个人的忽视，或对任何一种感觉的双侧同时刺激消失
	2= 严重的偏身忽视，或超过一种形式的偏身忽视，不认识自己的手或只得一侧空间

此之前，建议在输注 rtPA 前检查血小板计数，因而推迟了治疗的开始时间。如果病史和临床特征均未提示血液系统疾病，急性脑卒中患者血小板计数低于 100 000/mm³ 的概率为 0.3%。只有服用抗凝药（华法林和普通肝素）的患者，溶栓前必须检查 PT 和 aTTP。如果没有这些药物的使用史，可以开始溶栓，并在输注 rtPA 时核实实验室结果[9,10]。

对于服用达比加群的患者，可以进行正常的凝血酶原时间（thrombin time，TT）、蛇静脉酶凝结时间（ecarin clotting time，ET）或 aPTT 以排除活动性出血。考虑到 TT 和 ET 在急诊中并不广泛采用，末次达比加群服用时间未服药加上正常的 aPTT 即可允许进行溶栓治疗，但要权衡每一个患者的风险与收益。目前还没有可靠的测试来验证利伐沙班和阿哌沙班的活性。因此，除非患者在过去 48h 内没有服用上述药物，否则就会被排除在溶栓治疗之外[9]。

4. 急性期影像学检查

脑部 CT 平扫（non-contrast CT, NCCT）是急性脑卒中患者急诊评估中不可缺少的检查项目。它能识别 90% ～ 95% 的蛛网膜下腔出血和几乎所有的脑实质内出血，并有助于排除非血管性原因引起的神经系统症状。

NCCT 上可在脑卒中后的最初几小时内观察到脑卒中或动脉闭塞的早期征象（60% 的病例在症状出现后 2h 内）[11]。大脑中动脉（middle cerebral artery，MCA）对应区域内的动脉高密度征提示存在血栓或栓子。基底节低密度、白质灰质分界消失、岛叶皮质和皮质脑回的消失都是缺血的早期征兆。这些体征的存在提示大面积脑组织缺血，也与使用溶栓剂后的出血转化风险增加有关，尤其是当该区域面积大于 MCA 供血区域面积的 1/3 以上时[12]。

使用标准的 NCCT 评估评分，如艾伯塔省脑卒中项目早期 CT 评分（alberta stroke program early CT score，ASPECTS）对这些早期体征进行检测可增加灵敏度[13]。在工作站上改变 NCCT 窗口以显示正常和异常脑组织之间的差异也是有帮助的[14]。

脑磁共振成像（magnetic resonance imaging，MRI）弥散加权序列对脑卒中诊断的敏感性高于NCCT。因为它能在症状发生后 35min 内就能识别出缺血区域。这种方法在脑卒中诊断不明确时特别有用。弥散加权成像中出现的缺血区大致对应于脑部核心梗死区[15]。

SC 中几个 MRI 方案使用扩散加权（增强）和灌注序列，通过在每位患者中定义存活的脑组织（缺血半影带）来评估治疗窗口不确定或在治疗窗口之外的患者。支持这种做法的假设是，每个人根据他对缺血的生理耐受性和脑部侧支动脉循环的特点，都有个体化的治疗窗口。血管成像（CTA 血管或 MRA）有助于准确定位血流阻塞点，强烈建议完善灌注序列（如前循环近端闭塞）[11]。在这两种成像方式之间的选择取决于设备的可用性和患者的特点。

经颅多普勒（transcranial doppler，TCD）可用于诊断脑大血管闭塞和监测溶栓治疗的效果，也有助于判断预后[16, 17]。然而，7% ～ 20% 的急性脑卒中患者由于的骨窗限制，因此不能进行TCD 扫描。

虽然脑 NCCT 对检测小的急性梗死，尤其是颅后窝的小梗死的敏感性相对较低，但在大多数溶栓治疗中心，它仍是首选。对于急性期的评估，它是足够的、快速的，大多数急诊科都可以做；它可以判断是否存在颅内出血，也可以给出预后信息（早期梗死体征）。对于适合溶栓治疗的患者，应在患者到达急诊室 25min 内进行 NCCT 检查，并在 20min 内取得报告[9]。

5. 支持疗法

维持适当的血压（blood pressure，BP）和动脉血氧饱和度（≥ 92%），保持体温低于 37.5℃，并争取血糖正常，是急性脑卒中治疗中最重要的支持治疗。建议持续心脏监测，以检测心肌缺血或心律失常的早期心电图特征。

对于适合静脉溶栓的患者，如果用药时患者血压 ≥ 185/110 mmHg，则不应启动 rtPA 治疗[9]。

在启动 rtPA 之前，应在静脉用药前迅速降低血压读数。拉贝洛尔、尼卡地平、艾司莫洛尔，甚至硝普钠（如果前者均不可用）都是安全的选择。在使用 rtPA 之前、期间和之后应监测血压。如果患者在抗高血压治疗中出现低血压，应减少剂量并开始输注生理性溶液。考虑到有稀释性低钠血症风险，应避免输注含葡萄糖的溶液以恢复血容量[9]。

6. 静脉溶栓治疗的研究

有 3 项临床试验测试了链激酶在脑卒中急性期治疗中的应用，但由于死亡率增加和脑内出血的高发生率而中止[17]。

在美国国家神经疾病与脑卒中研究所的临床试验（NINDS 研究，Ⅰ级，证据水平 A）后，rtPA 获准用于发病 3h 内的缺血性脑卒中治疗。在脑卒中治疗后 3 个月后评估中发现 rtPA 治疗组（剂量 0.9 mg/kg）患者神经功能明显改善，有最小或无神经功能障碍的患者比对照组多 31%。但治疗组的症状性脑内出血率较高（6.4% vs. 0.6%，$P < 0.001$），但死亡率没有显著增加（rtPA 组 17% vs. 安慰剂组 21%）。在所有脑卒中亚型中均显示出治疗获益，且不受性别或年龄等因素的影响。

对 6 项 rtPA 共计治疗 2775 例脑卒中患者的研究进行 Meta 分析使用的[18] 比较脑卒中发病后 0 ～ 6h 内治疗的患者结局。结果显示，rtPA 给药越早，疗效越好。症状发生后 90min 内给予治疗，其预后良好的优势比为 2.8；症状发生后 181 ～ 270min 给予治疗也有益处（优势比为 1.4）；在症状发生后 271 ～ 360min 给予治疗的患者中没有观察到获益。rtPA 组的出血率是 5.9%，而安慰剂组为 1.1%（$P < 0.0001$）。2008 年，欧洲合作性急性脑卒中研究Ⅲ（ECASS Ⅲ）试验[4]证实，症状发生后 4.5h 内使用 rtPA 存在益处。这延长了治疗时间窗口（Ⅰ级，证据级别 A）。在 rtPA 获批后进行的几项队列研究也证实了治疗的有效性。其结果与 NINDS 研究相似[19]。

2012 年发表的 IST-3（第 3 次国际脑卒中试

验）研究[20]，通过 NCCT 选取，将缺血性脑卒中患者在症状发生后 6h 内随机纳入接受静脉注射 rtPA 与安慰剂治疗。标准治疗适应证之外的人群（老年人和基线 NIHSS 评分较高的人群）也被纳入。在 3035 名纳入研究的患者中，有 1617 名（53%）年龄超过 80 岁。6 个月时，两组患者的死亡率相似（rtPA 组为 26.9%，而安慰剂组为 26.7%）。与之前的研究一样，服用 rtPA 的致命性和非致命性出血性转归风险增加了 5.8%。两组患者脑卒中后牛津残障评分（oxford handicap score, OHS）独立能力评估无明显差异（37% vs.35%）。因此，症状出现后 6h 使用 rtPA 治疗缺血性脑卒中没有获益。80 岁以上患者的治疗效果至少与该年龄段以下的患者一样好。

2012 年，另一项涵盖 12 项研究的 Meta 分析[21]对比评估了 7012 名脑卒中发病后 6h 内接受 rtPA 与常规治疗的患者。两组患者死亡率在 3 个月时没有差异。死亡和严重功能障碍的综合结局降低了 4%（ARR = 4%，95% CI=1.7% ～ 6%），在 3 个月评估时，每 25 名接受治疗的患者就有 1 名患者受益（NNT = 25，95% CI=16 ～ 59）。脑卒中发作 3h 内接受治疗的患者受益情况更为明显，每 11 名接受治疗的患者中就有 1 名患者改良 Rankin 评分（modified rankin score, mRS）为 0 ～ 2 表现为功能独立（RRA = 0.9%，95% CI=0.46 ～ 1.34；NNT = 11，95% CI=7 ～ 22），每 19 名患者中就有 1 名在 3 个月时达到最小或无残疾 mRS 为 0 ～ 1（RRA = 5.4%，95% CI=3.2 ～ 7.6；NNT = 19，95% CI=13 ～ 31）。对比缺血性脑卒中发病后 3h 内接受溶栓治疗的 80 岁以上患者与 80 岁以下患者亚组，rtPA 给这两组患者均带来益处，20.7% 的患者获得了生存和（或）功能独立，每 5 名治疗的患者中就有 1 名受益（ARR = 20.7%，95% CI=14.4 ～ 27.0；NNT = 5，95% CI=4 ～ 7）。尽管这是一个亚组分析，但统计功效为 98.1%。在同一人群中，在发病后 6h 内接受 rtPA，25.3% 的患者有生存和（或）独立获益。这意味着生

存或独立获益增加，每 4 名治疗患者中就有 1 名生存或独立获益（ARR = 25.3%，95% CI = 21.8 ～ 28.8；NNT = 4，95% CI =3 ～ 5）。IST3 研究表明，NIHSS 高于 25 的患者也可从 EV 溶栓治疗中获益。

2016 年发表了另一项重要的脑卒中溶栓治疗的研究：ENCHANTED 研究（急性缺血性脑卒中静脉溶栓治疗后强化降压治疗研究）[22]。该研究比较了症状发生后 4.5h 内接受常规剂量 rtPA（0.9mg/kg）和低剂量（0.6 mg/kg）治疗的脑卒中患者，目的是评估低剂量比常规剂量在患者 3 个月时达到最小或无残疾的效果是否非劣效（Rankin 修正在 0 ～ 1），以及低剂量是否更安全（症状性脑内出血率更低）。结果显示低剂量治疗时，47% 的患者在 3 个月时达到 mRS 0 ～ 1；而接受标准剂量治疗的患者虽然通过移位分析评估，这一比例为 49%。这说明较低剂量在主要终点上没有达到非劣效。从 3 个月时 Rankin 评分改善 1 分这个角度来说，低剂量治疗并不比标准剂量差（$P = 0.04$）。此外，较低剂量有更低的无症状颅内出血率，以及更少的出血相关的死亡。该研究的临床意义在于，低剂量 rtPA 可能是出血风险较高的患者的治疗选择。

脑卒中溶栓治疗的主要并发症是症状性颅内出血（symptomatic intracranial hemorrhage, sICH）。最有力地预测 rtPA 治疗后出血概率的指标是：脑 CT 扫描发现 1/3 以上的 MCA 区域内低密度（优势比 9.38），年龄在 75 岁以上，rtPA 输注开始时 BP 高于 180/105mmHg，糖尿病（优势比 2.69），NIHSS > 20[2,12,23]。尽管出血风险增加，但治疗时没有年龄上限，不能仅凭此标准排除老年患者。除 sICH 的风险外，该药的其他潜在不良反应还包括全身性出血、近期发生透壁性急性心肌梗死患者的心肌破裂、rtPA 继发的过敏反应或血管水肿等，但这些事件很少见[24]。口舌血管水肿（舌、唇或口咽部水肿）发生在 1.3% ～ 5% 的静脉注射 rtPA 治疗缺血性脑卒中患者中。水肿

通常是轻度、短暂的，发生在缺血性脑卒中半球的对侧，一般与既往使用血管紧张素转化酶抑制药或者有累及岛叶和额叶皮质的脑卒中有关。经验性治疗建议包括静脉注射雷尼替丁、苯海拉明和甲泼尼龙。

虽然静脉溶栓治疗脑卒中的疗效已得到很好证实，但并不是所有患者都能实现血管再通，有的患者最初再通后又出现了闭塞。颈内动脉闭塞的部分或完全再通率为 10%，MCA 近端闭塞的再通率为 25% ～ 30%[25,26]。此外，静脉溶栓治疗的治疗窗口较窄。由于其全身性影响，许多潜在患者禁忌使用[9]，如近期缺血性脑卒中患者、既往颅内出血患者、近期头部外伤患者、近期手术或出血体质患者。

为了提高再灌注率，进而改善患者的预后，血管内再灌注治疗已被用于大血管闭塞患者。总之，静脉溶栓治疗更容易实施（在没有独立脑血管病治疗单元的中型医院可以使用），根据目前证据和国际指南[27, 28]，符合条件的患者应在症状发生后 4.5h 内使用，即使有大血管闭塞，以及血管内治疗患者也可以使用。而血管内治疗可用于症状发生后 6h 内不能接受静脉治疗或不符合静脉治疗条件的患者。

7. 静脉内 rtPA 治疗建议[9-10]

必须遵守以下协议，以确保静脉溶栓治疗急性脑卒中的安全性。

（1）纳入标准

①任何脑血管区域的缺血性脑卒中。

②在症状出现后 4.5h 内开始输注 rtPA 的可能性（这需要准确判断症状出现时间）。如果在醒后脑卒中，应以观察到患者最后一次正常的时间为准。

③头部 CT 扫描或 MRI 上无颅内出血证据。

④年龄 > 18 岁。

（2）排除标准

①口服抗凝药，凝血酶原时间（PT）> 15s，且（INR > 1.7）。

②过去 48h 内使用肝素，aPTT 延长。

③过去 3 个月有缺血性脑卒中史或严重头部外伤史。

④颅内出血史或脑血管畸形史。

⑤头部 CT 超过 1/3 大脑中动脉供血区域低密度。

⑥收缩压（SBP）≥ 185mmHg 或舒张压（DBP）≥ 110mmHg（间隔 10min 分别测量 3 次），对抗高血压药有耐药性。

⑦溶栓药物给药前症状和体征快速彻底消失。

⑧轻度神经功能障碍（无明显的功能恶化）。

⑨过去 2 周有大手术或侵入性操作史。

⑩过去 3 周有泌尿生殖道或胃肠道出血史，或有食管静脉曲张史。

⑪最近 7 天内在不可压迫部位的动脉穿刺。

⑫凝血功能不全 [PT 延长（INR > 1.7）]，aPTT 延长，或血小板计数 < 100 000/mm³。

⑬血糖 < 50mg/dl，低血糖治疗后症状缓解。

⑭有心内膜炎、败血栓或妊娠的证据。

⑮近期心肌梗死（最近 3 个月内发生），此为相对禁忌证。

⑯临床上怀疑蛛网膜下腔出血或急性主动脉夹层。

一些中心使用多模态神经影像学检查（MRI 弥散和灌注成像或 CT 灌注扫描）来选择溶栓治疗候选者，尤其是在治疗窗外的患者或无法确定症状确切发病时间的患者。

对于近期未服药的既往有口服抗凝剂或肝素使用史的患者，可在凝血指标检查结果出来之前开始输注 rtPA，但如果这些结果显示 INR > 1.7，aPTT 延长超出当地定义的参考范围，或血小板计数 < 100 000/mm³，则应停止输注。

8. 急性脑卒中静脉注射 rtPA 的治疗方案

（1）将患者转移至重症救护病房或急性脑卒中病房。

（2）开始静脉输注 0.9 mg/kg 的 rtPA，1min 内给予 10% 的剂量，其余剂量输注 1h。不要超过 90mg 的最大剂量。对于出血风险较高的患者，可以选择使用 0.6mg 的剂量（1min 内给予 15%，其余的在 1h 内输注完成）。

（3）溶栓治疗的第 1 个 24h 不要给予肝素、抗血小板治疗或抗凝药。

（4）因为存在出血转归风险及紧急手术干预的需要，患者需要在 24h 内禁食。

（5）输注过程中每 15min 重复 1 次神经系统检查（NIHSS 评分），接下来的 6h 内每 30min 重复 1 次，此后每隔 1h 重复 1 次，直到 24h。

（6）前 2h 内每 15min 监测 1 次血压，随后的 6h 治疗期内每 30min 监测 1 次。

（7）如果血压高于 180/105mmHg：开始使用拉贝洛尔、尼卡地平或静脉注射艾司洛尔，维持 SBP ＜ 180mmHg。替代方案为硝普钠 [0.5 mg/（kg·min）]。

（8）抗高血压治疗期间每 15min 监测一次血压。注意低血压风险。

（9）如果怀疑有颅内出血，应暂停 rtPA，并紧急完善脑部 NCCT、血细胞计数、PT、aPTT、血小板计数和纤维蛋白原等检查。

（10）溶栓治疗 24h 后复查脑 NCCT 以评估并发症。

（11）溶栓治疗 24h 后（在 NCCT 上排除出血后），脑卒中治疗遵循与未接受溶栓治疗患者相同的抗血小板或抗凝治疗指南。

（二）患者随访与时间目标

脑卒中后患者的功能结局一般在 3 个月时用改良 Rankin 量表（mRS）测量（表 2-2）。在静脉溶栓治疗中，3 个月时 mRS 为 0 ～ 1（最小或无残疾）是最常见的良好演变结局。

为确保脑卒中中心（SC）的正常运转，应经常测量和监测结果，以解决任何问题。除以上功能结果外，测量 SC 的时间目标（表 2-3）也很重要，力求持续缩短流程转运时间，以便更迅速地启动治疗，增加患者获益。

表 2-2　脑卒中后功能评估量表——改良 Rankin 量表

评分	描　述	
0	无任何症状	
1	除症状外无显著残疾	能够履行一切日常职责和活动
2	轻度残疾	不能从事以前的所有活动，但无须帮忙就能自理
3	中度残疾	需要帮助，但无须帮助即可行走
4	中重度残疾	行走不便，不能自理
5	重度残疾	卧床不起，大小便失禁，需要经常性的护理和照顾
6	死亡	

表 2-3　急救部门急性脑卒中的时间目标

	时间限制
入院至医师首诊	≥ 10min
入院至神经科医生处置	≥ 15min
入院至 CT 检查	≥ 25min
入院至溶栓开始	≥ 60min

二、脑卒中中心和脑卒中单元

除再灌注治疗的主要个体化影响外，脑卒中单元（SU）是对所有脑卒中患者甚至整个受益人群影响最大的干预措施[29]。

脑卒中单元是整个脑卒中救护投送的关键点。它的工作是将 SU 团队、急诊和其他病区的所有专家与外部专家和首诊医生整合在一起。它是培训和教育专科医生（负责救治这些患者）的基础，从而有助于当地脑卒中网络建设[30]。

这里将讨论 SC 和 SU 的主要模式，包括它们的基本组成部分、影响，以及巴西和其他国家的实施模式。

首先，区分 SC 和 SU 很重要[23,29]。SC 是准备好治疗脑卒中患者的医院，有一支训练有素的专业多学科团队，提供所有必要的技术以提供最好的循证治疗。这些 SC 可能有也可能没有 SU。SU 是一个物理学上定义的区域，有专门为脑卒中患者设置的床位，由一个经过培训的跨学科团队协助，专门为这些患者提供治疗[29]。这些 SU 的主要特点不是高科技，而是系统化的救治，即使在低复杂度的医院也可以提供。最重要的组成部分是团队。团队的工作目标明确：使脑卒中患者达到最佳的功能水平，对患者和家属进行脑卒中后的护理教育，帮助他们做好应对困难的准备。SU 的实施使脑卒中患者的死亡率降低了 17%，依赖性降低了 25%[29,31,32]。

脑卒中救护网络可以追溯到 20 世纪 80 年代在斯堪的纳维亚国家出现的脑卒中单元。这种模式最初在整个欧洲传播开来。1995 年，以"人人享有脑卒中单元"为口号的《赫尔辛堡宣言》试图通过统一和规范脑卒中救治，改善欧洲国家的脑卒中管理。这一行动使脑卒中的死亡率降低了 20%，并在前 3 个月内实现了 70% 患者的功能独立[33]。此后，在各地的管理者意识到当地脑卒中患者参与和随访方面面临挑战的时候，SU 也开始广泛建立。随后之需要缩短诊断到开始再灌注治疗时间。通过从远程医疗到由移动单元 / 脑卒中移动小组在救护车内行脑部 CT 检查和静脉溶栓，使脑卒中救治更加贴近患者（图 2-1）。

（一）脑卒中中心

脑卒中中心[23]的概念起源于美国和加拿大。综合性脑卒中中心（comprehensive stroke center，CSC）是建立在一个人流量大的三级医院，由专业的神经内科医生在先进的神经影像学、神经介入和神经外科技术，以及重症监护室的支持下为患者提供急性脑卒中救治。CSC 可以直接接收院前服务患者，也可以接收由初级脑卒中中心（primary stroke centers，PSC）和急性脑卒中预备医院（acute stroke ready hospitals，ASRH）转诊来的患者。

PSC 是指拥有经过脑卒中救治培训的急诊医生或神经内科医生的医疗单位，24h/7d 均可进行 CT 断层扫描，并具备脑卒中救治基本结构——他们必须能进行再灌注治疗（至少可以静脉溶栓治疗），并有神经重症监护室。

ASRH 这个术语适用于任何具有急性脑卒中救治基础设施的医院，包括快速溶栓治疗（入院至溶栓开始时间 < 60min）。该中心应该能够诊断、稳定病情，并将患者转诊至 PSC 或 CSC。

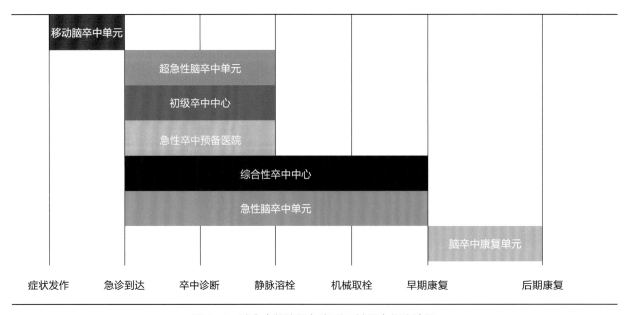

图 2-1　脑卒中救治服务类型及其所含救治阶段

（二）脑卒中单元

1. 脑卒中单元类型

（1）急性脑卒中单元：急性期 SU 是为实现急性期脑卒中治疗而设立的。它收治了处于超急性期（脑卒中最初的数小时）的患者，平均住院时间为 5 天，可以更严格地控制生理变量和早期响应。大多数病例不需要转诊到重症监护室（ICU）[23,29,31]。

（2）脑卒中康复单元：脑卒中康复单元接收渡过急性期后的和稳定期的患者。住院时间较长，通常为数周至数月。跨学科小组对患者及其家属进行康复和健康教育[23,29,31]。

（3）脑卒中整合单元（脑卒中综合单元）：脑卒中综合单元由一个完整的跨学科团队组成，配备监控床位，可收治高危期患者，提供急性期治疗，并开展早期康复。平均住院时间为 14 天。根据文献报道，这种保证连续救治的模式带来的好处最大[23,29,31]。

这些单位在欧洲被称为"高复杂性脑卒中单位"或"脑卒中综合单位"，在加拿大被称为"整合脑卒中单元"。这种救治可在同一医疗机构提供，也可在不同医疗机构提供。如德国的模式——急性期护理、病因解释和早期康复在一个地方进行，随后的持续康复在另一个地方由不同的团队进行。

2. 影响

对随机临床试验的 Meta 分析表明，SU 救治能将一年死亡相对风险降低 13%（95% CI = 0.69 ～ 0.94，$P = 0.005$），残疾或死亡风险降低 21%（95% CI =0.68 ～ 0.90，$P = 0.0007$），死亡或住院治疗风险降低 22%（95% CI =0.68 ～ 0.89，$P = 0.0003$）[31-32]。

取得这些结果的原因是减少了长期卧床相关并发症（深静脉血栓、吸入性肺炎、尿路感染）[32]。SU 患者更经常接受监测，并接受更多的氧疗和退热药；他们更早接受吞咽困难评估以减少吸入性肺炎。他们也受益于早期营养支持，很少病例

会发生脑卒中进展、呼吸道感染或脱水[34]。无论性别、年龄或脑卒中严重程度，所有亚组患者均有获益[31,32,34,35]。

事实证明，SU 的临床效果和成本效益都很好，主要收获是挽救生命[31,32,34,35]。SU 的益处也在现实中得到验证[36-40]。苏格兰 41 692 名常规救治患者中，79% 的患者在 SU 接受治疗，21% 在普通病房。SU 治疗组 7 天内存活机会大 3 倍（95% CI= 2.71 ～ 3.56），1 年内存活机会大 1.43 倍（95% CI= 1.34 ～ 1.54），而出院（不住院治疗）的优势比高 1.19 倍（95% CI =1.11 ～ 1.28）。

3. 病床数量

给定区域脑卒中单元的建议病床数量为每 200 000 居民 10 张（或每 800 例脑卒中患者 20 张病床）[30]。

4. 团队

SU 的团队组成取决于单元类型。以下是脑卒中综合单元的建议团队[41]组成：神经内科医生（脑卒中专家 - 协调员）、神经内科医生或脑卒中专科医生、护士（1 名协调员）、护理助理（每 6h 换班 1 名）、护理技师、物理治疗师、职业治疗师、药剂师、语言治疗师（专注于吞咽障碍）、社会工作者、营养师、心理学家、神经外科医生、血管外科医生、神经放射科医生。

5. 基本结构

世界脑卒中组织于 2014 年发布了《全球脑卒中服务指南》[42]，重点关注中低收入国家，并就脑卒中服务的最大理想结构、脑卒中服务的最低基本框架，以及在医生和卫生专业人员很少的地方提供适当救治（脑卒中救治应该做的最少救护）提出了建议。除脑卒中患者专用床位外，一个有组织 SU[41-42] 的基本结构至少应配备以下人员。

● 1 名神经内科医生（最好是脑卒中专业的神经内科医生）作为团队协调人，如果急性期治疗是在 SU 进行的，则由一名医生 24h 不间断地进行。

● 24h 护理监护（由受过脑卒中救治培训的

护士执行）。

● 护理技师（最理想的是每 4 张病床至少 1 名）。

● 每天物理治疗师支持。

● 每天语言治疗师支持（如果可能，应该接受吞咽障碍评估的培训）。

● 支持团队协调员的神经科医生，每周 7 天，每天 24h（面对面、随叫随到或通过远程医疗）。

SU 必须至少拥有下列物质资源。

● 每张病床至少有 2 台连续可控输液设备（"输液泵"），每 3 张病床至少有 1 台设备的操作储备。

● 氧气壁式连接，每个床位配有医用压缩空气站出口、压力调节器和医用真空过滤器。

● 负压抽吸材料。

● 血糖仪。

● 可移动式氧气瓶。

● 每 3 张床位配 1 个可提供不同浓度氧气的面罩。

● 测量血压设备。

● 在急性 SU 中，每张床配 1 个床边监护仪，用于连续监测心率、心电图、脉搏血氧测定、无创血压、呼吸频率和体温。

医院应该至少配备以下设备。

● 脑部 CT 扫描（即使在没有 CT 的医院，SU 的好处也很明显，但随着 CT 的使用而大大增加）。

● 心电图（ECG）设备。

● 实验室服务。

● 探究脑卒中病因的最小结构：经胸多普勒超声心动图、颈动脉多普勒超声检查。

● 理想情况下，当地可获得脑 MRI（或网络内援助协议）、颅内和颅外血管造影或血管 MRA、经颅多普勒超声、经食管超声心动图和数字血管造影。

（三）救治质量指标

有必要对救治质量指标进行衡量，这样才能

认识到失误，随后根据结果对病房进行整改和再培训。至少应监测以下指标[30,42,43]。

● 第 2 天开始的深静脉血栓的预防措施。

● 非心源性栓子造成的缺血性脑卒中患者出院时服用抗血小板药物。

● 缺血性脑卒中和房颤或房扑患者出院口服抗凝剂，但禁忌证除外。

● 缺血性脑卒中患者的抗血小板药物的使用情况，早至住院第 2 天即开始。

● 动脉血栓性脑卒中患者出院时服用他汀类药物。

● 出院时有预防和康复治疗方案。

● 在 SU 治疗的急性脑血管病患者的百分比。

● 旨在减少脑卒中患者的住院时间。

● 监测并旨在减少深静脉血栓、压疮、肺炎、尿路感染等并发症。

● 旨在减少脑卒中导致的院内死亡率。

● 入院至 CT 断层扫描检查的时间＜ 25min。

● 入院至溶栓开始的时间＜ 60min。

（四）发展中国家（中低收入国家）脑卒中中心

下面将讨论几个国家在脑卒中救治方面的特殊性。了解这些差异有助于确定优先事项，以实现不分地域的提供一致循证救治的目标。

1. 巴西

在巴西，100% 人口有权享受由联邦政府资助的免费基本医保。只有 20% 人口有额外私人健康保险。国家的院前医疗机构被称为 SAMU，其电话是 192，覆盖了 70% 人口[10]。

巴西脑卒中救治工作近年发生重大变化[10]。2012 年 4 月[3] 巴西政府公布第 665 号法令，此后制定了巴西脑卒中医院评审标准，并根据现有资源和国内医院实际情况进行了 SC 认证。其主要内容为跨学科团队。该法令于 2015 年 6 月作为第 800 号法令进行了修订。

2011 年，由几个机构（神经病学会、脑卒中学会、巴西脑卒中网络和巴西医学协会）主办的脑卒中救治免费在线培训课程面向所有各级保健专业人员（院前、医院和初级救治）实施。SCs主要是在已经组织好的站点中进行院前网络工作。尽管取得了重大进展，但全国只有不到 1%的脑卒中患者接受溶栓治疗（这个数字在脑卒中中心增加到 10% ～ 20%）。

三类组织机构得以建立：Ⅰ类、Ⅱ类和Ⅲ类紧急救治中心。

（1）Ⅰ类紧急救治中心：这些脑卒中救护转诊医院可提供并进行静脉溶栓治疗，具有最低限度的脑卒中治疗结构。这些医院没有 SU，必须满足以下要求。24h 提供急诊救护 24h 进行脑部CT 扫描；拥有一支经过培训的脑卒中患者急救团队，由医生、护士和护理技师组成，该团队由临床神经科医生负责协调；提供书面的临床和救护规范。在患者入院后 30min 内提供神经科救护服务（病房连续值班 / 随叫随到或通过远程医疗提供专门的神经科支持）；拥有监护病床，24h 有医生和受过相关培训的工作人员进行紧急脑卒中救护；提供临床实验室服务；拥有 24h 神经外科团队（面对面或最多 2h 内提供）和血液治疗服务。

急性脑卒中治疗的远程医疗由远程会议系统组成，其中包括视频、声音和神经影像数据的共享。所有这些都允许由一名有脑卒中经验的神经科医生对疑似脑卒中患者进行远程评估，最好是与脑卒中参考中心链接。在这种评估中，系统必须允许该神经科医生对患者的临床病史和神经系统检查结果进行审查，并对远程设备中的神经影像学检查进行实时评估。

（2）Ⅱ类紧急救治中心：为脑卒中救护设立的这些转诊医院必须符合Ⅰ类中心的所有要求，并拥有急性 SU。他们应具备以下条件。

①有 1 处至少有 5 张专门用于治疗急性脑卒中（缺血、出血或短暂性缺血发作）病床的明确的物理区域，由神经内科医生负责协调。

②对急性脑卒中患者进行 72h 的住院救治，

为缺血性脑卒中提供静脉溶栓治疗。

③进行多专业救护，包括物理治疗和语言治疗。

④确保急性期的治疗由神经内科医生进行协调。

⑤执行以下程序：心电图、临床检验科服务、放射学服务。

⑥可在现场或其他机构进行：颈部血管多普勒超声检查、经胸和经食管超声心动图、血管造影、MRI、血管 CT 或血管 MRI、经颅多普勒和介入性神经放射学。

（3）脑卒中患者的Ⅲ类紧急救治中心：设立的这些医院符合Ⅰ类和Ⅱ类中心的所有要求，同时也设置一个完整的 SU 科室，其中包括脑卒中急症监护室（它们可以共用或不共用物理空间），并符合以下要求。

①至少 10 张床位。

②由神经科医生协调，专门负责脑卒中患者（缺血、出血或短暂性缺血发作）的护理，住院时间可达 15 天。

③有能力照顾所有入院的急性脑卒中患者，但需要重症监护的患者或仅需要支持性姑息治疗的患者除外。

④急性期治疗、早期康复和完全病因调查。

⑤专业门诊部分。

整合 SU 必须具备以下特征。

①1 名神经内科医生作为协调员。

②1 名内科医生，每天 24h 不间断。

③神经内科医生作为支持，每天 24h 不间断。

④病房内 1 名护士。

⑤每 4 张病床 1 名护理技师。

⑥每 10 张床位 1 名理疗师，每天 6h。

⑦每 10 张床位 1 名语言治疗师，每天 6h。

⑧每 10 张床位 1 名职业治疗师，每天 6h。

⑨1 名社会工作者，每天 6h，从周一到周五。

⑩机构内的心理学家、营养师和药剂师的支持治疗。

目前，巴西有 149 家脑卒中中心（公立和私立），49%的州有 SU，其中 51 家由卫生部许可的。

2. 智利

智利卫生部制订了《国家脑卒中计划》和《国家脑卒中救护指南》[44]。80%的人群享有国家医保，其余 20% 人群有额外医疗保险。目前，人们对脑卒中预警信号和预防意识仍然缺乏。静脉溶栓治疗几年前在民营医疗机构实施，近几年也在公立医院实施。公立和私立医疗机构都可以进行血栓切除术。公立医院（SC）每年至少进行 50 次以上的溶栓治疗，也可以享受血管内治疗的报销。2017 年初，全国共有 16 家公立 CSC，其中 12 家为民营，4 家归军方运行。2016 年，圣地亚哥开展了远程医疗服务，并为所有卫生专业人员开设了脑卒中在线培训课程（由卫生部提供）。

3. 阿根廷

阿根廷已经建立了一个由卫生部资助的国家脑卒中登记中心阿根廷国家脑卒中登记中心（Argentinian National Stroke Registry，ReNACer）[45]。该登记中心的数据显示，79%的患者在入 SU 后 48h 内接受了抗血栓治疗。然而无论患者是否入住学术性医院，在 SU 中接受溶栓治疗的患者数量仍然较少（5.7%），接受的治疗也不尽相同。与非大学医院的溶栓死亡率（10.6%）相比，大学医院的死亡率较低（7.1%）。但即使只考虑到大学医院，SU 的入住率仍然较低（5.7%）。一个积极的方面是住院时间短（5 天）。约 90.2% 的缺血性脑卒中患者在抗栓治疗后出院。SU 在该国内正处于萌芽阶段，包括近期开展的移动脑卒中单元。除 SU 数量少外，阿根廷还面临着另一个限制，那就是与人口规模相比，脑血管方面的专家数量相对不足[46]。

4. 墨西哥

第一批脑卒中单元于 2010 年落成。该国在维护这些中心方面遇到了挑战[47]。目前，该国在教育、预防、医疗和辅助治疗方面均有投入。治疗脑卒中的局限性之一是民众识别正在发生的疾病征兆的能力。评估显示，只有 37% 的人能够识

别出预警症状[47]。只有不到 3% 的人能够说出 3 个以上的疾病表现征兆。这表明脑卒中宣教的必要性。尽管存在这些限制，但国家已经采取了一些举措。他们进行了一项挨家挨户研究，详细了解了该疾病在国内的流行病学特征[48]。此外，他们还掌握了关于该病病因的代表性数据，有助于指导预防政策[49]。该国面临的另一个瓶颈是减少中度至重度功能依赖患者的数量，特别是在农村地区。这一情况因该国尚无全民医保而明显加剧。

5. 中国

自 2001 年设立第一处 SU 以来，中国已经成为发展中国家 SU 改善脑卒中预后典范。此前的一项研究显示，在此类 SU 病房的救护下，中国患者在 28 天和 120 天时的死亡率报告大幅降低[50]。此外，与普通病房单元的住院时间（69 天）相比，患者在 SU 的平均住院时间更短（37 天）。有趣的是，中国不仅在按照西医治疗方面投入了大量资金，而且还尝试着将东方医学的知识融入其中，为患者造福[51]。

6. 印度

印度是另一个试图将脑卒中救护项目推广到全国各地亚洲巨头。但其推广出现一些障碍，比如地域的延伸和地区文化的差异。与这里讨论的其他发展中国家一样，为脑卒中救护项目提供资金是另一个大问题。该国缺乏训练有素的专业人员来处理急性脑血管病患者的特殊性。这使"在中短期内需要吸引非神经内科医学专业人员来解决这一不足"的需求更加突出[52]。 另外，SU 明显集中在城市大学中心。这种情况当然也困扰着其他发展中国家。但通过有效方法，印度已经采取了重大举措使其境内的脑卒中得到了更好的认识和治疗。最近，印度政府启动了"国家癌症、糖尿病、心血管疾病和脑卒中预防和控制项目"（national program for prevention and control of cancer, diabetes, cardiovascular diseases & stroke, NPCDCS）[53]。这对非传染性疾病的预防和控制活动起到了明显的促进作用。

7. 越南

目前越南和其他发展中国家一样，正在经历着从治疗传染病向治疗慢性病的过渡。越南正在努力快速适应这一新的现实。越南没有专门研究脑血管病的医学会。负责脑卒中救护的专业人员的培训由心内科和神经内科学会平均分配。对该病的调查主要通过医院研究来进行，不代表社区数据[54]。该国有不到 10 个 SU 集中于公立医院，还有少数属于私人机构。不管是哪种类型的医疗机构，经过专业培训的专业人员数量都不足以满足需求。通常情况下，会招募患者家属以提供没有经过充分培训的脑卒中护理工作。这可能会增加医院相关感染风险[54]。公众对紧急救护的认识也很有限。很多人采用针灸等方法进行即时救护，而不是求助于专业医疗机构。与 SU 一样，rtPA 治疗也是在 2000 年引入的。但迄今为止，溶栓治疗在越南也只限于少数单位。为急性期患者带来更多好处，唯一的希望在于成立新的团体来改变现状。

8. 发达国家（欧洲的高收入国家）

1995 年，《赫尔辛堡宣言》在欧洲规范了脑卒中救治，降低了死亡率和致残率。在第 2 版《赫尔辛堡宣言》中，管理和脑卒中救治的主要目标是：从急性 SU 到康复和二级预防策略的持续救治。到 2015 年，主要目标是 85% 以上的患者在脑卒中后第 1 个月存活下来，70% 存活者在第 3 个月内保持功能独立，所有急性脑卒中患者都被转到有足够能力和经验的医院。这些医院被定义为 SU 或专门治疗脑卒中的区域[55]。

建立 SU 和遵守欧洲脑卒中指南都使死亡率和残疾率大幅下降，不论年龄、性别和种族[32]。

有两个明显的现实情况。中东欧国家脑卒中发病率和脑卒中相关死亡人数有所增加[56]。而在西欧国家，尽管由于人口老龄化脑卒中的绝对数量有所增加，但在过去 20 年里，发病率却有所下降[57]。最有可能的是，每个地区的组织模式导致了所获得的不同结果。

奥地利定义了脑卒中中心的三个救护级别。CSC、PSC 和对收治脑卒中患者的医院病房要求的最低级别。此外，实施管理质量认证以检查该系统的性能。从 1990 年开始用标准化的模型分析系统性能。其结果由地方当局进行评估并予以保密。2008 年启动了针对家庭护理员志愿的 NQZ（Nationals Qualitätszertifikat）认证试点项目，以评估内部管理质量和以结果为导向的指标绩效。奥地利模式得到了欧洲脑卒中组织（European Stroke Organization，ESO）的认可。

在瑞士，根据瑞士脑卒中协会的说法，需要建立脑卒中管理体系以坚持 ESO 关于建立 SU 和 SC 的建议。2012 年 IVHSM（Interkantonale Hochspezialisierten Vereinigung der Medizin）成立了由神经内科、内科和重症医学会组成的 SFCNS（瑞士临床神经学会联合会）-Hirnschlagkommission（HK）。SFCNS-HK 致力于发展认证项目，根据国家和国际准则成立 SCs 和 SUs 认证机构，并协调脑卒中继续教育。

位于德国巴伐利亚州的 TEMPiS（整合脑卒中救护远程医疗项目）是欧洲最早的远程脑卒中项目之一。在 TEMPiS 项目实施的头十年里，脑卒中和 TIA 患者进入医院脑卒中病房的比例从 19% 增加到 78%[58]。

三、最终考虑

除了组织 SC 和 SU，以及实施再灌注治疗外，最重要的是组织当地的救护系统和脑卒中救护转运系统。必须与当地卫生部门就本地区的转诊网络组织达成一致，以便通过院前急救服务（EMS）更好地分配患者。此外，所有脑卒中患者，无论是在家中、在基层医疗单位还是在非脑卒中转诊机构的医院，都应该由急救医疗机构进行救治和控制，并在最短的时间内将其引导到脑卒中中心。要对整个网络进行脑卒中救护的培训，包括病例检测、治疗和预防。最后，脑卒中教育要深入到人群中才会有效果。整个过程中一旦实施，就会显著降低脑卒中负担。

参考文献

［1］Feigin VL, Mensah GA, Norrving B, Murray CJ, Roth GA, GBD 2013 Stroke Panel Experts Group. Atlas of the Global Burden of Stroke (1990–2013): The GBD 2013 Study. Neuroepidemiology. 2015; 45(3):230–236

［2］The National Institute of Neurological Disorders and Stroke rt-pa Stroke Study Group. Tissue plasminogen activator for acute ischemic stroke. N Engl J Med. 1995; 333:1581–1587

［3］Muñoz Venturelli P, Robinson T, Lavados PM, et al. HeadPoST Investigators. Regional variation in acute stroke care organisation. J Neurol Sci. 2016; 371:126–130

［4］Hacke W, Kaste M, Bluhmki E, et al. ECASS Investigators. Thrombolysis with alteplase 3 to 4.5 hours after acute ischemic stroke. N Engl J Med. 2008; 359(13):1317–1329

［5］Winkler DT, Fluri F, Fuhr P, et al. Thrombolysis in stroke mimics: frequency, clinical characteristics, and outcome. Stroke. 2009; 40(4):1522–1525

［6］Scott PA, Silbergleit R. Misdiagnosis of stroke in tissue plasminogen activator-treated patients: characteristics and outcomes. Ann Emerg Med. 2003; 42(5):611–618

［7］Chernyshev OY, Martin-Schild S, Albright KC, et al. Safety of tPA in stroke mimics and neuroimaging-negative cerebral ischemia. Neurology. 2010; 74(17):1340–1345

［8］Saver JL, Barsan WG. Swift or sure?: The acceptable rate of neurovascular mimics among IV tPA-treated patients. Neurology. 2010; 74(17):1336–1337

［9］Jauch EC, Saver JL, Adams HP, Jr, et al. American Heart Association Stroke Council, Council on Cardiovascular Nursing, Council on Peripheral Vascular Disease, Council on Clinical Cardiology. Guidelines for the early management of patients with acute ischemic stroke: a guideline for healthcare professionals from the American Heart Association/American Stroke Association. Stroke. 2013; 44(3):870–947

［10］Martins SC, Pontes-Neto OM, Alves CV, et al. Brazilian Stroke Network. Past, present, and future of stroke in middleincome countries: the Brazilian experience. Int J Stroke. 2013; 8 Suppl A100:106–111

［11］Saur D, Kucinski T, Grzyska U, et al. Sensitivity and interrater agreement of CT and diffusion-weighted MR imaging in hyperacute stroke. AJNR Am J Neuroradiol. 2003; 24(5):878–885

［12］Hacke W, Kaste M, Fieschi C, et al. The European Cooperative Acute Stroke Study (ECASS). Intravenous thrombolysis with recombinant tissue plasminogen activator for acute hemispheric stroke. JAMA. 1995; 274(13):1017–1025

［13］Barber PA, Demchuk AM, Zhang J, Buchan AM. Validity and reliability of a quantitative computed tomography score in predicting outcome of hyperacute stroke before thrombolytic therapy. ASPECTS Study Group. Alberta Stroke Programme Early CT Score. ［published correction appears in Lancet. 2000;355:2170］. Lancet. 2000; 355(9216):1670–1674

［14］Lev MH, Farkas J, Gemmete JJ, et al. Acute stroke: improved nonenhanced CT detection–benefits of soft-copy interpretation by using variable window width and center level settings. Radiology. 1999; 213(1):150–155

［15］Demchuk AM, Burgin WS, Christou I, et al. Thrombolysis in brain ischemia (TIBI) transcranial Doppler flow grades predict clinical severity, early recovery, and mortality in patients treated with intravenous tissue plasminogen activator. Stroke. 2001; 32(1):89–93

［16］Alexandrov AV, Wojner AW, Grotta JC, CLOTBUST Investigators. CLOTBUST: design of a randomized trial of ultrasoundenhanced thrombolysis for acute ischemic stroke. J Neuroimaging. 2004; 14(2):108–112

［17］Adams HP , Jr, del Zoppo G, Alberts MJ, et al. American Heart Association, American Stroke Association Stroke Council, Clinical Cardiology Council, Cardiovascular Radiology and Intervention Council, Atherosclerotic Peripheral Vascular Disease and Quality of Care Outcomes in Research Interdisciplinary Working Groups. Guidelines for the early management of adults with ischemic stroke: a guideline from the American Heart Association/American Stroke Association

Stroke Council, Clinical Cardiology Council, Cardiovascular Radiology and Intervention Council, and the Atherosclerotic Peripheral Vascular Disease and Quality of Care Outcomes in Research Interdisciplinary Working Groups: the American Academy of Neurology affirms the value of this guideline as an educational tool for neurologists. Stroke. 2007; 38(5): 1655–1711

[18] The ATLANTIS, ECASS, and NINDS rt-PA study group investigators. Association of outcome with early stroke treatment: Pooled analysis of ATLANTIS, ECASSs, and NINDS rt-PA stroke trials. Lancet. 2004; 363:768–774

[19] Wahlgren N, Ahmed N, Dávalos A, et al. SITS-MOST investigators. Thrombolysis with alteplase for acute ischaemic stroke in the Safe Implementation of Thrombolysis in Stroke-Monitoring Study (SITS-MOST): an observational study. Lancet. 2007; 369(9558):275–282

[20] Sandercock P, Wardlaw JM, Lindley RI, et al. IST-3 collaborative group. The benefits and harms of intravenous thrombolysis with recombinant tissue plasminogen activator within 6 h of acute ischaemic stroke (the third international stroke trial [IST-3]): a randomised controlled trial. Lancet. 2012; 379(9834):2352–2363

[21] Wardlaw JM, Murray V, Berge E, et al. Recombinant tissue plasminogen activator for acute ischaemic stroke: an updated systematic review and meta-analysis. Lancet. 2012; 379 (9834):2364–2372

[22] Anderson CS, Robinson T, Lindley RI, et al. ENCHANTED Investigators and Coordinators. Low-Dose versus Standard- Dose Intravenous Alteplase in Acute Ischemic Stroke. N Engl J Med. 2016; 374(24):2313–2323

[23] Theofanidis D, Savopoulos C, Hatzitolios A. Global specialized stroke care delivery models. J Vasc Nurs. 2016; 34(1):2–11

[24] Hill MD, Lye T, Moss H, et al. Hemi-orolingual angioedema and ACE inhibition after alteplase treatment of stroke. Neurology. 2003; 60(9):1525–1527

[25] Alexandrov AV, Molina CA, Grotta JC, et al. CLOTBUST Investigators. Ultrasound-enhanced systemic thrombolysis for acute ischemic stroke. N Engl J Med. 2004; 351(21):2170–2178

[26] Wolpert SM, Bruckmann H, Greenlee R, Wechsler L, Pessin MS, del Zoppo GJ. Neuroradiologic evaluation of patients with acute stroke treated with recombinant tissue plasminogen activator. The rt-PA Acute Stroke Study Group. AJNR Am J Neuroradiol. 1993; 14(1):3–13

[27] Powers WJ, Derdeyn CP, Biller J, et al. AHA/ASA Focused Update of the 2013 Guidelines for the Early Management of Patients With Acute Ischemic Stroke Regarding Endovascular Treatment. A guideline for healthcare professionals from the American Heart Association/American Stroke Association. Stroke. 2015; 2015:46

[28] Pontes-Neto OM, Cougo P, Martins SCO, et al. Brazilian guidelines for endovascular treatment of patients with acute ischemic stroke. Arq Neuropsiquiatr. 2017; 75(1):50–56

[29] Stroke Unit Trialists' Collaboration. Organised inpatient (stroke unit) care for stroke. In: Cochrane Library. Issue 1, 2007

[30] Portaria 665 de 12 de Abril de 2012 Diário Oficial da União. Ministério da saúde. Available at: http://portalsaude.saude. gov.br/index.php/o-ministerio/principal/secretarias/900-sasraiz/ daet-raiz/media-e-alta-complexidade/15-media-e-altacomplexidade/ 12676-cgmac-teste-botao-14. Accessed in February 2017

[31] Collaborative systematic review of the randomised trials of organised inpatient (stroke unit) care after stroke. Stroke Unit Trialists' Collaboration. BMJ. 1997; 314(7088):1151– 1159

[32] Stroke Unit Trialists' Collaboration. Organised inpatient (stroke unit) care for stroke. Cochrane Database Syst Rev. 2013; 9(9):CD000197

[33] Norrving B, International Society of Internal Medicine, European Stroke Council, International Stroke Society, WHO Regional Office for European. The 2006 Helsingborg consen-sus on European Stroke Strategies: Summary of conference proceedings and background to the 2nd Helsingborg Declaration. Int J Stroke. 2007; 2(2):139–143

[34] Evans A, Perez I, Harraf F, et al. Can differences in management processes explain different outcomes between stroke unit and stroke-team care? Lancet. 2001;

358(9293):1586–1592

[35] Te Ao BJ, Brown PM, Feigin VL, Anderson CS. Are stroke units cost effective? Evidence from a New Zealand stroke incidence and population-based study. Int J Stroke. 2012; 7(8):623–630

[36] Seenan P, Long M, Langhorne P. Stroke units in their natural habitat: systematic review of observational studies. Stroke. 2007; 38(6):1886–1892

[37] Di Carlo A, Lamassa M, Wellwood I, et al. European Registers of Stroke (EROS) Project. Stroke unit care in clinical practice: an observational study in the Florence center of the European Registers of Stroke (EROS) Project. Eur J Neurol. 2011; 18(5):686–694

[38] Terént A, Asplund K, Farahmand B, et al. Riks-Stroke Collaboration. Stroke unit care revisited: who benefits the most? A cohort study of 105,043 patients in Riks-Stroke, the Swedish Stroke Register. J Neurol Neurosurg Psychiatry. 2009; 80(8): 881–887

[39] Candelise L, Gattinoni M, Bersano A, Micieli G, Sterzi R, Morabito A, PROSIT Study Group. Stroke-unit care for acute stroke patients: an observational follow-up study. Lancet. 2007; 369 (9558):299–305

[40] Turner M, Barber M, Dodds H, et al. The impact of stroke unit care on outcome in a Scottish stroke population, taking into account case mix and selection bias. J Neurol Neurosurg Psychiatry. 2014

[41] Langhorne P, Pollock A, Stroke Unit Trialists' Collaboration. What are the components of effective stroke unit care? Age Ageing. 2002; 31(5):365–371

[42] Lindsay P, Furie KL, Davis SM, Donnan GA, Norrving B. World Stroke Organization global stroke services guidelines and action plan. Int J Stroke. 2014; 9 Suppl A100:4–13

[43] Schwamm LH, Fonarow GC, Reeves MJ, et al. Get With the Guidelines-Stroke is associated with sustained improvement in care for patients hospitalized with acute stroke or transient ischemic attack. Circulation. 2009; 119(1):107–115

[44] Lavados P. National Chilean Stroke Program. Presented at the I International Simposium of Stroke Neurology, Hospital de Clínicas de Porto Alegre. April 2017

[45] Sposato LA, Esnaola MM, Zamora R, Zurrú MC, Fustinoni O, Saposnik G, ReNACer Investigators, Argentinian Neurological Society. Quality of ischemic stroke care in emerging countries: the Argentinian National Stroke Registry (ReNACer). Stroke. 2008; 39(11):3036–3041

[46] Estol CJ, Esnaola y Rojas MM. Stroke in Argentina. Int J Stroke. 2010; 5(1):35–39

[47] Góngora-Rivera F. Perspective on stroke in Mexico. Medicina Universitaria. 2015; 17(68):184–187

[48] Cantú-Brito C, Majersik JJ, Sánchez BN, et al. Door-to-door capture of incident and prevalent stroke cases in Durango, Mexico: the Brain Attack Surveillance in Durango Study. Stroke. 2011; 42(3):601–606

[49] Cantú-Brito C, Ruiz-Sandoval JL, Murillo-Bonilla LM, et al. PREMIER Investigators. Acute care and one-year outcome of Mexican patients with first-ever acute ischemic stroke: the PREMIER study. Rev Neurol. 2010; 51(11):641–649

[50] Ko KF, Sheppard L, Ko KF1. The contribution of a comprehensive stroke unit to the outcome of Chinese stroke patients. Singapore Med J. 2006; 47(3):208–212

[51] Wu B, Liu M, Liu H, et al. Meta-analysis of traditional Chinese patent medicine for ischemic stroke. Stroke. 2007; 38(6): 1973–9

[52] Mishra NK, Khadilkar SV. Stroke program for India. Ann Indian Acad Neurol. 2010; 13(1):28–32

[53] Pandian JD, Sudhan P. Stroke epidemiology and stroke care services in India. J Stroke. 2013; 15(3):128–134

[54] Cong NH. Stroke care in Vietnam. Int J Stroke. 2007; 2(4): 279–280

[55] Ringelstein EB, Chamorro A, Kaste M, et al. ESO Stroke Unit Certification Committee. European Stroke Organisation recommendations to establish a stroke unit and stroke center. Stroke. 2013; 44(3):828–840

[56] Krishnamurthi RV, Feigin VL, Forouzanfar MH, et al. Global Burden of Diseases, Injuries, Risk Factors Study 2010 (GBD 2010), GBD Stroke Experts Group. Global and regional burden of first-ever ischaemic and haemorrhagic stroke during 1990–2010: findings from the Global Burden of Disease Study 2010. Lancet Glob Health. 2013; 1(5):e259–e281

[57] Kunst AE, Amiri M, Janssen F. The decline in stroke mortality: exploration of future trends in 7 Western

European countries. Stroke. 2011; 42(8):2126–2130

[58] Audebert HJ, Kukla C, Clarmann von Claranau S, et al. TEMPiS Group. Telemedicine for safe and extended use of thrombolysis in stroke: the Telemedic Pilot Project for Integrative Stroke Care (TEMPiS) in Bavaria. Stroke. 2005; 36(2):287–291

第3章 脑卒中的院前和急诊室救治

Emergency Stroke Care in the Prehospital Setting and Emergency Department

Charles M. Andrews　David French　Dustin P. LeBlanc　著

摘要

多数出现脑卒中症状的患者都是通过院前急救和急救医疗服务（emergency medical services, EMS）送到医院的。急诊医疗服务在发现脑卒中和进一步启动脑卒中护理系统中发挥关键作用。对患者的评估可以通过多种院前量表进行快速、正确的评估。随着脑卒中血管内治疗技术的普及，EMS 也将在将脑卒中患者运送到特定的医疗机构中发挥关键作用。一旦患者到达急诊室，准备就绪的团队将帮助患者进行快速造影评估，以便确定进行下一步的静脉溶栓和（或）血管内溶栓方案。这必须以有组织、有计划的形式进行，以确保所有脑卒中患者得到最快速的救护。

关键词：急救医学服务（EMS），脑卒中院前评估，脑卒中患者运输，脑卒中成像，脑卒中救护系统，远程医疗，团队式护理

一、概述

根据 2018 年美国心脏协会 / 美国脑卒中协会（American Heart Association/ American Stroke Association, AHA/ASA）的统计数据，美国大约每 40 秒就有人出现脑卒中，每年 1/19 的死亡人群的死亡原因是脑卒中，在主要死因中排名第五。虽然在 2005—2015 年期间，按年龄调整后的脑卒中死亡率下降了 21.7%，实际死亡人数下降了 2.3%，但仍是造成长期严重残疾的主要原因[1]。脑卒中治疗已取得进展，但早期识别、快速诊断和治疗仍然是一个挑战。这通常是通过启动紧急医疗服务（EMS）来实现的。虽然"到院后治疗"主要指入院至治疗开始所用的时间，但急救医疗服务可以通过快速评估和稳定病人的病情并将其送往适当的目的地医院，从而缩短从发病到入院的时间。

由于 EMS 系统往往是脑卒中救治的入口，它在 AHA 生存链中起着至关重要的作用：检测、调度、投送、入院、数据、决策、用药、处置。从早期识别脑卒中的征兆开始，EMS 必须提供基本的的血流动力学支持（气道、呼吸、循环），做出适当的目的地选择，并向接收机构提供准确的相关信息和预警。鉴于溶栓治疗的机会窗口相对狭窄，EMS 在区域性脑卒中系统中发挥着至关重要的作用[2]。事实上，有很多原因导致患者治疗延迟，从而不适合溶栓治疗[3]。与再灌注治疗率增加相关的因素包括使用 911、EMS 转运、严重症状和首次脑卒中，而与再灌注治疗率降低相关

的因素包括私人转运、既往脑卒中史、轻度症状和处于农村地区[4-6]。

二、911 与 EMS 调度

为了开始对病人进行管理，必须由病人或事件目击者启动 EMS。通过公众教育活动和外展计划，强调对脑卒中症状的识别，包括语言、无力或意识的改变[2]。一旦识别出这些症状并启动了 911，急救调度员或接线员就是最初的接触点。调度员将脑卒中作为一种潜在诊断是至关重要的。虽然紧急医疗调度等工具在识别方面提供了很大的帮助，但仍存在很大差异，正确识别率在 30%～83%[7]。一个组织良好的区域脑卒中系统不仅要教育调度员识别脑卒中症状，还可以通过调度或 EMS 及早通知接诊医院患者即将送达。

AHA/ASA 发布的题为"脑卒中救护系统内紧急医疗服务的实施战略"的政策声明确定了以下参数作为衡量 EMS 系统质量的标准。

● 脑卒中患者在尽可能最短的时间内调度到可获得的最高级别的救治服务。

● 从接到电话到派出响应小组的时间小于 90s。

● EMSS 反应时间小于 8min。

● 调度时间小于 1min。

● 出动时间小于 1min。

● 现场时间小于 15min。

● 行车时间相当于外伤或急性心肌梗死的呼叫时间[2]。

三、EMS 评估

急诊医护人员对脑卒中患者的初步筛查与其他疾病过程相同：气道、呼吸和循环。头颈部神经支配缺损的存在可能增加分泌物管理的难度，增加误吸的风险。此外，缺血性脑卒中患者可耐受较高的血压，因为需要较高的血压来灌注缺血半暗带。但极度高压（收缩压＞ 220mmHg）可

在内科监督下予以治疗。呼吸抑制较少见，但必要时可根据需要支持吸氧和通气。鉴于有脑灌注减少风险，在没有即将发生脑疝的迹象时，应避免过度换气作为治疗手段。考虑到心律失常与脑卒中之间的关系，应特别注意循环状态和心电图。此外，应常规评估血糖水平，因为低血糖症可能出现类似脑卒中症状。如果可能的话，干预措施应包含建立用于给药的静脉通路，以及诊断性 CT 用的造影剂的准备。然而，这些额外干预措施都不应该优于将病人迅速送往适当的医院[2]。

对于失语症或构音障碍患者的病史收集可能比较困难，应尽可能收集家属或目击者的补充病史。关键的病史记录包括"所知的最后一次正常"或"所知的最后一次良好"的具体时间。这是患者最近一次无当前脑卒中样症状的时间点，代表着实施溶栓等时效性干预措施的"时间零点"。患者醒来后出现症状的"醒后脑卒中"是一个额外的挑战，因为所使用的时间必须与患者最后一次清醒且无症状的时间相对应（通常是前一天晚上睡觉之前）。额外的病史要点应包括既往病史（如既往脑卒中、癫痫发作、心房颤动或糖尿病），以及用药史，特别是全身性抗凝药的使用情况[2]。在进行这些干预措施和病史检查的同时，应使用有效的脑卒中筛查工具和严重程度评估工具。

四、评估工具

为了通过 EMS 发现脑卒中症状，患者应使用有效的脑卒中评估工具进行检查。这些工具可分为两大类。筛查工具和严重程度评估工具。这些工具种类繁多，最常见的筛查工具是辛辛那提院前脑卒中量表（Cincinnati prehospital stroke scale，CPSS）和洛杉矶院前脑卒中量表（Los Angeles prehospital stroke scale，LAPSS）。这些工具包括对力量、面部下垂和言语的简单评估，而 LAPSS 包括有限的历史因素。这些工具以二元方式用于检测脑卒中阳性症状，而不是为了评估

症状严重程度。在对这些量表的系统性回顾发现 LAPSS 更具有一致性，但诊断能力与 CPSS 相似。这些检测的准确率不尽相同，脑卒中的漏诊比例高达 30%[3]。

随着 AHA/ASA 指南的最新更新，对大血管闭塞（large vessel occlusions, LVO）的识别更加重视，因为这些患者更有可能接受血管内治疗[8]。因此更加注重现场采用脑卒中严重程度工具来检测 LVO，以确保将这些患者送到有能力进行血管内介入治疗的医院。这些工具包括辛辛那提脑卒中分类评估工具（Cincinnati stroke triage assessment tool, CSTAT）、急诊目的地现场评估脑卒中分类（field assessment stroke triage for emergency destination, FAST-ED）、洛杉矶运动量表（Los Angeles motor scale, LAMS）和快速动脉闭塞评估量表（rapid arterial occlusion evaluation, RACE）。这些工具是基于美国国立卫生研究院脑卒中量表（National Institutes of Health stroke scale，NIHSS）的研究结果，但更粗略，更简短，更适合院前环境[9]。在特定地区使用的具体测试取决于当地的偏好和协议（表 3-1 至表 3-4）。

五、转运目的地

一旦发现脑卒中症状并评估其严重程度后，就会决定转运患者。AHA/ASA 指南根据能提供救护的能力，将医院划分为三个级别：急性脑卒中预备医院（acute stroke ready hospital，ASRH）、初级脑卒中中心（primary stroke center，PSC）和综合脑卒中中心（comprehensive stroke center，CSC）。ASRHs 是前述所指的"有脑卒中能力的医院"。该术语用于承诺有效和高效地评估、诊断和治疗大多数急诊脑卒中患者的场所。这些机构可能有治疗方案，与上级机构签订书面转院协议，有能力进行静脉注射重组组织浆蛋白原激活剂（recombinant tissue plasminogen activator，rtPA）、CT 成像，以及通过远程医疗或远程放射学整合

表 3-1　辛辛那提院前脑卒中严重程度量表

共轭注视偏离	2 分
不正确回答年龄或月份，以及不能执行至少一条指令（闭眼、张手和闭手）	1 分
10s 内胳膊（右侧、左侧或双侧）跌落到床上	1 分
≥ 2 分 大血管闭塞性脑卒中的可能性很高	

表 3-2　FAST-ED 量表及其相对应的 NIHSS

项　目	FAST-ED 评分
面瘫	
正常或轻度麻痹	0
部分或完全瘫痪	1
上肢无力	
无下落	0
下落或能对抗一些重力	1
不能对抗重力或无移动	2
语言改变	
无	0
轻到中度	1
严重、完全失语，或哑	2
凝视或眼偏视	
无	0
部分	1
被动偏视	2
剥夺 / 忽视	
无	0
对任何一种感觉的双侧同时刺激消失	1
不认识自己的手或只认得一侧空间	2

到大型脑卒中救护系统中。这使得在脑卒中专家的远程协助下对患者进行评估、注射 rtPA，然后再转到上级医疗机构进行进一步治疗的"治疗 - 转运"模式，使农村地区的服务成为可能。

表 3-3　洛杉矶运动量表和 NIH 脑卒中量表的对比			
洛杉矶运动量表	受累侧评分	描　述	对应 NIHSS 评分
脸下垂	0 无	无面部不对称，正常	面瘫 0～1
	1 出现	部分或完全面部下部下垂	面瘫 2～3
上肢跌落	0 无	无跌落，正常	上肢运动 0（正常）
	1 跌落	跌落，但 10s 之内未触及床	上肢运动 1（跌落）
	2 快速跌落	上肢不能对抗重力举起，10s 内跌落触及床	上肢运动 2～4
握力	0 正常	正常	NIHSS 无对应项，若入院神经检查的握力为 5 分（正常），得 0 分。
	1 握力弱	弱，但存在运动	入院神经检查的握力为 4 分（弱），3 分（些许运动，但不能对抗重力）
	2 无握力	无运动，可见肌肉收缩但无运动	入院神经检查的握力为 1 分（肌肉收缩但无运动），0 分（肌肉无收缩）
合计	=＿＿（0～5）		评分≥4 高度预示大动脉闭塞

PSC 是对脑卒中救护做出系统性承诺的机构，并被要求密切跟踪其绩效指标的医疗机构。据统计，这些医疗机构比非认证医疗机构提供的救护效果更好，入院至医师处置时间、入院至 CT 时间和入院至介入时间都有所改善。CSC 是能够随时提供最先进的救护服务的机构，包括神经重症监护单元和额外的专科护理。这些机构通常是作为脑卒中救护"辐射型"模式的中心，外围的 ASRH 或 PSC 会进入 CSC[2]。

最近，联合委员会（joint commission，JC）已经认识到血管内治疗的重要性，并设立了一个能进行血栓切除的脑卒中中心（thrombectomy-capable stroke center，TSC）。这一救护水平介于 PSC 和 CSC 之间，侧重于机械性取栓和相关质量指标的医疗机构[10]。血栓切除脑卒中中心或 TSC 的目标是提供快速的程序治疗（机械性血栓切除），但不具备与综合中心相同的能力。这使得其未来的影响并不明确。CSC 有专门的脑卒中单元、神经重症护理，是帮助附近的 PSC 和协调脑卒中救护的卓越中心。TSC 可以提供手术治疗，但不能处理潜在并发症或复杂病例，提供了潜在好处，但也有风险。

地理位置往往决定了院前医疗机构将病人运送到不同级别的救治水平的机构的能力。在美国，81% 的人可以通过地面交通工具被送到能够给予 rtPA 的医院。同时，56% 的人通过地面运输可以到达具有血管内治疗能力的医院。通过航空运输，97% 的人可以在 1h 内到达有静脉溶栓能力的中心，85% 的人可以在 1h 内到达有血管内治疗能力的中心。将时间范围扩大到 120min，99% 的人都可以获得这 2 种类型治疗。这一运输时间强调了患者对急性症状的识别的重要性，以便及时到达目的地。在某些情况下，使用直升机 EMS（helicopter EMS，HEMS）可能是合理的，这样能更及时地将患者送到更高救护水平的医院。

鉴于前往 CSC 的交通时间往往较长，必须考虑干预措施收益的可能性，而非因距离太远而延误到达的可能性。严重程度评分较高的患者更有可能从转运到 CSC 中获益[11]。鉴于此，最新 AHA/ASA 转运建议指出，疑似 LVO 的患者如

表 3-4　RACE 量表	
1. 面瘫	
面部运动正常、对称	0
面部姿态在展露牙齿或微笑时轻微不对称	1
面部姿态在展露牙齿或微笑时完全不对称	2
2. 上肢运动功能	
可以保持上肢对抗重力大于 10s	0
可以保持上肢对抗重力小于 10s	1
上肢不能对抗重力，迅即跌落	2
3. 腿部运动功能	
可以保持腿部对抗重力大于 5s	0
可以保持腿部对抗重力小于 5s	1
腿部不能对抗重力，迅即跌落	2
4. 头部与凝视偏离	
无	0
存在	1
5A. 失认 / 失误	
自体感觉缺失（出现左侧偏瘫时不认识自身左侧身体）疾病感缺失（不能认知自身）	
不存在自体感觉缺失和疾病感缺失	0
自体感觉缺失和疾病感缺失存在其中一项	1
自体感觉缺失和疾病感缺失两者均存在	2
5B. 失语 / 语言（若累及右侧半球）	
要求患者"闭眼"与"握拳"	
正确执行两项任务	0
只能正确执行一项任务	1
两项任务均不能执行	2
总计	

果最后一次已知正常时间在 6h 内，且如果转运时间增加不超过 15min，则应转入 CSC。如何将 TSC 纳入此序列还有待观察。无论运输方式和目的地如何，EMS 的早期通知对于及时干预至关重要[12]。

六、展望

脑卒中是一个对时间非常敏感的疾病过程。因此，送诊和治疗途中的任何时间节省都可能给患者带来巨大收益。技术的进步为早期干预提供了更多的诊断工具。随着移动数据网络的改善，院前使用双向视听通信的远程脑卒中评估技术，使对脑卒中患者的评估在运输途中即可进行。这中应用变得越来越普遍。此外，美国等一些国家已经引入诊断性"移动脑卒中单元"。在专门的救护车上安装 CT 扫描设备，可快速获得诊断影像并启动 rtPA。鉴于这些设备的巨大费用，目前仍缺乏对这种方法的成本效益判定。进一步的诊断潜力在于院前使用经颅超声检查。这种方法是无创性、无辐射，比 CT 扫描更便宜。然而，目前广泛实施还存在一些局限性，包括美国缺乏造影剂，资金和设备有限，扫描方案有效性和从业人员的培训问题[13,14]。

七、急诊科治疗

80% 以上急性脑卒中患者都是送到急诊室（ED），极少数是以住院患者的身份出现[15]。抵达急诊室的交通方式多种多样，都经历前文所述的 EMS 挑战。尽管进行了公众教育，但仍有相大量的患者乘坐私家车到达 ED，这可能会延误分诊、通知和最终治疗的时间[16]。急诊医生的作用是提供快速评估、诊断和治疗，并提供医院资源的指导。ED 救护的每一个环节都至关重要，目的都是能有最佳机会使 tPA 和血栓切除治疗及时展开。要做到这一点，系统必须是有组织的、高效的，并投入关心脑卒中患者结果的人力。

基于团队的救护

急性脑卒中的急救管理以团队为中心，共同承担责任和采取行动。救护团队通常包括急诊科、脑卒中神经内科、药房、放射科、护理、实验室服务部、甚至入院部成员。这个团队中每个人的工作都至关重要，但急诊医生必须在整个过程中发挥领导作用并引导患者经历整个过程。图 3-1 展示了对脑卒中症状患者工作流程中的关键步骤。

优秀的脑卒中中心不仅仅是一支脑卒中团队。这些团队必须跟踪他们的指标，定期接受病例反馈，并解决当地的救护障碍以便持续评估和改进[17,18]。大多数医院采用脑卒中方案以确保达到标准，并对急诊人员进行教育。区域性脑卒中服务还必须为来自城市和农村人口的脑卒中患者提供相似的救治。在农村地区脑卒中医生通常不能及时到达。急诊医生必须有能力并能熟练掌握脑卒中的诊断和治疗。如前所述，技术的进步使得远程医疗服务能够为这些地区提供更大的覆盖面[19]。脑卒中救护将永远是以团队为基础，需要医院多个学科内的协同配合。

八、救护系统

在过去的十年中，脑卒中救治区域化已经完成。主要得益于有证据支持机械取栓术。这种模式基于原的救护体系之上，极大地沿袭了创伤救护体系的区域化模式[20]。这种模式不仅保证了脑卒中就地就近救护和联系专家的及时性，而且对脑卒中的严重程度进行了分级诊疗。在 21 世纪初，大多数脑卒中患者就医时已经明显超出组织纤溶酶原激活剂（tPA）时间窗口[21]，很少有公众对急性脑卒中症状或治疗方案有任何认识[22]。然而，尽管进行了积极教育，但在 tPA 时间窗外就医仍是不符合 tPA 治疗的最常见原因[23]。鉴于最近的试验表明，机械血栓切除术不仅在 6h 内[24-29]，而且在 24h 内也有益处[30-31]，因此更多患者可能有资格接受治疗。这促使了有别于初级和综合脑卒

中中心的具备血栓切除能力的中心的加入。因此，及时进入这些中心是治疗的关键。许多区域化的脑卒中网络已经开始使用远程医疗来扩大就诊范围。在更广泛地使用远程医疗之前，人们发现南方和中西部的许多小医院和农村医院很少使用 tPA[32]，据估计，在南卡罗来纳州，远程医疗将 60min 内联系到脑卒中专家的比例从 38% 提高到 76%[19]，并显著改善了全州的脑卒中就诊率。

九、脑卒中成像

所有疑似脑卒中症状的患者都必须接受紧急脑成像检查，以区分出血性脑卒中和缺血性脑卒中。鉴于 MRI 的可用性和成本效益，大多数机构很可能选择 CT 成像[33,34]。根据 AHA/ASA 脑卒中指南的建议，脑成像的时间目标应 < 20min[35]。这是基于"时间就是大脑"的口头禅以及"晚干预 1min 就会损失数百万个神经元"[36]。通过采取包括反馈、直接沟通、EMS 预通知、直接送至 CT 等在内的"流水线"式干预，已发现可显著缩短入院至腹股沟穿刺时间[37]。一些研究发现，减少入院到 CT 的过程与 tPA 使用量增加、血管内治疗时间缩短和预后的改善有关[38, 39]。脑卒中成像的详细内容将在本书后面的章节中介绍。

十、急救管理

ED 中对脑卒中患者的评估首先要重点评估 ABC 上，与其他患者类似。必须对患者气道、呼吸和循环进行快速评估。鉴于入院到 CT 成像的趋势，急诊医生必须经常在 CT 或途中对患者进行评估，以确保临床稳定性。如果患者气道闭塞

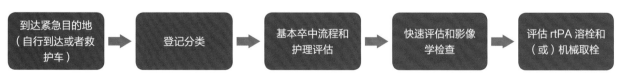

图 3-1 急诊脑卒中工作时间线中的关键组成

且没有保护好气道，必须决定先让患者快速 CT 造影，然后插管和机械通气，还是首先保护气道。即使这样做可能会延误 CT 成像，最终导致再灌注延迟。因此必须在必要时才能延迟。血糖是考虑溶栓前唯一需要做的实验室检查[35]。根据临床怀疑或病史，可能需要进行凝血、血小板等其他诊断性实验室检查。医生必须识别血压的改变并迅速纠正。如果缺血性脑卒中是继发于基础诊断，如败血症、心肌梗死、心力衰竭和低血容量等，则可能出现低血压。小型非随机试验研究了血管加压素对缺血性脑卒中的作用，发现它们能改善血流灌注，但没有一项试验显示出临床或结果获益[40]。我们还必须明白，脑卒中的血压存在着 U 形变化关系，血压高和血压低都与死亡和致残有关[41]。 目前的脑卒中指南建议在溶栓治疗前，将收缩压降至 ≤ 185mmHg，舒张压降至 ≤ 110mmHg[35]。快速降压至目标血压的最佳药物包括拉贝洛尔和尼卡地平等药物。但任何起效快、易滴注的药物都可用。脑卒中指南也推荐使用 NIHSS 进行严重程度评分[35]。对于符合 tPA 和（或）血栓切除的患者，快速评估，可能不包括整个 NIHSS，也是合理的。例如，一名完全性失语的伴右半身偏瘫及被动凝视倾向的患者很可能是左侧大脑中动脉闭塞，需要进行 tPA 和血栓切除术。而检查非大脑皮质表现（共济失调、感觉等）可能会导致治疗的延误。这也是开发院前脑卒中量表的主要原因，虽然它们使用方便、检测迅速。很多脑卒中患者被发现倒地或反应迟钝，在获得临床许可之前，医生可考虑颈椎固定或颈托等。一旦患者被认定为符合溶栓治疗条件，急诊医生必须了解患者的禁忌证，并有能力立即给予 tPA。

十一、结论

急诊科和医生是提供优质脑卒中救治的关键。急救医疗服务是脑卒中患者最常见的到达方式，快速评估、预先通知，以及送达适当脑卒中中心对治疗时间有很大影响。远程医疗在院前和 ED 中越来越普遍，以改善脑卒中医生诊疗水平。急诊医生必须有能力及时提供脑卒中救护并协助治疗。

参考文献

［1］ Benjamin EJ, Virani SS, Callaway CW, et al. American Heart Association Council on Epidemiology and Prevention Statistics Committee and Stroke Statistics Subcommittee. Heart Disease and Stroke Statistics-2018 Update: A Report From the American Heart Association. Circulation. 2018; 137(12): e67–e492

［2］ Jauch EC, Saver JL, Adams HP, Jr, et al. American Heart Association Stroke Council, Council on Cardiovascular Nursing, Council on Peripheral Vascular Disease, Council on Clinical Cardiology. Guidelines for the early management of patients with acute ischemic stroke: a guideline for healthcare professionals from the American Heart Association/American Stroke Association. Stroke. 2013; 44(3):870–947

［3］ Fassbender K, Balucani C, Walter S, Levine SR, Haass A, Grotta J. Streamlining of prehospital stroke management: the golden hour. Lancet Neurol. 2013; 12(6):585–596

［4］ Higashida R, Alberts MJ, Alexander DN, et al. American Heart Association Advocacy Coordinating Committee. Interactions within stroke systems of care: a policy statement from the American Heart Association/American Stroke Association. Stroke. 2013; 44(10):2961–2984

［5］ Gebhardt JG, Norris TE. Acute stroke care at rural hospitals in Idaho: challenges in expediting stroke care. J Rural Health. 2006; 22(1):88–91

［6］ Mullen MT, Wiebe DJ, Bowman A, et al. Disparities in accessibility of certified primary stroke centers. Stroke. 2014; 45 (11):3381–3388

［7］ Kimball MM, Neal D, Waters MF, Hoh BL. Race and income disparity in ischemic stroke care: nationwide inpatient sample database, 2002 to 2008. J Stroke Cerebrovasc Dis. 2014; 23(1):17–24

［8］ Brandler ES, Sharma M, Sinert RH, Levine SR. Prehospital stroke scales in urban environments: a systematic review. Neurology. 2014; 82(24):2241–2249

[9] Powers WJ, Derdeyn CP, Biller J, et al. American Heart Association Stroke Council. 2015 American Heart Association/ American Stroke Association Focused Update of the 2013 Guidelines for the Early Management of Patients With Acute Ischemic Stroke Regarding Endovascular Treatment: A Guideline for Healthcare Professionals From the American Heart Association/ American Stroke Association. Stroke. 2015; 46 (10):3020–3035

[10] Krebs W, Sharkey-Toppen TP, Cheek F, et al. Prehospital Stroke Assessment for Large Vessel Occlusions: A Systematic Review. Prehosp Emerg Care. 2018; 22(2):180–188

[11] Adeoye O, Albright KC, Carr BG, et al. Geographic access to acute stroke care in the United States. Stroke. 2014; 45(10): 3019–3024

[12] Schlemm E, Ebinger M, Nolte CH, Endres M, Schlemm L. Optimal Transport Destination for Ischemic Stroke Patients With Unknown Vessel Status: Use of Prehospital Triage Scores. Stroke. 2017; 48(8):2184–2191

[13] Crocco TJ. Streamlining stroke care: from symptom onset to emergency department. J Emerg Med. 2007; 33(3):255–260

[14] Yperzeele L, Van Hooff RJ, De Smedt A, et al. Prehospital stroke care: limitations of current interventions and focus on new developments. Cerebrovasc Dis. 2014; 38(1):1–9

[15] Cumbler E. In-Hospital Ischemic Stroke. Neurohospitalist. 2015; 5(3):173–181

[16] Mohammad YM. Mode of arrival to the emergency department of stroke patients in the United States. J Vasc Interv Neurol. 2008; 1(3):83–86

[17] Dirks M, Niessen LW, van Wijngaarden JD, et al. PRomoting ACute Thrombolysis in Ischemic StrokE (PRACTISE) Investigators. Promoting thrombolysis in acute ischemic stroke. Stroke. 2011; 42(5):1325–1330

[18] Scott PA, Meurer WJ, Frederiksen SM, et al. INSTINCT Investigators. A multilevel intervention to increase community hospital use of alteplase for acute stroke (INSTINCT): a cluster-randomised controlled trial. Lancet Neurol. 2013; 12 (2):139–148

[19] Magarik JA, Jauch EC, Patel SJ, et al. MUSC's comprehensive stroke program: changing what's possible in stroke care across South Carolina. J S C Med Assoc. 2012; 108(5):128–131

[20] Fargen KM, Jauch E, Khatri P, et al. Needed dialog: regionalization of stroke systems of care along the trauma model. Stroke. 2015; 46(6):1719–1726

[21] Kleindorfer D, de los Rios La Rosa F, Khatri P, Kissela B, Mackey J, Adeoye O. Temporal trends in acute stroke management. Stroke. 2013; 44(6) Suppl 1:S129–S131

[22] Kleindorfer D, Khoury J, Broderick JP, et al. Temporal trends in public awareness of stroke: warning signs, risk factors, and treatment. Stroke. 2009; 40(7):2502–2506

[23] Barber PA, Zhang J, Demchuk AM, Hill MD, Buchan AM. Why are stroke patients excluded from TPA therapy? An analysis of patient eligibility. Neurology. 2001; 56(8):1015–1020

[24] Berkhemer OA, Fransen PS, Beumer D, et al. MR CLEAN Investigators. A randomized trial of intraarterial treatment for acute ischemic stroke. N Engl J Med. 2015; 372(1):11–20

[25] Goyal M, Demchuk AM, Menon BK, et al. ESCAPE Trial Investigators. Randomized assessment of rapid endovascular treatment of ischemic stroke. N Engl J Med. 2015; 372(11):1019–1030

[26] Campbell BC, Mitchell PJ, Kleinig TJ, et al. EXTEND-IA Investigators. Endovascular therapy for ischemic stroke with perfusion- imaging selection. N Engl J Med. 2015; 372(11):1009– 1018

[27] Jovin TG, Chamorro A, Cobo E, et al. REVASCAT Trial Investigators. Thrombectomy within 8 hours after symptom onset in ischemic stroke. N Engl J Med. 2015; 372(24):2296–2306

[28] Saver JL, Goyal M, Bonafe A, et al. SWIFT PRIME Investigators. Stent-retriever thrombectomy after intravenous t-PA vs. t-PA alone in stroke. N Engl J Med. 2015; 372(24):2285–2295

[29] Bracard S, Ducrocq X, Mas JL, et al. THRACE investigators. Mechanical thrombectomy after intravenous alteplase versus alteplase alone after stroke (THRACE): a randomised controlled trial. Lancet Neurol. 2016; 15(11):1138–1147

[30] Albers GW, Marks MP, Kemp S, et al. DEFUSE 3 Investigators. Thrombectomy for Stroke at 6 to 16 Hours with Selection by Perfusion Imaging. N Engl J Med.

2018; 378(8):708–718

［31］Nogueira RG, Jadhav AP, Haussen DC, et al. DAWN Trial Investigators. Thrombectomy 6 to 24 Hours after Stroke with a Mismatch between Deficit and Infarct. N Engl J Med. 2018; 378(1):11–21

［32］Kleindorfer D, Xu Y, Moomaw CJ, Khatri P, Adeoye O, Hornung R. US geographic distribution of rt-PA utilization by hospital for acute ischemic stroke. Stroke. 2009; 40(11): 3580–3584

［33］Brazzelli M, Sandercock PA, Chappell FM, et al. Magnetic resonance imaging versus computed tomography for detection of acute vascular lesions in patients presenting with stroke symptoms. Cochrane Database Syst Rev. 2009 (4):CD007424

［34］Wardlaw J, Brazzelli M, Miranda H, et al. An assessment of the cost-effectiveness of magnetic resonance, including diffusion- weighted imaging, in patients with transient ischaemic attack and minor stroke: a systematic review, meta-analysis and economic evaluation. Health Technol Assess. 2014; 18 (27):1–368, v–vi.

［35］Powers WJ, Rabinstein AA, Ackerson T, et al. American Heart Association Stroke Council. 2018 Guidelines for the Early Management of Patients With Acute Ischemic Stroke: A Guideline for Healthcare Professionals From the American Heart Association/American Stroke Association. Stroke. 2018; 49 (3):e46–e110

［36］Saver JL. Time is brain–quantified. Stroke. 2006; 37(1):263– 266

［37］Aghaebrahim A, Streib C, Rangaraju S, et al. Streamlining door to recanalization processes in endovascular stroke therapy. J Neurointerv Surg. 2017; 9(4):340–345

［38］Messé SR, Khatri P, Reeves MJ, et al. Why are acute ischemic stroke patients not receiving IV tPA? Results from a national registry. Neurology. 2016; 87(15):1565–1574

［39］Saver JL, Goyal M, van der Lugt A, et al. HERMES Collaborators. Time to Treatment With Endovascular Thrombectomy and Outcomes From Ischemic Stroke: A Meta-analysis. JAMA. 2016; 316(12):1279–1288

［40］Mistri AK, Robinson TG, Potter JF. Pressor therapy in acute ischemic stroke: systematic review. Stroke. 2006; 37(6): 1565–1571

［41］Leonardi-Bee J, Bath PM, Phillips SJ, Sandercock PA, Group ISTC, IST Collaborative Group. Blood pressure and clinical outcomes in the International Stroke Trial. Stroke. 2002; 33 (5):1315–1320

第 4 章　急性缺血性脑卒中的影像学技术

Imaging Techniques in Acute Ischemic Stroke

Nicolás Sgarbi　著

摘要　急性缺血性脑卒中是一个发病率和死亡率都很高的严重的健康问题。过去几年治疗结果有了重大改善，对患者预后产生了积极影响。为获得满意的预后，对患者的严格筛选非常重要。这种选择基于超急性期大量的临床和影像学资料分析。CT 和（或）MR 的神经影像学在缺血性脑卒中患者发病的最初数小时起着关键作用。其重点在于为不同的患者选择不同的治疗方法。

关键词：急性缺血性脑卒中成像，计算机断层扫描，磁共振成像，弥散，灌注

一、概述

急性缺血性脑卒中（acute ischemic stroke, AIS）是一个重要的健康问题，因为它发病率高，并且死亡及致残率高。

在过去数年中由于显示良好治疗效果的临床试验[1, 2]的发布，这种疾病的治疗方法有了很大的改进。

主要的治疗目标是恢复缺血区脑血流，减少缺血对脑组织的影响[3]。

主要变化发生在超急性期。在这个时期，不同的患者选择方案及其相应治疗指南的引入对生存和功能预后产生了影响[4]。

在治疗不断进展的同时，不同影像学技术作为治疗方案的基础，为更好地了解这种疾病提供了重要信息[5]。

因此，影像学技术开辟了一系列的可能性：准确诊断缺血或缺血样疾病（鉴别诊断）、识别潜在的可抢救组织（缺血半暗带或存在缺血风险的脑组织）、血管闭塞部位的定位和分析，最后选择可在超急性期治疗的患者，并选取相应影像学方法[1]。

毫无疑问，AIS 是一种医学急症。因此，选择的影像学方法必须快速、准确地执行并及时解读，以免延误治疗。

近几年来，人们广泛讨论的一个话题是哪种方法最好，以及如何选择患者。

关于第一阶段，计算机断层扫描（computed tomography, CT）和磁共振（magnetic resonance, MR）之间的选择一直是人们讨论和分析的话题[6]。已经明确证明，CT 在检测出血方面有很好的效果，而磁共振在超急性期的缺血检测中是最敏感的[7]。

MR 无疑是研究 AIS 超急性期患者最完整的方法，但它在急诊环境中的 MR 的使用存在问题。即很多中心将其作为特定情况下的资源[7]。尽管

如此，在过去数年中，由于 MR 的独特贡献，作为选择治疗方法的依据，其使用频率有越来越多的趋势。

我们将对 AIS 超急性期患者的不同影像学技术，以及这些技术对患者选择和治疗管理的影响进行回顾性分析。

二、成像方法的目标

神经影像学在 AIS 患者研究中起着重要作用，对治疗有重要影响。这就是为什么临床实验中提出的大多数纳入标准都包含来源于影像学的标准或信息。

影像学方法，首先是 CT，其主要目的是确立患者的 AIS 诊断，排除可能的鉴别诊断或相似病。尽管如此，在过去数年中，不同治疗方案提供的证据大大改变了影像学检查的目标。

对脑实质进行评估、无出血（使用纤维蛋白溶解药的主要禁忌证），以及确认缺血都很重要，但不是唯一因素。从血管树本身和主要血流动力学参数角度评估脑循环状态也很重要[8]。

AIS 患者采用哪一种影像学方法目前尚无共识。尽管如此，但显然，所选择的方法必须能够快速提供信息以对患者进行充分筛查，以便早期治疗。

AHA 推荐 CT 和 MR 作为疑似超急性缺血患者的临床首选方法。因此，应将其作为提供补充信息的方法来考虑。指南不应决定哪种方法最合适。

在排除出血后，最基本的是确定是否确实存在缺血及其范围，也就是核心梗死区的大小。我们在后面会看到，这是最初治疗决策的关键参数。

另一个基本点是检测主要动脉的闭塞（近端闭塞）。而患者预后的最佳参数恰恰是闭塞的检测和神经系统表现[9]。

目前还需要评估潜在的可恢复组织，即所谓的"缺血半暗带"。这是再灌注治疗的主要目标。

虽然 PET 已被确立为确定缺血区和缺血半暗带的金标准，但不能进入日常的临床实践。这就是我们回顾 CT 和多模态 MR 对确定和评估这些参数的贡献的原因。

三、脑实质分析：核心梗死区

疑似超急性期 AIS 的患者，首先最基本的步骤是确定脑实质状态。

一旦排除出血，必须迅速确定是否存在脑缺血。如果存在脑缺血，则必须明确其范围，因为它会构成核心梗死区。

不可逆损伤组织的存在和范围是决定预后的因素之一。

CT 平扫认为首选方法，必须在怀疑 AIS 时立即执行（Ⅰ级，证据 A 级）[10]。主要目的仍然是排除需与脑缺血做鉴别诊断的疾病和相似病，并排除出血（这也是血管再通治疗的主要禁忌证）。

增强 CT 对脑实质出血和蛛网膜下腔出血诊断的敏感性很高。因此，它足以排除这些病变患者的再灌注治疗[1]。

长期以来，仅凭 CT 平扫就足以决定 AIS 患者的静脉溶栓治疗（Ⅰ级，证据级别 A 级）[11,12]。

虽然这是一个既定原则，但 CT 对诊断最初数小时内缺血的效果不佳。CT 的诊断效果取决于梗死区域的位置[13,14]。

缺血前 3～6h 是患者选择的关键时期。在这一时期 CT 征象阳性非常微弱，扫描结果通常正常。

随着时间的推移，缺血区域会在 CT 上显示出来。临床发病 36～48h 后，100% 的病例可见受损区域为界限清晰的低密度区[15]。

在超急性期，能够在 CT 上发现所谓的早期缺血征象是至关重要的。这些征象必须加以量化。

早期缺血征象包括豆状核模糊、岛叶灰白分界消失（岛带征）、局限性白质和灰质分界消失、局限性脑沟模糊（图 4-1）。

另一种高级征象是大脑中动脉的高密度影。这种体征并不表示存在缺血，但它能定位负责受影响区域的血管闭塞，通常与近端血栓（在上述动脉 M_1 段）相关（图 4-2）。

虽然该体征已在脑循环的其他动脉中也有所描述，但在那些病例中的影像表现或诊断相关性并不理想。

重要的是要记住，这是一种低灵敏性征象，确实会出现假阳性，例如在高血细胞比容的患者或血管壁钙化的严重粥样硬化症患者。

毫无疑问，不同观察者之间甚至同一观察者对早期 AIS 体征的认识也存在偏差。

这些征象在早期（3h）的整体敏感性达 30%～60%，特异性约为 85%；阴性预测值很低，不到 30%。

当该区域可清楚地识别为缺血性，会以边缘清楚的灰白分界消失，以低密度区的形式呈现在观察者眼前。它也明显是动脉血管区域的一部分。

已经设计出量化缺血组织区域的策略。这将成为患者选择的一种手段。ASPECTS（阿尔伯塔脑卒中项目早期 CT 评分）就是其中之一；它可以用简单方法对大脑中动脉受损患者的不可逆的损伤组织进行量化[16]。

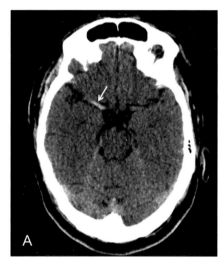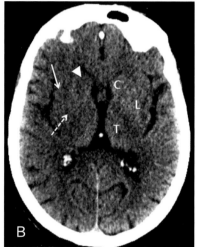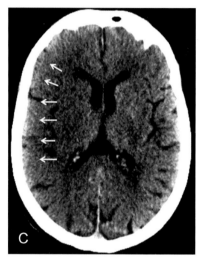

图 4-1　1 例患者曾出现左侧运动障碍 60min，CT 平扫上显示了早期缺血征象
A. 右侧大脑中动脉高密度征（箭）；B. 早期征象包括右尾状核头部消失（箭），岛叶白 - 灰分界消失或岛带征（箭头）和豆状核消失（虚箭）；C. 尾状核头部；L. 豆状核；T. 丘脑。注意右侧大脑中动脉供区浅表白质与灰质分界模糊或消失（箭）

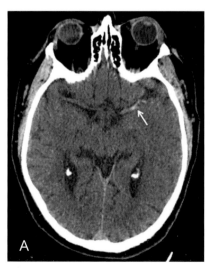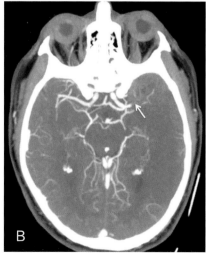

图 4-2　大脑中动脉高密度征
A. 大脑中动脉高密度征征象显而易见，提示右侧大脑中动脉近端段血栓（箭）；B. 与血管 CT 扫描相对应的同一部位充盈缺损。这使及时诊断近端闭塞成为可能，然后就可以制定最佳的治疗策略

使用 ASPECTS 选择患者很快就流行起来。虽然缺血区的扩大并不排除患者接受治疗，但对预后有显著影响。因此，相应区域确定有缺血的低分患者被排除在早期再灌注治疗之外。

事实证明，ASPECTS 的使用有一定的局限性。主要在于受影响区的边界和体积的概念（单独考虑）与预后相关度较差。

尽管 MR 是首选方法，ASPECTS 概念目前仍被广泛使用。

MR 在发病早期数小时内对缺血诊断的灵敏度和特异性很高，特别是引入弥散加权成像和表观弥散系数图（DWI/ADC）以来[9,17]。

基于这一理由，许多中心已决定将 MR 作为筛选患者的方法。

DWI/ADC 序列可以评估水分子运动。这些水分子运动由于脑缺血所产生的神经元膜改变而受到限制或约束[17]。

DWI/ADC 序列在发病前 6h 内检测脑缺血的敏感性和特异性超过 95%（证据级别 A）。这个诊断结果与脑卒中的体积或位置无关（图 4-3，图 4-4）。

根据现有证据，这种成像方式在发病后不到 15min 即可检出缺血。

在临床实践中，扩散受限的组织区域被认为是无法恢复的。尽管如此，也有报道称此类区域在再灌注治疗后，已改变的信号可以逆转。

传统上，CT 被认为是一种优于 MR 的早期出血检测方法。然而，MR 对诊断急性脑出血的敏感性和特异性与 CT 相似（证据级别 B）。

为优化这方面的诊断率，在研究方案中加入磁敏感序列（GRE T_2 或 SWI/SWAN）是基本方法。这些序列在无症状微出血的检测中也起到了关键作用[18]。

这些重点表现在几年前被认为具有基础性的重要意义，现在却有了不同看法：微出血少于 5 处不会显著增加溶栓治疗患者出现症状性出血的风险（Ⅱa 级，证据级别 B 级）。

如上所述，一旦确定了缺血区域，必须对其范围进行量化（图 4-5）。

核心或梗死核心（不能挽救的组织）的体积量化具有至关重要的预后意义，它是独立预测性最高的征象之一。

目前，通过 DWI/ADC 量化的核心梗死体积是对患者预后影响最大的因素之一，这一点已经得到了肯定[19]。

大脑中动脉区域缺血 70～100ml 是预后差的高度特异性因素。这与是否存在半暗带（潜在的可挽救组织）或血管成功再通无关[20, 21]。

此外，治疗过程中出现大出血的风险与梗死组织的大小成正比增加，特别是当梗死面积大于 100ml 时[22]。这就是为什么很多作者不建议对这类患者进行再灌注治疗的原因。

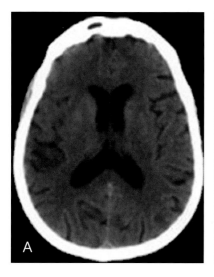
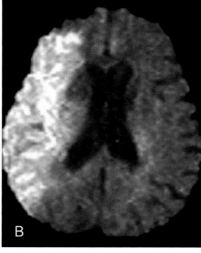

图 4-3 弥散技术，CT 与 MR 的比较
MR，特别是结合 DWI 和 ADC 图，是诊断早期缺血的首选技术。本研究对应 1 例左侧运动障碍持续 45min 的患者。A. CT 平扫显示无改变；B. DWI 序列显示整个右侧大脑中动脉区域细胞毒性水肿阳性

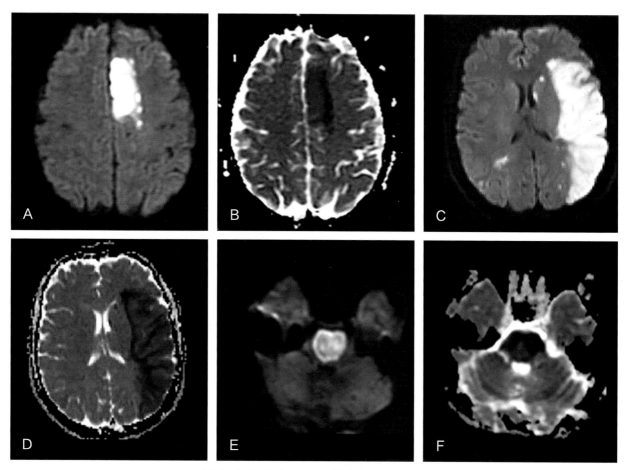

图 4-4　DWI/ADC 用于核心梗死区的评估

若不考虑局部的情况，DWI 序列是评估缺血区大小和其他特征的最敏感技术。A 和 B. 显示大脑前动脉区域的浅表缺血区；C 和 D. 可观察到左侧大脑中动脉区域完全缺血区；E 和 F. 显示脑干在脑桥水平脑卒中

尽管如此，目前还没有确切的分界点来确定哪些患者应被排除在再灌注治疗之外。因为有报道称，治疗后缺血面积很大的患者也可以获得良好治疗效果。

四、血管树分析：闭塞水平和侧支代偿网络

对于超急性期 AIS 患者，研究颅内血管树的状态非常重要。已经明确规定，该参数影响这类患者的决策[23]。

检测近端动脉闭塞是无创检查的主要目标。AHA 推荐在动脉血管内治疗之前应用此类技术（Ⅰ级，证据级别 A 级）[24]。

CTA 和 MRA 这两种血管造影技术的诊断贡献已经分析。对大多数患者来说，首先采用的是 CT 平扫，但 CTA 对检索决定性信息的效率很高。

两者均被 AHA 推荐（Ⅰ级，证据等级 A）（图 4-6）。

尽管使用 TOF 技术的 MRA 在近端闭塞的检测上是一种高灵敏度和特异性的方法，但 CTA 以其快速便捷的采集方式成为众多中心首选的方法。

CTA 同时使用碘化造影剂和放射线进行数据检索。这两个因素一直以来都被认为是不利的。尽管如此，由于其广泛的可用性和执行方便成为首选方式。该研究通常从主动脉弓开始，并上升到整个 Willis 环及其分支。可以在每个空间平面上进行三维重建，具有很高的解剖分辨率。

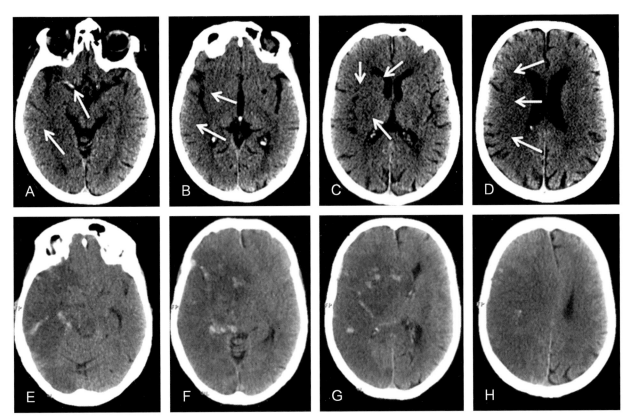

图 4-5　1 例 62 岁患者 90min 前突发左侧偏瘫，行 CT 平扫对缺血区的量化检查

A 至 D.CT 平扫上的早期缺血征，右侧大脑中动脉呈高密度，ASPECTS 评分 < 7 分。给予静脉溶栓治疗 8h 后患者意识水平下降，陷入昏迷。E 至 H. 显示下一张 CT，证明出血性转化和缺血区的恶性进展

CTA 对不同程度狭窄的检测具有很高的灵敏度和特异性，这使得 CTA 逐渐成为 AIS 患者不可缺少的检查手段[25]。

事实上，与 DSA 相比，CTA 的敏感性和特异性达到 95% 以上[10,12,26]。

有些中心更倾向于使用 MRA 作为成像方式，因为它不使用造影剂，整体性能足以评估闭塞程度。在近端闭塞的检测方面，其敏感性为 84% ～ 87%，特异性为 85% ～ 98%[7,26]。

该方法的主要局限性是：采集时间明显较长和高估狭窄程度。这两点与该方法固有的技术因素有关[26]。

另一种评估闭塞程度的方法是磁敏感加权 MR 技术，如 SWI/SWAN 序列。

在这些序列中，通过动脉高密度征（磁敏感血管征）可以很容易地检测到急性近端血栓，就像 CT 平扫一样。

所选择的血管造影方法可以提供另一种信息：分析侧支循环代偿情况。

很显然，血管闭塞一旦明确，梗死区的大小不仅取决于闭塞的程度，还取决于其远端的侧支网络。毫无疑问，对核心梗死区周围的软脑膜代偿的评估是非常重要的，因为软脑膜代偿网络决定了是否存在半暗带区域及其大小。

所谓的动态 CTA 允许快速、简便地观察血管树远端分支和作为患者血管储备的侧支血管（图 4-7）。

有一个事实已获证实，即近端闭塞的远处良好的软脑膜侧支与更小的脑卒中核心和更多的潜在可挽救组织，以及从而获得的更好预后有关。

基于 CTA，已经设计出不同的侧支循环评分系统；他们的贡献改进了 AIS 患者颅内血管树的评价。

在这一特殊主题上，MRA 不重要，因为它在评估 Willis 环远端循环状态的收益率较低。这是 MRA 的另一个不足之处。

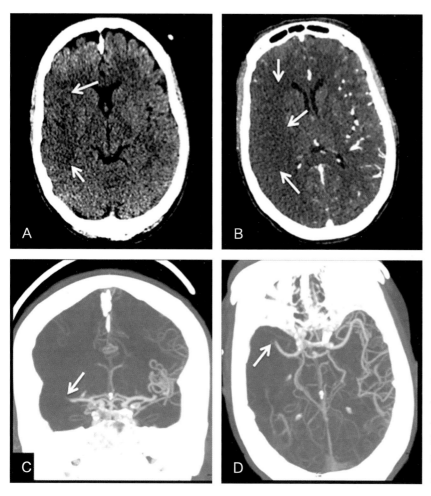

图 4-6　1 例右侧大脑中动脉梗死患者的 CT 平扫和 CTA
A. 头 CT 扫描（箭）；B. 血管 CT 显示广泛的灌注缺损和侧支循环缺失；C 和 D. 多平面 MIP 图像显示近端闭塞和远端侧支循环缺乏的证据

对恢复来说，侧支代偿状态是一个重要的预后因素，与初始 NIHSS 评分和核心梗死大小处于同一水平。

侧支网络状态与灌注参数相关，因为脑血容量水平越低，操作网络越小。

考虑到这些概念，很显然，软脑膜代偿网络的质量和数量与核心大小和潜在的可恢复组织的扩展有关，因此必须作为患者预后的预测因素。

五、血流动力学分析（脑灌注）：缺血半暗带

过去几年 AIS 患者的研究和治疗发生了很大变化。这些策略包括脑卒中单元的引入和血管再通治疗技术的应用。这两种策略对超急性期 AIS 患者的治疗产生了积极影响。

要想取得较好的治疗效果，必须具备两个条件：一是患者的早期招募，二是识别和量化高危脑组织（缺血半暗带或潜在可挽救组织）。

影像学方法也发生了变化。现在灌注技术在 AIS 患者的研究和治疗规范中发挥重要作用。

传统 CT 或 MR 扫描基础上加入灌注技术，可以更好地筛选患者，并根据患者具体情况选择合适的治疗方案（不治疗与抢救性治疗或再灌注）[27, 28]。

证据表明，有缺血风险的组织（即所谓的缺血半暗带）的识别和量化，可以更好地选择患者并针对每个病例规划适当的治疗方案。

高危组织，又称缺血半暗带，是指灌注严重下降的组织区域。如果再灌注缺失，最终可成为核心梗死区的一部分[29, 30]。

一些作者指出了灌注（CTP 或 MRP，根据技

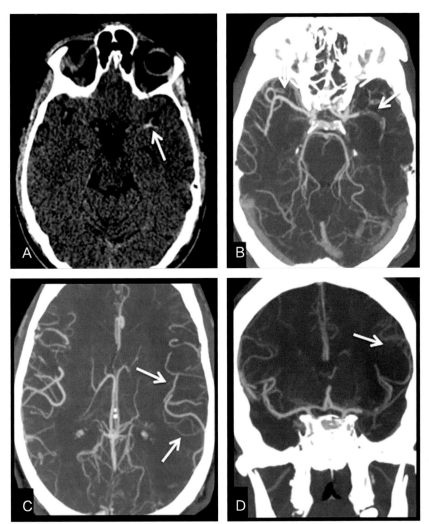

图 4-7　1 例患者 45min 前开始出现右侧运动障碍，行 CT 平扫和 CTA 检查

A. CT 平扫显示左侧大脑中动脉高密度（箭）；B 至 D.CTA 的 MIP 图像显示近端闭塞（B，箭），而闭塞远端有极好的大量侧支血管（C 和 D，箭）

术的不同）对评估脑组织的有用性，因为灌注可以区分不可挽救的缺血性梗死组织与循环和功能受损但仍存活的脑组织。

一些作者提出使用灌注 CT 成像来界定核心梗死区边缘，尽管没有证据支持这一信息的准确性[23,29,31,32]。

事实上，通过灌注 CT 评估的核心大小与使用 ASPECTS 评分所评估的核心大小之间没有显著差异[33]。

几年前出现一个用于区分闭塞后受累区域的概念；这就是 CT 平扫和 MR 灌注图（DWI）之间的错配。

然后受累的两个区域的脑组织就区分开了：核心区也就是梗死中心，即发生细胞毒性水肿的区域；灌注不足的外周区，也就是所谓的缺血半暗带。

核心梗死区内的血流损失是完全和持续的。自我调节机制的破坏同样是永久性的。因此，CBF 和 CBV 都会下降（图 4-8）。

另外，缺血半暗带只有 CBF 下降，因为自我调节机制使 CBV 保持在正常范围内，甚至允许 CBV 增加。

这两个区域 MTT 都会增加，因为造影剂难以通过受损组织的毛细血管床循环（图 4-9）。

最著名的方法是 CTP，也是最常用的方法。尽管它在一些中心应用非常广泛，但并不经常作为选择患者的标准。

此外，两项著名的大型研究（DEFUSE 和 EPITHET）利用检测缺血半暗带并将其作为选择患者的重要参数[34]。

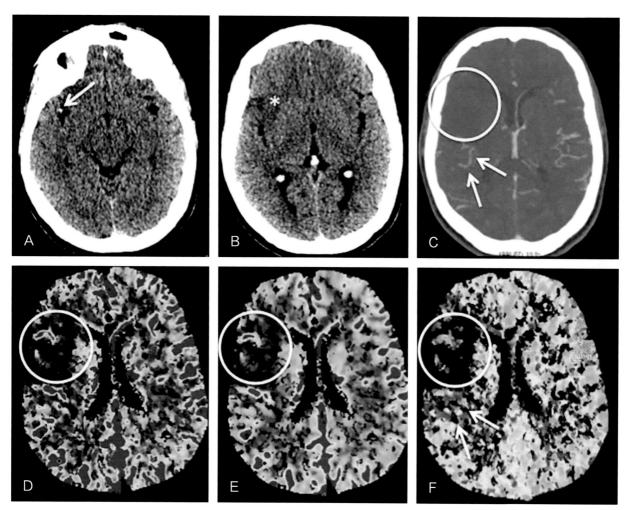

图 4-8 1 例患者 70min 前开始出现局灶性神经损伤，行多模态 CT 在超急性期缺血性脑卒中（错配）

A 和 B. CT 平扫显示了大脑中动脉高密度征（箭）和局限于岛叶的低密度影（*）；C. CTA 图像证明了血流受损区域（虚线内）及存在于其远端的侧支代偿血管（箭）；D 至 F. CT 灌注研究包括 CBV（D）、CBF（E）和 MTT（F）。上述区域显示 CBV 和 MTT 下降，而在它的远端区域 CBV 被保留，MTT 增加（箭）。后面这一个区域对应于被称为缺血半暗带的潜在可挽救脑组织

溶栓治疗后早期再通和错配的组合与较好的神经系统预后有关[34]。

对于核心梗死区和低灌注区之间错配的定义，目前科学文献尚缺乏共识。它们之间的区别是作决策时的关键因素。

在这方面，核心梗死区 CBF 的参考值为对侧组织的 40%～50% 以下，如果取绝对值，则为 2.0～2.2ml/100g。

对于半暗带内高危组织，半暗带高危组织的 MTT 比对侧组织的参考值增加了 145%，这有助于将其与良性少血症区分开来。后者被定义为不像实际的缺血半暗带那样受缺血威胁的低灌注脑组织。

缺血组织量化的意义已得到证实。而缺血组织体积的重要性则不然。这个因素对预后的影响还在讨论中。即使血管充足再通，毛细循环的恢复也不一定能显著改变灌注参数。

这就是为什么量化对半暗带预后的影响是有争议的。将这些技术用于患者选择也值得商榷。

在 AIS 患者中，灌注技术在临床上对疾病进展，尤其是对决策重要性的影响，还没有在可接受的证据水平上得到证实。一些研究（DEFUSE、DEFUSE-2、EPITHET）表明，这些技术在确定

晚期血管再通治疗的候选者方面有希望。但是其他研究如 MRRESCUE，没有显示出任何益处。

有趣的是，临床上对缺血半暗带进行估计时，DWI/ADC 表现与 NIHSS 评分之间的相关性。关于这个问题，一些作者没有使用灌注技术来量化高危组织[1,35]。

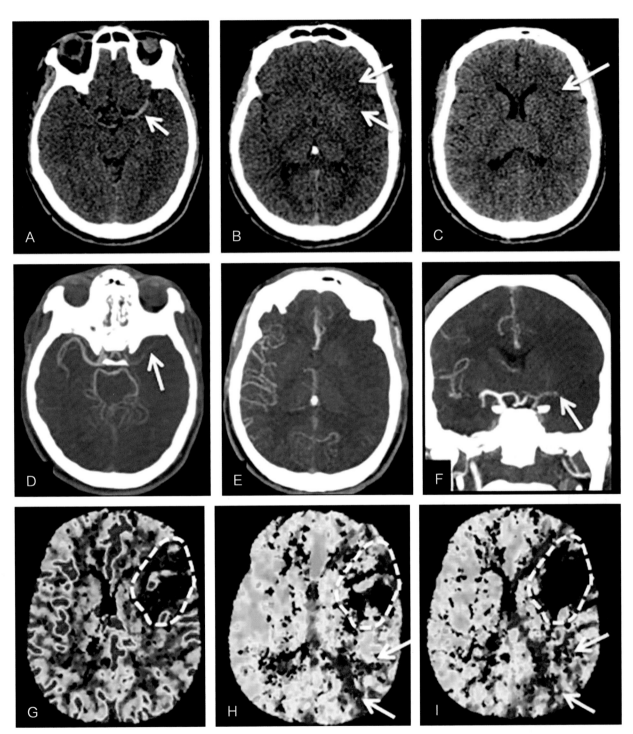

图 4-9　1 例患者 3h 前出现右半身偏瘫，行超急性脑卒中的多模态 CT（错配）

A 至 C. 显示了该患者的 CT 平扫。大脑中动脉呈高密度征（A），脑岛前区（B）和额叶前区（C）分界不清；D 至 F. CTA 扫描显示该患者左侧大脑中动脉近端闭塞（箭），远处无侧支血管；G 至 I. 灌注研究显示 CBV 下降区域（G）和广泛的缺血半暗带，由 MCA 远处区域增加的 MTT 证明（H 和 I）

最近的一项 Meta 分析表明，尽管灌注技术有其局限性，但可被认为是选择再灌注治疗患者的辅助工具[30]。

根据目前证据，以脑灌注为主要参数，将患者排除在血管再通治疗之外是不合适的。但在特殊情况下，如脑卒中发病时间不确定或治疗窗口外的患者，可考虑脑灌注。

六、发病不明确的 AIS

如前所述，决策时最重要的参数之一是发病时间。在超急性期（从临床发病到 4.5h），影像学方法对治疗方法选择的贡献和影响都已经明确。

在很多病例中发病时间并不明确。例如，醒后 AIS（根据一些系列研究占所有病例的 25%）就以这种方式出现。

几年前，这种不确定性将患者排除在所有可能的再灌注疗法之外，无论采用何种方法。

考虑到对脑缺血过程中的生理学及其改变的理解的提高，以及不同方法提供的信息，现在可以更好地选择这些患者，并给他们分配最合适的方案。

如果没有达到充分再通，使用不受限方案，首先是 MR 方案，可以估计出有缺血风险的脑组织体积[36]。

一些作者报道，如果 MR 扫描上的 FLAIR 序列中没有出现缺血的证据，这些患者可能被纳入治疗[37]。

在此背景下出现了错配概念。但在这种情况下，错配概念是指 DWI/ADC 和 FLAIR 序列中的缺血区和缺血半暗带之间的差异[20]（图 4-10，图 4-11）。

如前所述，DWI/ADC 序列对早期缺血性变

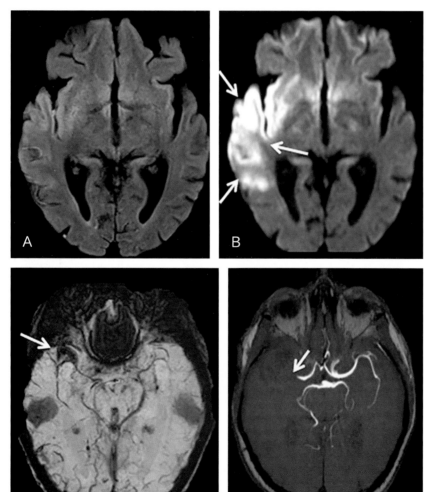

图 4-10　1 例发病不明确的脑卒中患者醒后左侧半身瘫痪，行 DWI/FLAIR 错配

A. 正常 FLAIR 序列；B. 同一患者的 DWI 扫描，显示右侧 MCA 区域细胞毒性水肿（箭）；C 和 D.SWI 扫描，其中 C 显示同侧 MCA 近端血栓（箭），D 显示血管 -MR TOF 序列轴向平面的一个等效区（箭）

化最敏感，而 FLAIR 的变化设置在后期[38]。因此，受损组织在这两个序列之间的差异代表着该区域处于缺血很早期。这个概念对临床损害开始于 3 ～ 5h 的患者特异性很高，允许按照最适合他们需求的方案治疗这些患者。

七、最终考虑

过去几年 AIS 患者的治疗方法发生了很大变化，这不仅是由于血管内治疗技术的进步，而且也是由于对脑实质改变的更深的理解。

这就是先进成像方法所贡献的基础信息，允许我们对 AIS 超急性期患者提出不同的策略方案。

这些方法在排除出血方面表现出高灵敏度和特异性；能够识别和量化核心梗死区；能够分析潜在的高危组织（缺血半暗带），并能非常精确地定位血管闭塞。所有这些因素对个体化选择最佳治疗方法有重要意义。

多模态 CT 和先进的 MRI 都能为充足的治疗提供足够的信息[39]。方法的选择必须考虑到当地因素。这不仅包括可用的设备，还包括每个中心的技术培训和经验。最重要的是，所选择的方法必须包括治疗窗口内最多的患者[40]。

我们认为，尽管 MRI 方法在实际应用上有局限性，但它能选择到更多的合适患者，因此对生存和功能预后有更显著的影响。

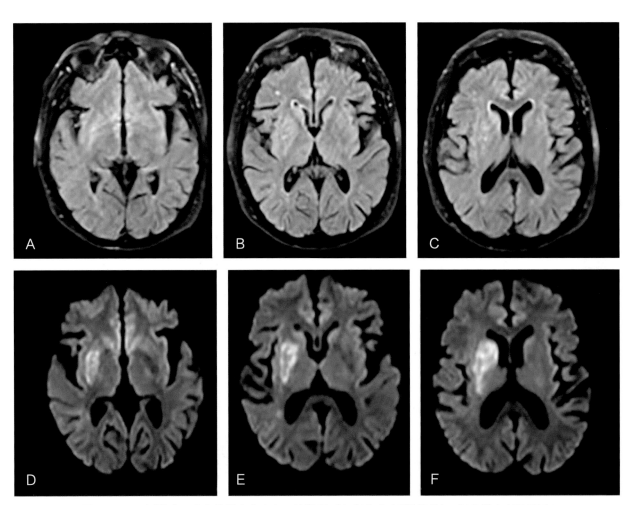

图 4-11　1 例发病不确定的脑卒中患者，被发现时左半身瘫痪跌倒于地，行多模态 MR 研究
A 至 C. FLAIR 序列无明显改变；D 至 F. DWI 序列显示右侧 MCA 深部区域细胞毒性水肿

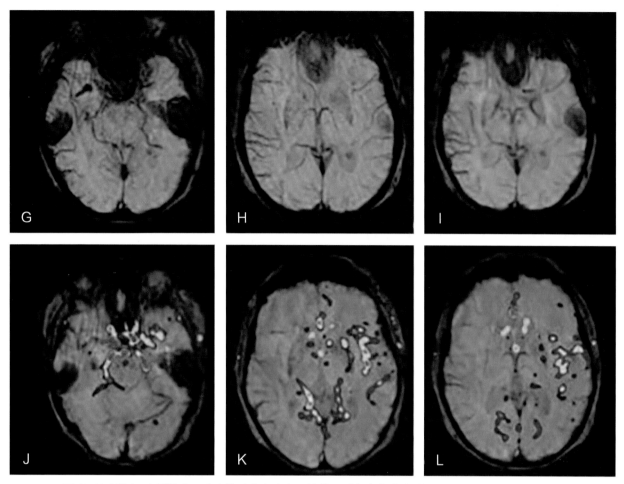

图 4-11（续）　1 例发病不确定的脑卒中患者，被发现时左半身瘫痪跌倒于地，行多模态 MR 研究

G 至 I. SWI 扫描显示近端血栓（G），远端血流减慢（H 和 I），提示灌注损害，并确定半暗区（DWI/FLAIR 错配）；J 至 L. ASL 技术灌注扫描显示右 MCA 区域受损的脑血流

参考文献

［1］González RG, Copen WA, Schaefer PW, et al. The Massachusetts General Hospital acute stroke imaging algorithm: an experience and evidence based approach. J Neurointerv Surg. 2013; 5 Suppl 1:i7–i12

［2］Latchaw RE, Alberts MJ, Lev MH, et al. American Heart Association Council on Cardiovascular Radiology and Intervention, Stroke Council, and the Interdisciplinary Council on Peripheral Vascular Disease. Recommendations for imaging of acute ischemic stroke: a scientific statement from the American Heart Association. Stroke. 2009; 40(11):3646– 3678

［3］Demchuk AM, Hill MD, Barber PA, Silver B, Patel SC, Levine SR, NINDS rtPA Stroke Study Group, NIH. Importance of early ischemic computed tomography changes using ASPECTS in NINDS rtPA Stroke Study. Stroke. 2005; 36(10):2110–2115

［4］Bouchez L, Sztajzel R, Vargas MI, et al. CT imaging selection in acute stroke. Eur J Radiol. 2016

［5］Berkhemer OA, Fransen PS, Beumer D, et al. MR CLEAN Investigators. A randomized trial of intraarterial treatment for acute ischemic stroke. N Engl J Med. 2015; 372(1):11–20

［6］Menon BK, Goyal M. Imaging Paradigms in Acute Ischemic Stroke: A Pragmatic Evidence-based Approach. Radiology. 2015; 277(1):7–12

［7］Nael K, Kubal W. Magnetic Resonance Imaging of Acute Stroke. Magn Reson Imaging Clin N Am. 2016; 24(2):293–304

［8］González RG, Schaefer PW, Buonanno FS, et al. Diffusionweighted MR imaging: diagnostic accuracy in patients imaged within 6 hours of stroke symptom onset. Radiology. 1999; 210(1):155–162

[9] Grigoryan M, Tung CE, Albers GW. Role of diffusion and perfusion MRI in selecting patients for reperfusion therapies. Neuroimaging Clin N Am. 2011; 21(2):247–257, ix–x

[10] Lövblad KO, Altrichter S, Mendes Pereira V, et al. Imaging of acute stroke: CT and/or MRI. J Neuroradiol. 2015; 42(1):55– 64

[11] Hill MD, Demchuk AM, Tomsick TA, Palesch YY, Broderick JP. Using the baseline CT scan to select acute stroke patients for IV-IA therapy. AJNR Am J Neuroradiol. 2006; 27(8):1612– 1616

[12] Jauch EC, Saver JL, Adams HP, Jr, et al. American Heart Association Stroke Council, Council on Cardiovascular Nursing, Council on Peripheral Vascular Disease, Council on Clinical Cardiology. Guidelines for the early management of patients with acute ischemic stroke: a guideline for healthcare professionals from the American Heart Association/American Stroke Association. Stroke. 2013; 44(3):870–947

[13] von Kummer R, Early CT. Early CT Score to establish stroke treatment. Lancet Neurol. 2016; 15(7):651–653

[14] von Kummer R, Dzialowski I, Gerber J. Therapeutic efficacy of brain imaging in acute ischemic stroke patients. J Neuroradiol. 2015; 42(1):47–54

[15] Schellinger PD, Bryan RN, Caplan LR, et al. Therapeutics and Technology Assessment Subcommittee of the American Academy of Neurology. Evidence-based guideline: The role of diffusion and perfusion MRI for the diagnosis of acute ischemic stroke: report of the Therapeutics and Technology Assessment Subcommittee of the American Academy of Neurology. Neurology. 2010; 75(2):177–185

[16] Yaghi S, Bianchi N, Amole A, Hinduja A. ASPECTS is a predictor of favorable CT perfusion in acute ischemic stroke. J Neuroradiol. 2014; 41(3):184–187

[17] González RG. Current state of acute stroke imaging. Stroke. 2013; 44(11):3260–3264

[18] Wolf RL, Alsop DC, McGarvey ML, Maldjian JA, Wang J, Detre JA. Susceptibility contrast and arterial spin labeled perfusion MRI in cerebrovascular disease. J Neuroimaging. 2003; 13(1): 17–27

[19] Yoo AJ, Verduzco LA, Schaefer PW, Hirsch JA, Rabinov JD, González RG. MRI-based selection for intra-arterial stroke therapy: value of pretreatment diffusion-weighted imaging lesion volume in selecting patients with acute stroke who will benefit from early recanalization. Stroke. 2009; 40(6): 2046–2054

[20] Lansberg MG, Straka M, Kemp S, et al. DEFUSE 2 study investigators. MRI profile and response to endovascular reperfusion after stroke (DEFUSE 2): a prospective cohort study. Lancet Neurol. 2012; 11(10):860–867

[21] Tomanek AI, Coutts SB, Demchuk AM, et al. MR angiography compared to conventional selective angiography in acute stroke. Can J Neurol Sci. 2006; 33(1):58–62

[22] Yoo AJ, Barak ER, Copen WA, et al. Combining acute diffusion- weighted imaging and mean transmit time lesion volumes with National Institutes of Health Stroke Scale Score improves the prediction of acute stroke outcome. Stroke. 2010; 41(8):1728–1735

[23] González RG, Lev MH, Goldmacher GV, et al. Improved outcome prediction using CT angiography in addition to standard ischemic stroke assessment: results from the STOPStroke study. PLoS One. 2012; 7(1):e30352

[24] Varadharajan S, Saini J, Acharya UV, Gupta AK. Computed tomography angiography in acute stroke (revisiting the 4Ps of imaging). Am J Emerg Med. 2016; 34(2):282–287

[25] Lev MH, Farkas J, Rodríguez VR, et al. CT angiography in the rapid triage of patients with hyperacute stroke to intraarterial thrombolysis: accuracy in the detection of large vessel thrombus. J Comput Assist Tomogr. 2001; 25(4):520–528

[26] Bash S, Villablanca JP, Jahan R, et al. Intracranial vascular stenosis and occlusive disease: evaluation with CT angiography, MR angiography, and digital subtraction angiography. AJNR Am J Neuroradiol. 2005; 26(5):1012–1021

[27] Kawano H, Bivard A, Lin L, et al. Perfusion computed tomography in patients with stroke thrombolysis. Brain. 2017; 140 (3):684–691

[28] Campbell BC, Mitchell PJ, Kleinig TJ, et al. EXTEND-IA Investigators. Endovascular therapy for ischemic stroke with perfusionimaging selection. N Engl J Med. 2015; 372(11):1009–1018

［29］Bivard A, Levi C, Krishnamurthy V, et al. Defining acute ischemic stroke tissue pathophysiology with whole brain CT perfusion. J Neuroradiol. 2014; 41(5):307–315

［30］Ryu WHA, Avery MB, Dharampal N, Allen IE, Hetts SW. Utility of perfusion imaging in acute stroke treatment: a systematic review and meta-analysis. J Neurointerv Surg. 2017; 9(10): 1012–1016

［31］Aviv RI, Mandelcorn J, Chakraborty S, et al. Alberta Stroke Program Early CT Scoring of CT perfusion in early stroke visualization and assessment. AJNR Am J Neuroradiol. 2007; 28 (10):1975–1980

［32］Baron JC. Mapping the ischaemic penumbra with PET: implications for acute stroke treatment. Cerebrovasc Dis. 1999; 9 (4):193–201

［33］Fung SH, Roccatagliata L, Gonzalez RG, Schaefer PW. MR diffusion imaging in ischemic stroke. Neuroimaging Clin N Am. 2011; 21(2):345–377, xi

［34］Albers GW, Thijs VN, Wechsler L, et al. DEFUSE Investigators. Magnetic resonance imaging profiles predict clinical response to early reperfusion: the diffusion and perfusion imaging evaluation for understanding stroke evolution (DEFUSE) study. Ann Neurol. 2006; 60(5):508–517

［35］Deb P, Sharma S, Hassan KM. Pathophysiologic mechanisms of acute ischemic stroke: An overview with emphasis on therapeutic significance beyond thrombolysis. Pathophysiology. 2010; 17(3):197–218

［36］Petkova M, Rodrigo S, Lamy C, et al. MR imaging helps predict time from symptom onset in patients with acute stroke: implications for patients with unknown onset time. Radiology. 2010; 257(3):782–792

［37］Nagai K, Aoki J, Sakamoto Y, Kimura K. About 30% of wake-up stroke patients may be candidate for the tPA therapy using Negative- FLAIR as a "tissue clock". J Neurol Sci. 2017; 382:101–104

［38］Aoki J, Kimura K, Iguchi Y, Shibazaki K, Sakai K, Iwanaga T. FLAIR can estimate the onset time in acute ischemic stroke patients. J Neurol Sci. 2010; 293(1–2):39–44

［39］Vo KD, Yoo AJ, Gupta A, et al. Multimodal Diagnostic Imaging for Hyperacute Stroke. AJNR Am J Neuroradiol. 2015; 36(12): 2206–2213

［40］Vymazal J, Rulseh AM, Keller J, Janouskova L. Comparison of CT and MR imaging in ischemic stroke. Insights Imaging. 2012; 3(6):619–627

第5章　出血性和缺血性脑卒中的外科治疗

Neurosurgical Treatment for Hemorrhagic and Ischemic Stroke

Behnam Rezai Jahromi　Akitsugu Kawashima　Joham Choque-Velasquez　Christopher Ludtka Beng　Danil A. Kozyrev　Felix Göhre　Juha Hernesniemi　著

摘要

出血性脑卒中和缺血性脑卒中是目前全球共同面临的重大健康问题，由于脑卒中治疗时间窗很窄，正确及时的救治需要全社会多部门的通力合作。对于缺血性脑卒中，神经外科医生的作用因国家和医疗中心的分工不同而异，但在出血性脑卒中的救治工作中，神经外科医生占主导地位。本章介绍了动脉瘤、动静脉畸形和烟雾病等脑血管疾病导致的脑卒中的外科治疗，也包括脑内血肿的外科手术治疗。

关键词：动脉瘤，动静脉畸形，旁路移植手术，脑内血肿，血管再通，烟雾病

一、神经外科对脑卒中的历史作用

脑卒中是指由于缺血或出血破裂所致的脑组织突发急性功能衰竭的一组疾病。缺血性和出血性脑卒中都很常见。任何治疗的目的都是预防继发性脑损伤。然而，缺血性脑卒中是世界范围内最常见的死亡原因之一，也是致残的主要原因之一。过去数十年来，脑卒中预防和现代脑卒中治疗已经在西方国家降低了发病率和死亡率。尽管取得了这一进展，但由于人口老龄化带来的人口结构的预期转变，未来几年缺血性脑卒中管理的重要性只会越来越高。在所有的脑卒中单位都需要神经外科治疗方案。特别是脑卒中病因最初不

明、继发出血并发症总有可能发生时更是如此。现将动脉瘤、AVM、血肿清除术、脑血管再通（包括烟雾病）等总结如下。许多重要的脑卒中相关神经外科手术（如减压性颅骨切除术）将是其他章节的主题。

二、急性出血性脑卒中或颅内血肿手术治疗

原发性脑内出血约占脑卒中的10%。出血性脑卒中最常见的原因，如高血压（30%～60%）、脑淀粉样血管病变（10%～30%）、抗凝治疗（1%～20%）、血管结构性病变（3%～8%），以及特发性脑卒中占5%～20%。幕上区脑内出

血占 85%～95%。在本组病例中，脑叶出血占 25%～40%，脑深部结构出血占 50%～75%。深部脑出血 30 天死亡率高于脑叶出血，且死亡率随出血量的增加而上升。脑内出血可伴有多种并发症，如伴血肿扩大的再次出血、脑积水、脑室内出血和水肿等。小脑血肿患者由于直接压迫脑干和小脑而容易恶化。血肿扩大和脑积水风险凸显了对恶化病例仔细的神经系统监测和 24h CT 扫描的重要性。对于格拉斯哥昏迷量表评分为 9～12 分的患者，在症状发生 8h 内行幕上血肿早期手术排除可能是有益的。深部血肿通过导管进行微创引流可能是有前景的治疗选择。脑室外引流结合局部纤维蛋白溶栓治疗可能会降低死亡率，尽管似乎与脑室内出血和脑积水患者的功能预后并不相关。幕下区脑出血如果格拉斯哥昏迷量表评分＜14 分，血肿直径＞30～40mm，血肿体积＞7cm³，或血肿压迫第四脑室闭塞，则通常需要手术清除血肿。如果伴有脑积水，一般都要进行脑室外引流。

出血性脑卒中管理的一般建议。

● 脑卒中服务机构应商定并共享患者监测、转诊和转运协议，以便将患者转到区域神经外科中心进行症状性脑积水的治疗。

● 颅内出血患者应在神经外科或脑卒中救护中心监测其功能恶化情况，必要时应立即做脑影像学检查。

● 原本健康的患者如果颅内出血导致脑积水，应考虑手术治疗。

● 有以下任何一种情况的患者很少需要手术治疗，因此首先应接受药物治疗：深部小出血；未伴发脑积水和神经功能快速恶化的脑叶出血；脑内大出血并与明显的既往共患病共存；非脑积水导致的格拉斯哥昏迷量表（Glasgow coma scale，GCS）评分＜8 分。

三、动脉瘤与脑卒中

未破裂颅内动脉瘤（unruptured intracranial

aneurysms，UIA）伴发一过性缺血性发作（transient ischemic attacks，TIA）或缺血性脑卒中等缺血性事件相对罕见。脑动脉瘤患者中出现 TIA 和（或）脑卒中的数量占 0.5%～6.6%。颅内动脉瘤患者缺血性发作是由血栓性动脉瘤或载瘤血管闭塞引起的。多项报道显示，无论动脉瘤有多小，血栓性肿块都可从其穹顶转移到症状性脑动脉的远端区域或扩散到载瘤动脉。

（一）病理生理学

动脉瘤内血栓形成的原因主要有两个。第一，动脉瘤内的血流状态可刺激血栓形成。第二，动脉瘤管腔可刺激血栓形成。这两种导致血栓形成的原因同样在动脉瘤壁病理生理学中发挥一定作用。此外，血栓形成有可能通过动脉瘤的新生血管化或动脉瘤生长而增加。同样，在大型动脉瘤和巨大动脉瘤中（图 5-1），由脆弱的血管滋养管破裂导致的壁内出血刺激血栓形成。血栓形成和溶栓的相互作用导致栓子出现，随后使脑卒中不可避免。遗憾的是，动脉瘤内的血栓并不能保护患者免受动脉瘤破裂的伤害，而实际上可以促进动脉瘤破裂。彻底清除动脉瘤和血栓块，才是保护患者免受脑卒中伤害。这也是倾向行开放性微创手术的原因。在许多情况下，对这种大型和巨大动脉瘤需要进行血管重建。这应该在专门的神经血管治疗的医疗中心进行。

（二）治疗

1. 保守治疗

对表现出缺血事件的未破裂动脉瘤的治疗目前尚无共识。然而，未破裂动脉瘤的脑卒中和缺血征象已被认为是治疗这些动脉瘤的指标。由于动脉瘤的病理生理学主要取决于血栓形成。动脉瘤的破裂是由血栓的生物活性所刺激的。

2. 外科治疗和血管内治疗

出现缺血性事件的 UIA 的最佳治疗方法是显微神经外科手术。这是一种血管再通手术，包括

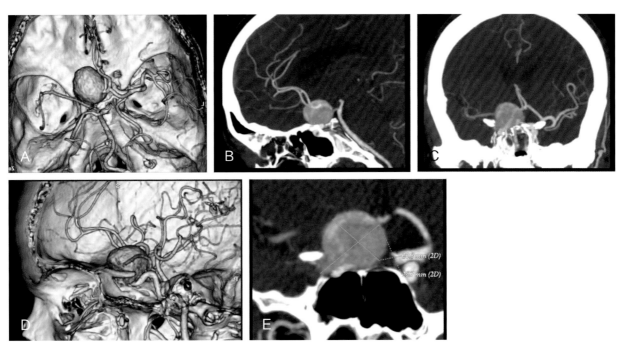

图 5-1　1 例右侧床突旁巨大动脉瘤患者存在缺血症状

经 TIA 后 MRI 成像检查确诊，并对动脉瘤行夹闭治疗

切除动脉系统的潜在血栓和（或）病变部分。在比较显微神经外科和血管内治疗时，需要注意的是，在许多情况下，血管内器械造成的血栓活动性和动脉瘤再通造成血管内治疗难以开展。手术切除将动脉的健康部位结合在一起，使血管内皮段愈合成为可能。大型动脉瘤和巨大动脉瘤的占位效应是导致脑卒中发生的另一个诱发因素。脑卒中的发生机制是穿支血管闭塞和（或）血栓或部分血栓形成的动脉瘤远端栓塞事件。血管内治疗可能会减少占位效应，因为动脉瘤通常会缩小，但只有手术治疗才能完全消除。在解剖条件允许的情况下，动脉瘤切除可保留也可不保留受累血管的血流。这样可以彻底根除动脉瘤引起的占位效应，使周围结构不再受压。然而，大型动脉瘤和巨大动脉瘤的手术治疗仍然是血管神经外科中最具挑战性的领域之一。这些病变需要在处理颅内动脉瘤方面有丰富的经验。同时，血管内治疗已经取得了颇有意义的成功，但仍不能完全取代开放性手术治疗。

（三）结论

过去数十年中，出现 TIA 和缺血性脑卒中症状的未破裂颅内动脉瘤的预后已经有所改善。只有完全排除动脉瘤，才能保证预防动脉瘤引起的 TIA 和脑卒中的复发。但是，复杂动脉瘤的治疗应在专门针对这些疑难病变的患者流量较高的中心进行。在许多情况下，同样的患者还患有并发症（如糖尿病、动脉粥样硬化、心脏疾病等），因此需要进一步的内科治疗，以防止意外死亡。

四、动静脉畸形与脑卒中

大多数脑动静脉畸形（arteriovenous malformation，AVM）患者都是在中年时期被诊断出来的，这意味着他们可能还会有数十年的生命。研究 AVM 自然病史的赫尔辛基研究与 ARUBA 研究（未破裂脑动静脉畸形随机试验）一致，每年有 2% ～ 3% 的出血风险。治疗这些病变的适应证易于理解并已获理解。AVM 破裂的总体风险会显著增长，而避免这种出血的唯一方法就是切除 AVM。最初，ARUBA 研究者得出的结论是，随访 33 个月保守治疗优于干预治疗。遗憾的是，同样的研究者后来推断 RUBA 的结果作为数十年后的随访数据是有效的。对于患者来说幸运的是，神经血管界已经从这种灾难性的思维方式中醒悟过来。现在有很多其他研究得出了对患者救护来说更为合理的结论。没有人能知道 ARUBA 研究中 AVM 的闭塞率，因为没有报道。在 ARUBA 报告时，干预组有一半以上的患者正在接受治疗或未开始治疗（分别为 53 例和 20 例）。Liu X 的荟萃分析显示，96% 的 AVM 可通过显微神经外科切除，38% 可通过放射治疗，13% 可通过栓塞治疗。尽管有这种认识，但 ARUBA 干预组 114 名患者中，只有 17 名接受了显微神经外科治疗，尽管干预组 76 名患者 Spetzler-Martin（SM）分级为 Ⅰ～Ⅱ级。另外，ARUBA 研究中约 1/3 的患者为 SM Ⅲ～Ⅳ级；因此该亚组在患者队列中的数量过高。显然，这些患者进行干预的风险比低级 AVM 患者更大。所有这些都表明，像 AVM 这样的复杂疾病应该在专门的医疗中心由每天治疗这些疾病的专业人员进行治疗。

五、脑血流重建

（一）显微外科栓子切除术

颅内大血管的栓塞是一种危及生命的事件。因此，在狭窄的时间窗口内积极治疗是获得良好的结局所必需的。静脉内或动脉内溶栓和血管内机械性栓塞切除术被认为是迄今为止最好的选择。然而，如果由经验丰富的医生来执行，显微外科手术切除栓子则是一种安全的治疗方法，血管再通率高。自 1956 年 Welch 报道第一例颅内血管栓子手术切除术以来，已经发表了数篇有前景的显微外科栓子切除术成功的报道，并有较高的再通率。目前，聚焦开颅和显微外科手术分离

外侧裂的方法是一种标准的神经外科手术。为获得完整的血管控制，需要暴露整个受累节段。暂时闭塞所有侧支，避免进一步栓塞到这些分支。动脉横向切开使栓子得以排除，随后缝合（图 5-2）所述技术可应用于其他颅内分叉（ICA 分叉和 MCA 分叉）作为栓塞闭塞的典型首选侧。然而，该适应证基于一般脑卒中指南指导下的个体化治疗方法基础之上。

（二）脑血管旁路移植手术

多种脑部病变可以通过动脉系统血运重建治疗。这些病变主要是动脉瘤（大的、延长扩张型或梭状）、烟雾病中的异常网络、某些肿瘤等。

本章的这一部分我们将重点讨论血管病变。这些病变可以诱发脑卒中，或者已经出现脑卒中迹象，需要进行血管再通。一般来说，血运重建术可分为两类：颅外至颅内（extracranial-to-intracranial，EC-IC）和颅内至颅内（intracranial-to-intracranial，IC-IC）旁路移植术。

一些最常见的血运重建术在解剖上的可能部位包括以下几种情况。

- EC-IC
  ➤ 颞浅动脉（superior temporal artery，STA）到大脑中动脉。
  ➤ STA 到大脑后动脉。
  ➤ STA 到大脑上动脉。
- IC-IC
  ➤ 枕动脉（occipital artery，OA）到小脑前下动脉。
  ➤ OA 到小脑后下动脉（posterior inferior cerebellar artery，PICA）。
  ➤ PICA 到 PICA。
- 旁路移植到 EC 和（或）IC
  ➤ 复杂动脉瘤个体化治疗。
  ➤ 移植血管可以是桡动脉或大隐静脉。

我们的目的是鼓励读者积累更多关于复杂动脉瘤的信息和技术方面的知识。许多动脉瘤可以

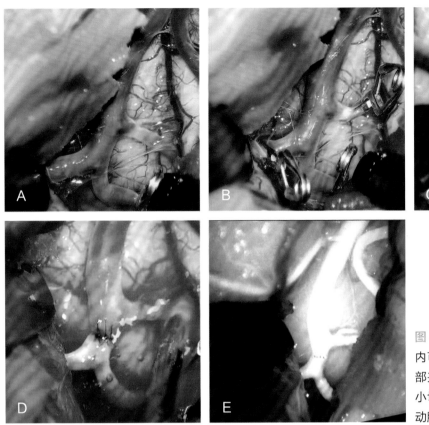

图 5-2　A. 动脉（大脑中动脉 M₂ 段）内可见栓子呈管腔内蓝色肿块；B. 颞部夹子用于血栓远端；C. 在动脉上做小切口；D. 血栓被移除；E. ICG 显示动脉再通

在有经验的单位进行治疗，这些单位专注于复杂神经血管手术。

1. 应用于大脑前循环的旁路移植手术

前循环再通的主要思路在本章烟雾病一节中显示。

2. 应用于大脑后循环的旁路移植手术

动脉粥样硬化性闭塞疾病是造成后循环血流动力学损伤的主要原因。后循环脑卒中可出现多种症状，如头晕、恶心、颅神经麻痹、吞咽困难、眼球运动障碍、孤立性同向偏盲、运动和感觉障碍、意识丧失等。直接血运重建技术要求较高，保留给个体化适应证选择的病例。然而，分流旁路移植技术对于累及后循环的血流动力学受损的治疗有充分的文献记载，且效果显著。可以使用颞浅动脉作为供体血管，小脑上动脉或大脑后动脉作为受体对后上循环进行血运重建。后下循环可采用枕动脉至小脑后下动脉分流进行血运重建。引起后循环脑卒中的一个不常见的病因是旋转性椎动脉压迫综合征。本病常因其动态部分（dynamic component）而加重。动态血管造影是影像学的金标准。但是，旋转性椎动脉压迫综合征患者需要个体化治疗。保守治疗包括颈部固定和抗凝治疗。手术治疗，对于骨质增生引起的外侧狭窄的患者需要手术减压，对于不稳定患者需要节段融合固定。

（三）烟雾病

定义

烟雾病（moyamoya disease，MMD）的特点是双侧颈内动脉（internal carotid artery，ICA）末端的进行性闭塞，导致血运不畅，异常血管网络形成。MMD 的组织病理学特征是内膜纤维化增厚、内弹力膜波动、颈内动脉末端介质衰减等。这些特征使其与颅内动脉粥样硬化性疾病（intracranial atherosclerotic disease，ICAD）不同。根据烟雾病诊断治疗指南，单侧病变患者可归为单侧 MMD。有自身免疫性疾病、脑膜炎、神经纤维瘤病（Von Recklinghausen 病）、脑肿瘤、Down 综合征、甲状腺功能亢进症、镰状细胞病等病变的 MMD 归为准 MMD。动脉硬化性疾病和有放疗史的患者被定义为非 MMD。

（四）外科治疗：缺血性 MMD 血运重建的适应证、时间、手术过程和围术期管理

MMD 血运重建治疗最重要的适应证是既往脑缺血，因为这将随着新血流动力学模式的出现而改善。对有缺血症状和 SPECT/Xe CT/PET 成像有缺血证据的患者进行血运重建治疗。但对于小儿患者，即使没有典型的脑缺血症状，偶尔也会考虑进行脑血管血运重建。一些 MMD 患者的脑缺血可呈进行性进展。缺血症状有时不明确，包括头痛、不自主运动、晕厥、麻木、头晕等。手术治疗分为直接血运重建和间接血运重建。颞浅表动脉（superficial temporal artery，STA）至大脑中动脉（middle cerebral artery，MCA）旁路移植术已被确立为 MMD 的直接旁路移植术。直接旁路移植术可使症状立即得到改善，但技术要求也较高。Meta 分析显示，直接旁路移植术，包括联合方法，在未来脑卒中预防和血管造影结果方面优于间接血运重建术。直接旁路移植术的围术期并发症与间接再血管再通没有差异。此外，使用 STA 旁路移植的直接旁路移植术不仅适用于 MCA 区域的血管再通，也适用于大脑前动脉供血区域。抗血小板一般用于处于急性缺血状态的患者的治疗。最后一次缺血发作后需要经 2 ～ 3 周的潜伏期再行血运重建治疗。但对于进行性脑卒中患者的血运重建手术的时机仍有争议。

● 进行性脑卒中患者在亚急性期有时可考虑行直接旁路移植。

缺血性脑卒中急性期治疗推荐口服 100mg 乙酰水杨酸（acetylsalicylic acid，ASA）。

● 支持在慢性缺血阶段的患者行血运重建治疗。

于手术前 7 天开始 ASA 治疗。除手术后停药 3 天外，手术后再持续数月。收缩压应严格控制，术后收缩压不超过 100 ～ 140mmHg，以防止缺血性脑卒中和高灌注综合征。术中和术后动脉二氧化碳分压（$PaCO_2$）应保持在 40mmHg 左右。

1. 出血性 MMD 血管再通

半数成年 MMD 患者出现颅内出血，这使预后变差，并导致很高的再出血率。出血通常是由细小而脆弱的侧支血管，即所谓的烟雾状血管引起。直接旁路移植术被认为是为了减少烟雾状血管的血流动力学压力。根据日本成人烟雾病（Japan adult moyamoya，JAM）实验，成人 MMD 患者直接旁路移植术治疗可以降低再出血率，改善患者的预后。JAM 实验的亚组分析显示，后位部位出血与前位部位出血相比，患者再出血风险更高，直接旁路移植术提供的获益更大。

2. 病例介绍

1 例 37 岁女性患者 4 年前突发右侧丘脑小出血。她数年之内还曾多次出现一过性的双侧麻木和轻度运动无力症状。MRI 显示右侧丘脑内有陈旧性出血性后影像，右侧分水岭区域有陈旧性梗死。MRA 显示双侧 ICA 终末及右大脑后动脉 P1 段闭塞 / 严重狭窄并伴有烟雾状血管形成。SPECT 显示整个右侧区域和左侧 MCA 区脑血管反应性（cerebrovascular reactivity，CVR）脑血流（cerebral blood flow，CBF）严重下降（图 5-3 A）；该患者接受了右侧 STA-MCA 双旁路移植术（图 5-3B），术后 SPECT 显示额叶区皮质下吻合口周围严重过度灌注（图 5-4 A 和 B）。在镇静状态下，患者静养至次日早晨，收缩压严格控制在 100 ～ 120 mmHg（图 5-4 C）。除术后第 6 天出现短暂性构音障碍外，术后情况良好。第一次手术后 1 年进行了左侧 STA—MCA 双旁路移植术。第二次手术 6 个月后的 MRA 显示双侧烟雾状血管减少，双侧移植物血供良好。术后 SPECT 显示血流灌注过度，但这种情况的发生并不影响患者术后状态（图 5-5 A）。第二次手术后 6 个月，SPECT 显示两侧半球 CBF

和 CVR 均明显改善（图 5-5 B）。在第二次手术前（图 5-6 A）和术后 6 个月（图 5-6 B 和 C）行血管造影显示皮质动脉的血液供应来源从 ICA 旁路移植的移植血管，烟雾状血管减少。

3. MMD 和 ICAD 之间的区别

MMD 是根据放射学检查结果来诊断的，然而这种形态学诊断却混淆了 MMD 和 ICAD 的区别。很多时候很难将 MMD 与 ICAD 区分开来。最近，Kuroda 等人提供了一种新颖的诊断方法来区分 MMD 和 ICAD。他们根据 MMD 的组织病理学特征，在稳态三维图像构造干扰（three dimensional constructive interference in steady state，

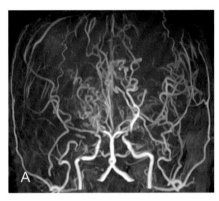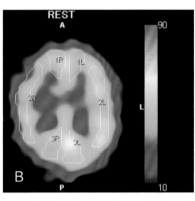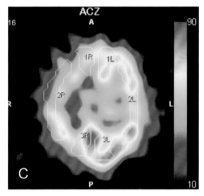

图 5-3　术中照片（A 和 B）与术后图像（C）

A. 颞浅动脉（STA）桥接物用 10-0 丝线间断缝合到 M4。蓝色的硅支架插入 M₄ 的腔内，以防止缝合对侧血管壁；B. 右 STA- 大脑中动脉双旁路移植术正在进行

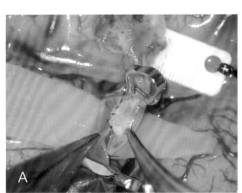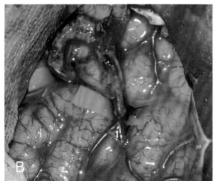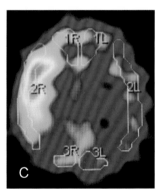

图 5-4　第二次手术后 6 个月的术后图像

A.MRA 显示双侧烟雾状血管减少，双侧移植血管的血液供应增加；B. SPECT 显示双侧半球脑血流和脑血管反应性明显改善

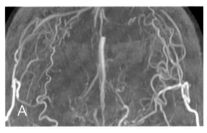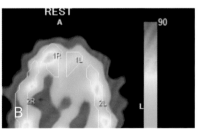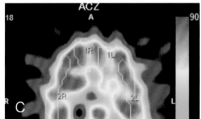

图 5-5　术前（A）与术后（B 和 C）血管造影

A. 术前左颈内动脉造影；术后 6 个月后左颈内动脉造影（B）和左颈外动脉造影（C）显示皮质动脉的血液供应来源似乎为颈内动脉的移植血管，烟雾状血管减少

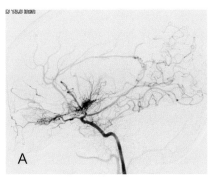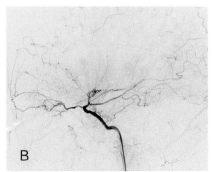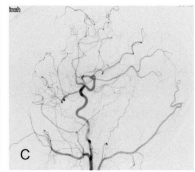

图 5-6 第二次手术前（A）和术后 6 个月（B 和 C）的血管造影

3D-CISS）图像上分析了狭窄血管的外径。结果显示，MMD 患者 ICA 末端周围狭窄血管的外径明显小于对照组和 ICAD 患者。

4. 术后过度灌注

MMD 患者直接旁路移植术后有一些特殊并发症。其中最严重的术后并发症之一是脑过度灌注导致的皮质下出血。MMD 患者术后过度灌注的发生机制被认为与血脑屏障的脆弱性有关，归因于毛细血管扩张，长期慢性缺血导致血管壁的脆弱性增加。一过性局灶性神经功能障碍根据过度灌注的具体病变表现，一般在术后 1 ~ 7 天出现。皮质下出血或仅在吻合口周围出现的蛛网膜下腔出血可在术后第 2 天出现，偶尔也可在术后数天出现。过度灌注的处理与脑缺血一样重要。建议对过度灌注患者加强血压控制，预防抽搐，必要时进行深度镇静。根据本章作者 A.K. 的个人经验，外科医生关于直接旁路移植术的技术越高，移植血管内能达到的血流越大，发生过度灌注的概率也就越小。

5. 认知功能障碍

MMD 患者自然病程中认知功能障碍的进展情况尚不清楚。此外，目前还没有足够的证据表明手术血运重建治疗在预防和（或）改善认知功能障碍方面有效。然而，有研究称慢性血流动力学紊乱与 MMD 患者的认知功能障碍有关，血运重建治疗有可能逆转血流动力学损伤引起的认知功能障碍。有必要建立认知功能障碍患者的评估标准，以确定哪些患者可以从血运重建治疗中获益。预计在不久的将来，血运重建手术治疗有望被证明可以预防和（或）改善 MMD 患者的认知功能障碍。

推荐阅读

［1］ Amarenco P, Bogousslavsky J, Caplan LR, Donnan GA, Wolf ME, Hennerici MG. The ASCOD phenotyping of ischemic stroke (Updated ASCO Phenotyping). Cerebrovasc Dis. 2013; 36(1):1–5

［2］ Fukuoka S, Suematsu K, Nakamura J, Matsuzaki T, Satoh S, Hashimoto I. Transient ischemic attacks caused by unruptured intracranial aneurysm. Surg Neurol. 1982; 17(6):464–467

［3］ Hernesniemi JA, Dashti R, Juvela S, Väärt K, Niemelä M, Laakso A. Natural history of brain arteriovenous malformations: a long-term follow-up study of risk of hemorrhage in 238 patients. Neurosurgery. 2008; 63(5):823–829, discussion 829–831

［4］ Goehre F, Kamiyama H, Kosaka A, et al. The anterior temporal approach for microsurgical thromboembolectomy of an acute proximal posterior cerebral artery occlusion. Neurosurgery. 2014; 10(2) Suppl 2:174–178, 178

［5］ Goehre F, Yanagisawa T, Kamiyama H, et al. Direct Microsurgical Embolectomy for an Acute Distal Basilar Artery Occlusion. World Neurosurg. 2016; 86:497–502

［6］ Hart RG, Diener HC, Coutts SB, et al. Cryptogenic Stroke/ESUS International Working Group. Embolic strokes of undetermined source: the case for a new clinical construct. Lancet Neurol. 2014; 13(4):429–438

［7］ Jeon JP, Kim JE, Cho WS, Bang JS, Son YJ, Oh CW.

Meta-analysis of the surgical outcomes of symptomatic moyamoya disease in adults. J Neurosurg. 2017; •••:1–7

［8］ Kazumata K, Tha KK, Narita H, et al. Chronic ischemia alters brain microstructural integrity and cognitive performance in adult moyamoya disease. Stroke. 2015; 46(2):354–360

［9］ Kuroda S, Houkin K. Moyamoya disease: current concepts and future perspectives. Lancet Neurol. 2008; 7(11):1056–1066

［10］ Lee KC, Joo JY, Lee KS, Shin YS. Recanalization of completely thrombosed giant aneurysm: case report. Surg Neurol. 1999; 51(1):94–98

［11］ Mohr JP, Parides MK, Stapf C, et al. international ARUBA investigators. Medical management with or without interventional therapy for unruptured brain arteriovenous malformations (ARUBA): a multicentre, non-blinded, randomised trial. Lancet. 2014; 383(9917):614–621

［12］ Oh YS, Lee SJ, Shon YM, Yang DW, Kim BS, Cho AH. Incidental unruptured intracranial aneurysms in patients with acute ischemic stroke. Cerebrovasc Dis. 2008; 26(6):650–653

［13］ Suzuki J, Takaku A. Cerebrovascular "moyamoya" disease. Disease showing abnormal net-like vessels in base of brain. Arch Neurol. 1969; 20(3):288–299

［14］ Research Committee on the Pathology and Treatment of Spontaneous Occlusion of the Circle of Willis, Health Labour Sciences Research Grant for Research on Measures for Infractable Diseases. Guidelines for diagnosis and treatment of moyamoya disease (spontaneous occlusion of the circle of Willis). Neurol Med Chir (Tokyo). 2012; 52(5):245–266

［15］ Rannikmäe K, Woodfield R, Anderson CS, et al. Reliability of intracerebral hemorrhage classification systems: A systematic review. Int J Stroke. 2016; 11(6):626–636

［16］ Yang MH, Lin HY, Fu J, Roodrajeetsing G, Shi SL, Xiao SW. Decompressive hemicraniectomy in patients with malignant middle cerebral artery infarction: A systematic review and meta-analysis. Surgeon. 2015; 13(4):230–240

［17］ Ziai WC, Tuhrim S, Lane K, et al. CLEAR Ⅲ Investigators. A multicenter, randomized, double-blinded, placebo-controlled phase Ⅲ study of Clot Lysis Evaluation of Accelerated Resolution of Intraventricular Hemorrhage (CLEAR Ⅲ). Int J Stroke. 2014; 9(4):536–542

［18］ Qureshi AI, Mohammad Y, Yahia AM, et al. Ischemic events associated with unruptured intracranial aneurysms: multicenter clinical study and review of the literature. Neurosurgery. 2000; 46(2):282–289, discussion 289–290

第6章 缺血性脑卒中的血管内介入治疗的科学证据

Endovascular Intervention in the Management of Ischemic Stroke: Scientific Evidence

Adam A. Dmytriw Vitor M. Pereira 著

摘要

在 2013 年几个大型临床试验阴性结果公布，使脑卒中的血管内治疗进入寒冬，经过长达 4 年的时间，血管内治疗——机械取栓的疗效和安全性得以证实，治疗时间窗甚至超过了预想的 6～8h 达到了 24 小时。2015 年，具有里程碑意义的五大试验奠定了机械取栓的应用基础，在此基础上多年的后续随访、Meta 分析实现了新的突破。随着机械取栓技术和影像分析设备的优化，神经介入在急性缺血性脑卒中治疗领域已经迈进流程化和系统化的新时代。本综述的目的是阐述现阶段各大阳性试验证据，综合这些研究成果，并讨论目前仍面临的挑战。

关键词： 缺血性，脑卒中，神经放射学，血管内，再灌注，实验

一、三振出局与开辟新道路

2013 年发表了 3 项主要的随机对照试验（randomized controlled trial，RCT）研究结果，对比观察血管内介入治疗和组织纤维蛋白溶酶原激活剂（tissue plasminogen activator，tPA）静脉溶栓对急性脑卒中的疗效。这 3 项实验是：脑卒中介入治疗（interventional management of stroke，IMS）Ⅲ期、急性缺血性脑卒中的局部溶栓治疗对比全身溶栓（local versus systemic thrombolysis for acute ischemic stroke，SYNTHESIS）和脑卒中机械性取栓和血管再通（mechanical retrieval and recanalization of stroke clots using embolectomy，

MR RESCUE）。这 3 项试验均得出阴性结论。然而，神经介入领域的专家们有理由认为，这些 RCTs 并不能代表机械取栓术的现状。主要的质疑点包括可回收支架的使用具有明显异质性、治疗时间延迟，以及缺乏基线影像资料。因此，有人设想了新的试验，将可回收支架与标准治疗组进行对比，重点在于减少入院到穿刺时间，并确保进行了入院计算机断层血管造影（computed tomography angiography，CTA）检查。

从脑卒中干预临床试验的 3 次重大打击（即 IMS Ⅲ、SYNTHESIS 和 MR RESCUE）中吸取了教训，MR CLEAN、ESCAPE、EXTEND IA、SWIFT PRIME 和 REVASCAT、THRACE

和 THERAPY 等试验的出现开启了一个新的时代。除了 THERAPY 在终止时支持力度不足，这些试验被称为机械取栓治疗的新时代的开端。

第一个试验是在荷兰进行的，被称为 MR CLEAN。该试验招募了 233 名出现前循环［颅内颈内动脉（intracranial internal carotid artery，ICA）和大脑中动脉（middle cerebral artery，MCA）近端］突发大血管闭塞（emergent large vessel occlusion，ELVO）的患者。他们被随机分配到血管内治疗加标准救治组，另外 267 人被随机分配到标准救护组。最终，196 名患者接受了血管内治疗，190 名患者接受了可回收支架治疗。试验通过 CTA 确认血管闭塞。NIHSS ≥ 2 的患者在发病 6h 内接受治疗。众所周知，血管内治疗组 32.6% 的患者和标准救治组 19.1% 的患者获得良好功能结局［改良评分量表（modified ranking scale，mRS）≤ 2］，调整后的优势比为 1.67（95% CI= 1.21 ～ 2.30），两组间存在显著差异。在死亡率、症状性脑内出血（symptomatic intracerebral hemorrhage，sICH）发生率或其他严重不良事件方面无显著差异。目前公认的是，MR CLEAN 相对于 3 项阴性试验的显著效果要归功于标准的基线影像检查和可回收支架的使用。重要的是，大多数患者都是在静脉溶栓 1h 无效后纳入研究的。因此大家都知道标准救治对这些患者已经接近无效。在研究时，荷兰卫生系统只允许在试验范围内进行血管内治疗，从而减少了选择偏倚，而使患者更容易接受。MR CLEAN 拥有所有现阶段试验中穿刺时间最长（约 260min）。

MR CLEAN 的成就在神经血管介入界引起了强烈反响，也刺激了世界各地的研究人员紧急对其研究数据进行中期分析。ESCAPE 试验是第一个这样做的。它发现了一个有利于机械取栓术的结果，并以安全为由停止试验。该国际试验将 165 名患者随机分配到血管内治疗加标准救治组，150 名患者随机分配到标准救治组，治疗时间窗延长到梗死后 12h。此外，小的核心梗死区以及计算机断层灌注扫描（computed tomography perfusion，CTP）和 CTA 上确定存在中度至良好侧支循环均作为明确纳入标准之一。血管内治疗组 90 天时功能独立率（mRS ≤ 2，53.0% vs. 29.3%）明显较高，常见优势比（odds ration，OR）为 2.6。此外，需要治疗的人数（number needed to treat，NNT）仅为 4 人，这让人吃惊，因为它已经让经皮冠状动脉介入治疗的疗效相形见绌。此外，总体死亡率也降低了（10.4% vs. 19%），但在 sICH 方面没有差异。虽然 MR CLEAN 和 ESCAPE 确实相似，差异的原因可能是由于从发病到穿刺的平均时间为 185min，并且排除了大的梗死核心区及侧支代偿不良。全身麻醉也较少采用（表 6-1）。

二、专用器械

在鹿特丹和卡尔加里相继获得令人振奋的结果之后，EXTEND IA、SWIFTPRIME 和 REVASCAT 不是比较异质的试验，该试验使用 Solitaire 可回收支架（美敦力），还允许使用 Trevo 支架（Stryker）。EXTEND IA 在澳大利亚和新西兰进行试验，将发病后 4.5h 内接受静脉注射 tPA 的患者随机分配纳入桥接使用 Solitaire 机械取栓组。为了进一步优化患者的影像学选择，采用 RAPID CTP 软件以标准化的方式识别缺血半暗带。虽然该研究计划招募 100 名 ICA 或 MCA 闭塞的患者，但在 35 名患者中即出现了显著的阳性结果，因此停止了试验。此外，24h 内 MRI 再灌注和 3 天 NIHSS 评分结果均压倒性地支持机械取栓，缺血区域使用 Solitaire 的再通为 100%（静脉溶栓为 37%）。此外，80% 的机械取栓术患者的 NIHSS 评分降低 ≥ 8 分，或评分为 0 或 1 分（同样采用溶栓治疗的患者为 36%）。90 天时的良好功能结局为 71%，相对于溶栓组的 40%。sICH 或死亡率无显著差异。本研究中平均

表 6-1 主要试验设计

	分组	样本含量	时间	中心	年龄（岁）	临床标准	血管闭塞	时间窗（发病到腹股沟穿刺剂）	CT 标准	高级成像标准
MR RESCUE	抢救性的机械取栓 vs. 标准治疗	118	2004—2011 年	22 个中心（北美）	18—85	NIHSS 6～29	CTA/MRA 显示 IVT 后持续闭塞（ICA、M_1 或 M_2）	< 8h	无	多模态 CT 评估缺血半暗带或仪 MRI 用于分层
IMS III	桥接治疗（各种各样的）vs. 静脉溶栓	656	2006 年 8 月—2012 年 4 月	58 个中心（美国、加拿大、澳大利亚、欧洲）	18—82	NIHSS ≥ 10 或 NIHSS 8～9 证实血管闭塞	随机分配时不需要	< 5h	无	ICA、M_1、BA 证实闭塞
SYNTHESIS	MT vs. 标准治疗	362 （181 vs. 181）	2008 年 2 月—2012 年 4 月	24 个中心（意大利）	18—80	排除 NIHSS > 25	随机分配时不需要	< 4.5h	无	无
THERAPY	桥接治疗（各种各样的）vs. 静脉溶栓	108 （55 vs. 53）	2012 年 3 月—2014 年 10 月	36 个中心（美国和德国）	18—85	NIHSS ≥ 8	I-ICA、M_1	适合 tPA（< 4.5h）	排除缺血性改变 > 1/3MCA	血栓长度≥ 8
MR CLEAN	机械取栓 vs. 标准治疗	500 （233 vs. 267）	2010 年 12 月—2014 年 5 月	16 个中心（荷兰）	≥ 18	NIHSS ≥ 2	I-ICA、M_1、M_2、A_1、A_2 颅外 ICA（酌情）	< 6h	无	无
ESCAPE	机械取栓 vs. 标准治疗	315 （165 vs. 150）	2013 年 2 月—2014 年 10 月	22 个中心（加拿大、美国、爱尔兰、韩国、英国）	≥ 18	NIHSS > 5	I-ICA、M_1、M_2、A_1 颅外 ICA（酌情）	< 12h	ASPECTS > 5	MCA 软脑膜侧支 CTA 充盈> 50% CTP = vlCBF/ CBVASPECTS > 5

（续　表）

	分　组	样本含量	时　间	中　心	年龄（岁）	临床标准	血管闭塞	时间窗（发病到腹股沟穿刺）	CT标准	高级成像标准
EXTEND IA	桥接治疗（Solitaire）vs. 静脉溶栓	75（35 vs.35）	2012年8月—2014年10月	10个中心（9个在澳大利亚，1个在新西兰）	≥18	无NIHSS界限	ICA、M_1或M_2，排除夹层	<6h	无	目标错配：错配>1.2；rCBF核心<70ml；6s Tmax半暗带>10ml
SWIFT PRIME	桥接治疗（Solitaire）vs. 静脉溶栓	196（98 vs. 98）	2012年12月—2014年11月	39个中心（美国和欧洲）	18—80	NIHSS 8~29	I-ICA、M_1，排除颅外ICA（包括夹层）	<6h	可逆小核心梗死（ASPECTS>5）	初始目标错配（核心<50 ml，10s Tmax病变<100 ml，缺血半暗带≥15 ml且错配≥1.8）
REVASCAT	机械取栓（Solitaire）vs. 标准治疗	206（103 vs.103）	2012年11月—2014年12月	4个中心（西班牙）	18—80	NIHSS>5	I-ICA、M_1	<8h	ASPECTS>6（DWI上>5）	tPA灌注30min后CTA/MRA上未实现再通。如果CTA/MRA做于发病后超过4.5消失，则行CBV ASPECTS、CTA-SI ASPECTS或DWI-MR ASPECTS
THRACE	桥接治疗 vs. 静脉溶栓	412（208 vs. 204）	2010年6月—2015年2月	26个中心［法国（其中mothership仅做模型）］	18—80	NIHSS 10~25	I-ICA、M_1、基底动脉上1/3、同侧E-ICA，排除狭窄/闭塞	<5h	无	无

穿刺的时间为 210min，血管再通率（86%）为历史最高。

SWIFT PRIME 在美国、加拿大和欧洲进行，将纳入范围限定为发病后 6h 内和 Solitaire 支架。该实验将 477 例颅内 ICA、M_1 节段或颈内动脉末端闭塞且 CTA 或 MRA 上无大面积的核心梗死区的患者随机分配到标准治疗组和 Solitaire 组，但在对 196 例患者进行疗效分析后实验中止。使用 mRS ≤ 2 和 90 天时致残率作为常规良好结局指标，血管内治疗的 NNT 为 2.6，60% 的患者实现了功能独立（标准治疗为 35%），死亡率和 sICH 率两组无差异。本研究发病到穿刺时间平均为 224min。神经介入专家发现该研究取得的功能独立率高于 MR CLEAN 试验，并强调工作流程的速度和效率。这些试验按功能独立率由低到高排序为 MR CLEAN，33%；ESCAPE，53%；SWIFT PRIME，60%；EXTEND IA，71%（表 6-2）。

三、变化与禁忌证的希望

在接下来的试验中，关于不符合 tPA 治疗标准的患者、梗死核心较大的患者和 CT 平扫（NECT）结果较差的患者等，都得到了令人鼓舞的数据。

随后完成的是在西班牙进行的名为 REVASCAT 的试验。该试验的研究对象为确诊为前循环近端闭塞的难治性或禁忌使用 IV-tPA 的脑卒中患者。患者根据 CT 平扫或弥散加权 MRI 进行 ASPECTS 评分，大面积核心梗死区的患者被排除在外。另一项仅使用 Solitaire 的试验在 206 例入组患者中因 mRS 定义的致残率显著降低而提前中止。mRS 评分改善 1 分的 OR 为 1.7（95% CI=1.05 ～ 2.8）。再次，90 天时机械取栓组的功能独立率（mRS ≤ 2）为 43.7%（单纯溶栓治疗为 28.2%）。结果有利于机械取栓术。在这里，防止功能依赖的 NNT 值为 6.5，sICH 和死亡率一

如既往的无显著差异。值得注意的是，与其他试验不同的是，该试验类似于 MR CLEAN，排除了对静注 tPA 的早期反应。按理说这更准确地反映了现实情况，也是该研究的可取之处。然而，这也意味着从入院到穿刺时间较长，血管再通率较低也就不足为奇了。此外，考虑到 ASPECTS 仅对患者选择进行指导，因此存在较大的核心梗死区，可以说是当前脑卒中干预治疗的另一个现实情况。

继 2015 年脑卒中干预的五大试验之后，THRACE 和 THERAPY 研究在次年给出了新的证据。在法国以外地区开展的 THRACE 试验，以类似于 MR CLEAN 和 ESCAPE 的方式比较了单用 IV tPA 与 IV tPA 结合机械取栓的疗效。可回收支架是首选器械，但也允许抽吸装置。纳入病例包括 CTA 或 MRA 证实的突发前循环大血管闭塞，但基底动脉闭塞的患者也被纳入（最终只有两名此类患者入组）。对于 THRACE，要求在发病 4h 内进行溶栓治疗，发病 5h 内进行机械取栓。与其他类似试验（peers）一样，在 ESCAPE（本身是计划外的）分析结束后进行了一项计划外的分析。在这里，208 名患者被随机分配到单独接受 tPA 组，而 204 名患者接受 tPA 结合机械取栓。90 天时到功能独立率（mRS ≤ 2）为 53%（OR=1.55，95%CI=1.05 ～ 2.30），而单独接受 tPA 的患者为 42%。

THRACE 的显著差异，包括 30% 的患者在 ASPECTS 上评分为 0 ～ 4 分，但在 90 天时仍有 30% 患者实现了功能独立。这是表明不应该放弃 CT 平扫上表现不佳的患者。同样，研究者不是等到 tPA 起效才启动机械取栓。直接后果是 30% 的机械取栓组患者转换进入到了对照组。这些因素有望在功能独立性上产生更为缓和的绝对差异。在不排除有大面积核心梗死区和评估静脉溶栓效果的条件下，机械取栓的疗效仍是毫无争议的（表 6-3）。

表6-2 主要试验基线特征

	年龄（中位）	男性（%）	NIHSS（中位）	血管闭塞	串联病变（颅外ICA闭塞）	ASPECTS（中位）	IVT（%）	可回收支架（%）
MR RESCUE	66	50	16	71% ICA 或 M_1	未报告	预测核心 36ml	47	0
IMS III	69	50	17	EVT 组 18% 无闭塞	未报告	未报道	100	4
SYNTHESIS	66	59	13	2% 无闭塞	未报告	未报道	0	41
THERAPY	67	62	17	89% I-ICA 或 M_1	排除	7.5	100	13（主要采取抽吸取栓）
MR CLEAN	66	58	17	92% I-ICA，颈内动脉 T 段或 M_1	32%	9	87（44% 治疗 - 转运）	82
ESCAPE	71	48（87% 白种人）	16	96% 颈内动脉 T/L 段或 M_1	13%	9	73	73
EXTEND_IA	69	49	17	88% I-ICA 或 M_1	n/r	n/r（核心梗死区 12ml）	100	100
SWIFT PRIME	65	55（89% 白种人）	17	86% 颈内动脉 T/L 段或 M_1	排除	9	100（44% 治疗 - 转运）	100
REVASAT	65	55	17	90% 颈内动脉 T/L 段或 M_1	排除	7	70	70
THRACE	66	57	18	98% ICA 或 M_1	排除	未报道	100（100% mothership）	77

表 6-3　主要时间节点

	发病到 IVT（中位，min）	发病到随机分配（中位，min）	发病到腹股沟穿刺（中位，min）	发病到首次血管再通（中位，min）	腹股沟穿刺到再通（中位，min）	IVT 到腹股沟穿刺（中位，min）	CT 到腹股沟穿刺（中位，min）	CT 到再通（中位，min）
MR RESCUE	未报道	未报道	381	未报道	未报道	未报道	124	未报道
IMS Ⅲ	122	未报道	208	未报道	未报道	未报道	未报道	未报道
SYNTHESIS	165	148	225	未报道	未报道	未报道	未报道	未报道
THERAPY	108	181	227	未报道	未报道	未报道	123	未报道
MR CLEAN	85	204	260	332	未报道	未报道	未报道	未报道
ESCAPE	110	169	208	241	30	51	51	84
EXTEEND_IA	127	256	210	248	43	74	93	未报道
SWIFT PRIME	111	191	244	252	未报道	未报道	58	87
REVASCAT	118	223	269	355	59	未报道	67	未报道
THRACE	150	168	250	未报道	未报道	未报道	未报道	未报道

四、抽吸治疗的新尝试

同时，德国 - 美国的 THERAPY 研究被迫中止。原因是原计划 692 名患者中的 109 名产生均势问题。利用与他们前辈们基本相同的范式，该试验的不同之处在于，血管内治疗方式完全就是使用了 Penumbra 抽吸系统。另一个独特的标准是允许血栓长度 ≥ 8mm。研究结果更倾向于抽吸干预组（OR=1.76，95% CI =0.86 ~ 3.59）。然而该研究结论证据不足支持，因为无法充分评估功能独立性。THERAPY 是第一个单独研究抽吸装置治疗效果的研究，但其本身并不能够比较支架取栓或抽吸技术之间的差异。

抽吸式机械取栓术的最新进展之一是直接抽吸一次性通过术（a direct aspiration first pass technique, ADAPT），将大口径导管与可回收支架结合在一起。首先将大口径导管一次性通过以抽取血栓。虽然必要时可插入可回收支架进行第二次尝试，该技术价格低廉，且已被证明不会显著增加手术时间。虽然还没有随机试验涉及这一主题，但澳大利亚的一项系统性回顾分析 17 项 ADAPT 技术研究和 6 项可回收支架的随机对照研究（IMS Ⅲ、ESCAPE、EXTEND、MR CLEAN、REVASCAT 和 SWIFT PRIME）的结果得出了该结论。相对于支架取栓，该 Meta 分析结果更倾向于 ADAPT 技术（89.6% vs. 67.2%，$P < 0.001$），但功能结局（90 天时 mRS ≤ 2）在两组之间无统计学差异。90 天时良好功能结局的次要结局（mRS ≤ 1）倾向于 ADAPT，但仅有显著性差异。两组的 sICH 和死亡率无显著差异。ADAPT 组从发病到腹股沟穿刺的时间较短，但也不具显著性。这一点后来被一些回顾性研究证实。虽能观察到较高的再通率，但在功能结局方面没有显著差异。但目前通常认为应首先尝试抽吸术（表 6-4）。

五、出院后观察

在这些具有里程碑意义的试验发表后，很明显，由于工作流程效率更高减少了从入院到治疗的时间，并采用创新的影像学技术来选择最适合的患者，这些新的试验在功能结局、神经功能改善、再灌注率甚至死亡率方面都有显著收益。预防功能障碍的 NNT 值低至惊人的 4 ~ 6.5。为了实现从显著性到不可逾越性的转变，2015 年和 2016 年发表了 4 项 Meta 分析。

其中第一篇来自于多伦多，发表于《美国医学会杂志》，包括 8 项 RCT 研究（IMS Ⅲ、SYNTHESIS、MR RESCUE、MR CLEAN、ESCAPE、EXTEND-IA、SWIFT-PRIME 和 REVASCAT）和总共 2423 名患者（1313 名血管内治疗和 1110 名标准治疗组），结果显示 mRS 改善的 OR 值为 1.56（95% CI=1.14 ~ 2.13）。90 天时功能独立（mRS ≤ 2）的 OR 值为 1.71（95% CI=1.18 ~ 2.49），比标准治疗组提高 12%。90 天时血管再通的 OR 为 6.49（95% CI=4.79 ~ 8.79），其中血管内治疗患者为 75.8%，溶栓患者为 34.1%，sICH 和全因死亡率无显著差异。亚组和敏感性分析，特别是考虑到 mRS 异质性，显示功能结局显著改善。

接下来的 Meta 分析发表在 2016 年 3 月的《Stroke》杂志上，包括来自 ESCAPE、SWIFT PRIME、EXTEND-IA 和 REVASCAT 的患者数据，分析以 Solitaire 为主要研究对象的临床试验中的 787 例患者（401 例血管内治疗组和 386 例标准治疗组）。如前所述，主要结局是 90 天功能评分（按 mRS），次要结局是功能独立（mRS ≤ 2）、死亡率和 sICH 率。分析显示 mRS 改善的一般优势比（cOR）为 2.7（95% CI=2.0 ~ 3.5），降低致残率的 NNT 为 2.5，更好功能结局的 NNT 为 4.25。死亡率和 sICH 率无显著差异。此外还有两项敏

表 6-4　当时主要试验结果

	再通 (%, EVT vs. 对照组)	再通情况 TICI 2b/3, %)	主要结果	第90天 mRS	第90天 mRS 0~2	最终梗死体积 (ml)	sICH (PH-2, %)	第90天死亡率 (%)	不同区域新发 AIS(%)	SAE (%)
MR RESCUE	69	27	mRS 3.8 vs. 3.4	3.8 vs. 3.4	21 vs. 26	32 vs. 32	9 vs. 6	18 vs. 21	1.4	62
IMS Ⅲ	81 ICA, 86 M₁, 88 M₂	38 ICA; 44 M₁; 44 M₂	mRS 0~2 41% vs. 39%	nr	41 vs. 39	nr	6 vs. 6	19 vs. 21	nr	nr
SYNTHESIS	nr	nr	mRS 0~1 30% vs. 35%	nr	42 vs. 46	nr	6 vs. 6	8 vs. 6	nr	nr
PISTE	69	87	OR =2.12 mRS 0~2 P=0.2	nr	51 vs 40 vs NNT=9	nr	0 vs. 0	7 vs. 4	nr	45 vs. 34
THERAPY	nr	70	mRS 0~2 38% vs. 30% P=0.44	nr	38 vs. 30 ns	nr	9.3 vs. 9.7	12 vs. 24	nr	42 vs. 48
MR CLEAN	75 vs. 33	59	第90天 mRS 3 vs. 4	3 vs. 4	33 vs. 19 NNT=7	49 vs. 79	6 vs. 5	21 vs. 22	5.6	47 vs. 42
ESCAPE	nr vs. 31 (mAOL 2~3)	72	cOR 2.6	2 vs. 4	53 vs. 29 NNT=4	nr	4 vs. 3	10 vs. 19 (显著)	nr	21 vs. 18
EXTEND_IA	94 vs. 43 (TIMI 2~3)	86	24h 再灌注 100% vs. 3% 早期神经功能恢复 82% vs.37%	1 vs. 3	71 vs. 40 NNT=3	23 vs. 53	0 vs. 6	9 vs. 20 (P=0.18)	5.7	nr
SWIFT PRIME	nr	88	位移分析 P= 0.0002	2 vs. 3	60 vs. 36 NNT=4	nr	1 vs. 3	9 vs. 12 (P=0.5)	nr	36 vs. 31
REVASCAT	nr	66	cOR 1.7	nr	44 vs. 28 NNT=6	16 vs. 39	5 vs. 2	18 vs. 16	5	30 vs. 25
THRACE	78	69	第90天 mRS 0~2 53% vs. 42%	nr	53 vs. 42 NNT=9	nr	2 vs. 2	12 vs. 13	6	8 vs. 7

nr: 无数据

感性分析排除了 ESCAPE。还有一项对任何其他非使用 Solitaire 的情况进行了单独分析，结果与主要分析相似。在包括年龄、性别、NIHSS 评分、病变部位、有无串联闭塞和 ASPECTS 的所有亚组中，均观察到机械取栓术的显著收益。重要的是，Meta 分析显示没有证据表明老年人（≥ 80 岁）的获益减少。事实上，临床上观察到的绝对死亡率降低了 20%。这对这一人群来说非常有意义，因为这一人群溶栓治疗通常是禁忌的。另一个亚组是 NIHSS，因为 IMS Ⅲ 和 MR CLEAN 都是在此基础上选择部分患者。然而，NIHSS ≤ 15 和 NIHSS > 20 的患者获益无显著差异。Meta 分析数据证实从发病到干预时间越短功能结局越好。

包括 IMS Ⅲ、SYNTHESIS、MR RESCUE、MR CLEAN、ESCAPE、EXTEND-IA、SWIFT-PRIME、REVASCAT、THERAPY 和 THRACE 试验的所有 2925 例患者。这些数据显示，良好功能结局（mRS ≤ 2）的风险比为 1.37（95% CI=1.14 ～ 1.64），死亡率或 sICH 无显著差异。作者们承认研究的异质性很高。他们通过排除 MR RESCUE、SYNTHESIS 和 IMS Ⅲ（即 2013 年的试验）予以改善，使风险比提高到 1.56（95% CI=1.38 ～ 1.75）。这被认为更忠实地反映了当前的实践结果。

最后，发表于《柳叶刀》上的《多项血管内治疗脑卒中试验高效再灌注评价》（highly effective reperfusion evaluated in multiple endovascular stroke trials，HERMES）一文中，对 2015 年的进行的五项突破性试验，即 MR CLEAN、ESCAPE、EXTEND-IA、SWIFTPRIME 和 REVASCAT 进行了 Meta 分析。共纳入 1287 名患者（634 名血管内治疗组和 653 名标准治疗组）。结果得出调整后的 cOR 为 2.49（95% CI=1.76 ～ 3.53），倾向于机械取栓术。因为机械取栓术显著降低致残率（90 天时的 mRS），使 mRS 降低一点或更大的 NNT 为 2.6。再次，在亚组方面，年龄 > 80 岁的患者 cOR 为 3.68（95% CI =1.95 ～ 6.92），而发病

300min 后才随机化的患者 cOR 为 1.79（95% CI 1.05 ～ 2.97）。此外，不适合溶栓治疗的患者的 cOR 为 2.43（95% CI= 1.30 ～ 4.55）。关于预后不良人群令人振奋的 3 大数据就此完成。

这些 Meta 分析在归纳了新时代试验结果而令人信服的同时，发现纳入 3 项阴性试验，总体功能结局反而更好。除此之外，还得出一个毋庸置疑的结论：无论患者年龄、NIHSS 评分、ASPECTS 评分、病变部位、是否存在颈动脉串联病变、随机化延迟、是否使用 tPA，溶栓治疗都是有效的。有了这些分析，神经介入社区就有了一个令人信服的论据来强调建立能够增加综合脑卒中中心存在感并提高其访问量的医疗体系。

六、溶栓、串联病变和治疗性镇静

一个备受争议的领域是，在考虑进行机械取栓的患者进行溶栓治疗的优势或不足。通常描述的溶栓治疗的好处包括早期再通的可能、介入治疗前先使血栓软化以及可作为机械取栓失败时的紧急措施。重要的是，既然治疗方案已定，将溶栓作为一项治疗措施为时尚早。相反，tPA 是一种强效药物，具有一定的不良反应，包括理论上增加 sICH 风险、血凝块碎裂和远端栓塞，以及潜在的机械取栓术延迟。在一项针对来自 Solitaire 取栓对早期血管再通研究（solitaire flow restoration thrombectomy for acute revascularization，STAR）和 SWIFT 试验的数据进行的事后分析中，将 MT 与静脉注射 tPA 与单用 MT 进行了比较。在可供分析的 291 名患者中，131 名患者仅接受 MT，160 名患者同时接受静脉注射 tPA 和 MT。任何结果中都没有统计学意义上的显著差异，包括从发病到腹股沟穿刺时间、所需的取栓次数、再通成功率、90 天时的功能独立（mRS ≤ 2）、90 天时的死亡率、新区域栓塞风险、sICH 率和血管痉挛等。

一项来自澳大利亚和美国的 Meta 分析考察了 12 项比较研究，包括 1275 例单纯血管内治疗和 1340 例血管内治疗加 tPA 患者。在单纯血管内治疗组中，发现更高比例的冠状动脉疾病（coronary artery disease，CAD）、短暂性缺血性发作（transient ischemic attack，TIA）和心房颤动（atrial fibrillation，aFib）。然而，在手术时间、脑卒中分级或 sICH 方面没有差异。此外，90 天时的良好功能结局（mRS ≤ 2）也无显著差异。死亡率和功能结局相似。

该小组随后与加拿大和英国合作进行了贝叶斯网络 Meta 分析，不仅将 MT 前接受过溶栓治疗的患者和未接受溶栓治疗的患者作为不同的组别进行比较，还将那些接受过 MT 治疗但禁忌 tPA 的患者分离出来。该研究比较了 3161 例患者（5 项 RCT 和 7 项前瞻性队列研究），除了确立了各治疗组间预后无显著差异的结果外，还明确了各治疗组间的死亡率无差异，并进一步揭示了不应用 tPA 的再通率也较高。在一项关于该主题的 RCT 试验之前，作者们以挑衅性的说法得出结论：溶栓治疗可能与改善结局无关。

其次，串联闭塞报道的发生率在 20% 左右（ESCAPE 中为 17%，MR CLEAN 中为 32.3%，REVASCAT 中为 18.6%）。ICA 和 MCA 串联病变溶栓治疗的再通率在 9% 范围之内。此外，在串联闭塞的情况下，是仅采用机械取栓的保守治疗，还是行同期血管成形术（带或不带支架）的治疗，目前尚无共识。然而在两项允许其用于治疗的主要试验中都发现其治疗方法是安全的，这一点非常重要。此外，手术时间与没有进行颅外血管介入治疗的患者相当。最近在意大利进行的一项 Meta 分析也证实了这一点，但同期支架治疗除外。

串联病变手术的顺序也有争议。当颅外闭塞导管无法通过时，两难的问题就迎刃而解了。当影响通路问题时，赞成者认为首先处理颅外病变能够改善侧支血流代偿和增加支架到位和取栓的概率。反方支持者则信奉"时间就是大脑"，认为首先处理颅外病变理论上增加并发症发生率和远端栓塞的风险。与此相关的是，关于何时应放置支架以与是否性血管成形术也存在相当大争议。目前，这是一个酌情处理的问题，通常取决于残余狭窄程度。最值得关注的是，在全身性溶栓治疗的同时叠加抗血小板药物以防止支架内血栓形成，一项小型研究显示 sICH 增加。这种情况可能为放弃溶栓治疗提供了理由。因为扫描窗往往超过缓慢速流动的造影剂，CTA 容易漏诊动脉夹层，这使情况更加复杂。

现阶段的另一个争议是在插管全身麻醉和局部麻醉（清醒镇静）之间的选择。全身麻醉的优点包括减轻疼痛、焦虑、患者活动和同时误吸风险较小。局部麻醉耗时较少，理论上可以使血流动力学更稳定，避免了插管和诱导相关的风险，并允许实时进行神经状态评估。其中最主要的关注点是诱导阶段。在诱导阶段，短暂性的低血压恐怕会加重脑组织低灌注。

第一个大规模证据来自于一项 Meta 分析，该分析显示，接受全身麻醉的患者死亡率 OR 为 2.59（CI=1.87 ～ 3.58），呼吸系统并发症 OR 为 2.09（CI=1.36 ～ 3.23），排除再通率较差之外的 OR 为 0.43（CI=0.35 ～ 0.53）。然而，关注 2015 年 5 项重要 RCTs 数据的另一项 Meta 分析显示，清醒镇静组患者的功能结局更好（OR，2.08，95% CI=1.47 ～ 2.96）。

最后一项 2016 年在德国开展的单中心 RCT 试验"脑卒中血管内治疗清醒镇静与插管全身麻醉对比研究"（sedation vs. intubation for endovascular stroke treatment，SIESTA）随机选取了 150 名 MT 患者（73 名全身麻醉，77 名清醒镇静）。这个结果让当时的大多数神经介入专家大吃一惊。首先，24h 后神经系统改善的主要结果（基于 NIHSS）显示无明显差异。而全身麻醉与更好的功能结局相关（37.0% vs. 18.2%，$P = 0.01$）。尽管存在与插管相关的并发症如体温过低、延迟拔管和肺炎等，但在死亡率方面未见差异。尽管功能独立达到了倾向于全身麻醉的显著性，但次要结果均未达到显著性。反思这些结果，人们认为，在 RCT 之前，需要全身麻醉的患者通常有更严重的脑卒中，NIHSS 评分较高。然而，该领域仍然存在激烈争议，HERMES 合作者很快就会带来一项新 Meta 分析。事实上，该分析强烈支持行局部麻醉。

七、扩展时间窗口和工具

尽管在 2015—2017 年短短的两年时间里，ELVO 救治工作发生了翻天覆地的变化，但神经血管学界并没有因此而安于现状。当 2018 年第 1 周 DAWN 试验结果公布时，HERMES 的这一页才勉强翻开。这一突破性的工作表明，当 ELVO 患者在最后一次发现正常 6 ～ 24h 之间，并且也存在临床症状和梗死体积不匹配时，90 天时的残疾结局倾向于行机械取栓，调整后的差异为 2.0 分（95% CI=1.1 ～ 3.0，后置概率优于 0.999）。机械取栓组 90 天时功能独立率为 49%，对照组为 13%。即使在这一扩大的时间窗口下，两组死亡率和 sICH 发生率也没有明显差异。该研究还值得注意的是，所用的器械改为 Trevo 可回收支架。

1 个月后，北美地区的 DEFUSE-3 研究因平衡性而提前终止。结果显示，只要高危区域未发生梗死，患者在最后一次发现正常 6 ～ 16h 前 MT 治疗可改善预后。如果在 RAPID CTP 上测量到的初始梗死体积＜ 70ml，患者就符合条件。这里，90 天时由 mRS 确定的残疾评分的 OR 为 2.77（95% CI=1.63 ～ 4.70，$P <$ 0.001），功能独立的风险比为 2.67（95% CI=1.60 ～ 4.48，$P <$ 0.001）。RAPID 软件的统一使用是本试验的标志之一，而 DAWN 则利用了弥散加权成像或 CTA/CTP 的任何形式。关于 MRI 用于患者筛选的争论还在继续，因为虽然它很敏感，但迄今为止的 DWI-ASPECTS 和 DWI- 液体减弱反转恢复研究都显示出了次优的评分间一致性。

八、展望

从 2013 年对脑卒中血管内治疗的 3 次打击中恢复后，随后 4 年见证了机械取栓的有效性和安全性，从强烈怀疑到无可争议，最后到远超预期的 6 ～ 8h 窗口期。5 大研究为 2016 年的随访打下了基础。在此基础上进行细微地调查和 Meta 分析。进入机械取栓的第二个时代，神经介入界目前关注的焦点是提高效率和优化工作流程，包括最佳的发病到穿刺时间、CTP 和容积技术的算法、抽吸取栓辅助技术，以及围术期的注意事项。未来的研究无疑将由神经放射学（脑卒中前、中、后）、多因素临床神经病学和血管内治疗技术的进步来推动。

推荐阅读

［1］Berkhemer OA, Fransen PSS, Beumer D, et al. MR CLEAN Investigators. A randomized trial of intraarterial treatment for acute ischemic stroke. N Engl J Med. 2015; 372(1):11–20

［2］Pierot L, Pereira VM, Cognard C, von Kummer R. Teaching Lessons by MR CLEAN. AJNR Am J Neuroradiol. 2015; 36(5): 819–821

［3］Goyal M, Demchuk AM, Menon BK, et al. ESCAPE Trial Investigators. Randomized assessment of rapid endovascular treatment of ischemic stroke. N Engl J Med. 2015; 372(11):1019– 1030

［4］Campbell BCV, Mitchell PJ, Kleinig TJ, et al. EXTEND-IA Investigators. Endovascular therapy for ischemic stroke with perfusion- imaging selection. N Engl J Med. 2015; 372(11):1009– 1018

［5］Saver JL, Goyal M, Bonafe A, et al. SWIFT PRIME Investigators. Stent-retriever thrombectomy after intravenous t-PA vs. t-PA alone in stroke. N Engl J Med. 2015; 372(24):2285–2295

［6］Jovin TG, Chamorro A, Cobo E, et al. REVASCAT Trial Investigators. Thrombectomy within 8 hours after symptom onset in ischemic stroke. N Engl J Med. 2015; 372(24):2296–2306

［7］Bracard S, Ducrocq X, Mas JL, et al. THRACE investigators. Mechanical thrombectomy after intravenous alteplase versus alteplase alone after stroke (THRACE): a randomised controlled trial. Lancet Neurol. 2016; 15(11):1138–1147

［8］Badhiwala JH, Nassiri F, Alhazzani W, et al. Endovascular Thrombectomy for Acute Ischemic Stroke: A Meta-analysis. JAMA. 2015; 314(17):1832–1843

［9］Campbell BCV, Hill MD, Rubiera M, et al. Safety and Efficacy of Solitaire Stent Thrombectomy: Individual Patient Data Meta-Analysis of Randomized Trials. Stroke. 2016; 47(3): 798–806

［10］Rodrigues FB, Neves JB, Caldeira D, Ferro JM, Ferreira JJ, Costa J. Endovascular treatment versus medical care alone for ischaemic stroke: systematic review and meta-analysis. BMJ. 2016; 353(January):i1754

［11］Goyal M, Menon BK, van Zwam WH, et al. HERMES collaborators. Endovascular thrombectomy after large-vessel ischaemic stroke: a meta-analysis of individual patient data from five randomised trials. Lancet. 2016; 387(10029):1723–1731

［12］Phan K, Dmytriw AA, Maingard J, et al. Endovascular thrombectomy alone versus combined with intravenous thrombolysis. World Neurosurg. 2017; 108:850–858.e2

［13］Phan K. A. A. Dmytriw I. Teng, J. Moore, C. Griessenauer, C, Ogilvy, A. Thomas. direct aspiration first pass technique (ADAPT) versus standard endovascular therapy for acute stroke: a systematic review and meta-analysis. Neurosurgery. 2017

［14］Schönenberger S, Möhlenbruch M, Pfaff J, et al. Sedation vs. Intubation for Endovascular Stroke TreAtment (SIESTA) - a randomized monocentric trial. Int J Stroke. 2015; 10(6):969–978

［15］Campbell BCV, van Zwan WH, Goyal M, et al. Effect of general anaesthesia on functional outcome in patients with anterior circulation ischaemic stroke undergoing endovascular thrombectomy versus standard care: a meta-analysis of individual patient data from seven randomised controlled trials. Lancet Neurol. 2018; 17:47–53

［16］Nogueira RG, Jadhav AP, Haussen DC, et al. DAWN Trial Investigators. Thrombectomy 6 to 24 hours after stroke with a mismatch between deficit and infarct. N Engl J Med. 2018; 378(1):11–21

［17］Albers GW, Marks MP, Kemp S, et al. DEFUSE 3 Investigators. Thrombectomy for stroke at 6 to 16 hours with selection by perfusion imaging. N Engl J Med. 2018; 378(8):708–718

［18］Fahed R, Lecler A, Sabben C, et al. DWI-ASPECTS (Diffusion- Weighted Imaging-Alberta Stroke Program Early Computed Tomography Scores) and DWI-FLAIR (Diffusion-Weighted Imaging-Fluid Attenuated Inversion Recovery) Mismatch in Thrombectomy Candidates: An Intrarater and Interrater Agreement Study. Stroke. 2017; 117:019508

第7章 可回收支架的机械取栓术
Mechanical Thrombectomy with Retrievable Stents

Carlos Castaño 著

| 摘要 | 本章我们对机械取栓术的发展历程做历史性叙述，并介绍利用可回收支架的机械取栓术。

关键词：缺血性脑卒中，机械取栓术，可回收支架，支架回收器，血管内再通，急性脑卒中大血管闭塞 |

一、背景与简史

在过去 21 年中，脑卒中静脉溶栓治疗（intravenous thrombolytic therapy，IVTT） 技术已经取得了很大的进步，使成千上万的患者受益[1]。"美国国家神经疾病和脑卒中研究所（national institute of neurological diseases and stroke，NINDS）Genentech 静脉内（intravenous，IV）tPA 脑卒中试验"确立了治疗时间窗的重要性，使美国食品药品管理局（FDA）于 1996 年规定静脉内（IV）tPA 治疗急性缺血性脑卒中（AIS）须在 3h 时间窗内[1]。但许多患者（35% ～ 90%）IVTT 不能实现动脉再通，尤其是颅内大血管闭塞病例。因此，有必要发展血管内治疗技术（ERP）作为静脉溶栓治疗的有效替代方案。

局部动脉内溶栓治疗始于 20 世纪 80 年代，通过微导管直接将纤维蛋白溶解药物注射到血栓中[1]。人们认为基底动脉闭塞的预后最差，这促使 Zeumer 等[2]人首次通过导管进行基底动脉溶栓治疗，并报告了根据历史对照组的报道了良好的疗效。

Del Zoppo、Furlan、Higashida 和 Pessin 设计了急性脑栓塞的 Prolyse 动脉溶栓试验（PROACT，Ⅰ 和 Ⅱ 版），以证明大脑中动脉闭塞患者发病 6h 内动脉注射（intraarterial，IA）r- 尿激酶原的安全性、再通疗效和临床获益[1-4]。

1998 年，PROACT 研究[3]描述了 r- 尿激酶原局部给药和通过微导管给药在脑动脉闭塞患者中的疗效，结果显示出较高的再通率和临床改善率。这项工作的结论是与安慰剂相比，动脉内局部输注 r- 尿激酶原对急性血栓性脑卒中有更好的再通率。

1999 年，PROACT Ⅱ 研究结果显示[4]：在主要分析中，40% 使用 r-proUK 的患者和 25% 的对照组患者的改良 Rankin 评分为 ≤ 2（P=0.4）。r-proUK 组病死率为 25%，对照组为 27%。r-proUK 组的再狭窄率为 66%，对照组为 18%（$P < 0.001$）。10% 的 r-proUK 组患者和 2% 的对照组患者在 24

小时内出现颅内出血并伴有神经功能恶化（$P=$ 0.06）。然而，由于 PROACT Ⅱ 的样本量较小及其临界意义（$P=0.043$），FDA 没有批准 r-proUK 用于 IA 脑卒中治疗[1]。

机械取栓术（mechanical thrombectomy，MT）也开始于 20 世纪 90 年代。加州大学洛杉矶分校的两位发明家 Y.P.Gobin 和 J.P.Wensel 参与设计了一种革命性的装置，被称为脑缺血机械性栓塞取栓装置（mechanical embolus removal in cerebral ischemia，MERCI）。MERCI 取栓的故事开始于 1995 年秋天。当时 Gobin 看到了一种设备需求，只需去除血栓，比溶栓剂更快，出血风险更小。1996 年，Gobin 和 Wensel 开始了体外研究，随后又开始了动物实验。2001 年 5 月，开始了临床安全性研究，并取得了成功。在加州大学洛杉矶分校使用 MERCI 取栓器治疗的首批患者中，有两名心肌梗死（thrombolysis in myocardial infarction，TIMI）评分 3 分的患者获得完全血栓清除[5]。MERCI 取栓装置于 2004 年获得 FDA 的上市前批准，是第一个用于 AIS 血栓清除的装置。

2005 年，首次 MERCI 试验结果发表[6]。在该试验中，46%（69/151）有治疗分析意向的患者获得了再通，48%（68/141）使用该设备的患者实现了再通。使用 18% 的历史对照组（$P=$ 0.0001），这一比率显著高于预期。141 例患者中，有 10 例（7.1%）发生了具有临床意义的手术操作并发症。141 例患者中，有 11 例（7.8%）出现了症状性颅内出血。与再通不成功的患者相比，再通成功患者获得 90 天时神经系统良好结果（改良 Rankin 评分 < 2）更为常见，[46% vs. 10%，相对风险（RR）4.4，95% CI=2.1 ～ 9.3，$P=0.0001$]，死亡率更低（32% vs. 54%，RR0.59，95% CI=0.39 ～ 0.89，$P=0.01$）。

2008 年，Multi MERCI 试验结果发表[7]。在该试验中，164 名患者接受了取栓术，131 名患者最初接受了 L5 取栓器治疗。平均年龄为 68±16 岁，美国国立卫生研究院脑卒中量表（NIHSS）评分的基线中位数（五分位数区间）为 19 分（15 ～ 23 分）。使用 L5 取栓器成功使 131 例患者中的 75 例（57.3%）实现再通，而 131 例综合治疗（IA tPA+ 机械取栓）患者中 91 例（69.5%）实现再通。总的来说，36% 的患者表现为良好的临床结局（改良 Rankin 量表 0 ～ 2），死亡率为 34%；这两种结局都与血管再通显著相关。16 例患者（9.8%）出现症状性脑内出血，其中 4 例（2.4%）为 2 型实质血肿。临床上有 9 例（5.5%）患者发生了明显的手术并发症。

2008 年出现了 Penumbra 抽吸系统（Penumbra 公司）。该系统是通过抽吸方式对机械取栓概念的一种改进[8]。最初，该技术包括应用连续抽吸泵同时操作血栓。这是通过一个锥形器械，在血栓内外来回移动（penumbra 3D 分离器），将血栓打碎。持续抽吸收集这些碎片从而防止导管堵塞。该系统于 2008 年被 FDA 批准，并在首次研究中进行了评估。该试验纳入发病 8h 内 125 名患者，其中 81.6% 的患者获得再通，11.2% 的患者出现了症状性脑内出血（symptomatic intracerebral hemorrhage，SICH），但只有 25% 的患者预后良好[9]。这引发了对 MT 以及血管再通和预后之间差异的质疑。然而，随后对 157 例患者进行的研究显示，再狭窄率为 87%，mRS ≤ 2 的患者占 41%[10]。技术的进一步发展见证了新导管如 5MAX、5MAX-ACE、ACE64 和 ACE68 等的发展，penumbra 三维分离器不再使用。因此，这项技术有了很大的发展，现在被称为直接抽吸一次通过技术（ADAPT）[11]（该技术将在另一章中介绍）。

由于在使用 MERCI 取栓器治疗的血管中，只有不到 60% 的可治疗血管成功实现再通（MERCI 试验）[7]，因此需要一种更有效的新设备。在 MERCI 取栓器之后，可回收支架的时代到来了。可回收支架 2008 年首次被用于机械取栓。那时候，C.Castaño 使用了 Solitaire AB 支架（美敦力）。该支架为颅内动脉瘤设计[12]，连接到导丝上并可通过电解离的特殊性。Castaño 没有将支架解脱，而是用它来抓住血栓，并利用引导丝将支架与血栓一起取出。2008 年 6 月，Castaño 开始进行动物实验。同年 11 月，Castaño 用 Solitaire AB 支架取出了 MERCI 装置无法取出的血栓，完成了他的第一位达到 TICI 3 级血流的治疗。2009 年，他在第一篇阐述技术的论文中公布了该患者[13]。2010 年 8 月，他发表了一项包含首批 20 例患者的初步研究[14]。在这项研究中，按 TICI 2b 级或 3 级的定义，20 例经治血管中有 18 例（90%）成功再通，16 例患者在支架放置后立即恢复了血流。实现血管再通的平均通过次数为 1.4 次，从腹股沟穿刺到再通的中位（四分位）时间为 50min（范围为 38 ~ 71min）。没有病例在栓塞装置放置后再需要辅助治疗，也没有发生重大的手术操作并发症。2 例（10%）患者出现症状性颅内出血，4 例（20%）患者在 90 天的随访期内死亡，45% 的患者在 3 个月时显示出良好的功能结局（改良 Rankin 量表评分≤ 2 分）。

这项研究标志着缺血性脑卒中血管内治疗的一个转折点。随后的研究证实了 Solitaire 支架在恢复血管通畅性方面的疗效明显高于上一代器械[15-16]。

2012 年，发表了一项比较 MERCI 取栓器和 Solitaire 支架的随机对照研究（SWIFT 试验）[15]；在这项随机、平行组、非劣效性试验中，有来自 18 个医疗机构（17 个在美国，1 个在法国）的患者入组。2010 年 2 月至 2011 年 2 月，他们将 58 名患者随机分配到 Solitaire 组，55 名患者分配到 MERCI 组。Solitaire 组比 MERCI 组更多地达到主要疗效结果 [61% vs. 24%，差异 37%（95% CI =19% ~ 53%），优势比（OR）4.87（95% CI= 2.14 ~ 11.10），P（非劣效性）< 0.001，P（优越性）< 0.001]。与 MERCI 相比，Solitaire 组的 3 个月神经功能结局良好患者更多 [58% vs. 33%，差异 25%（6% ~ 43%），OR 2.78（1.25 ~ 6.22），P（非劣效性）< 0.001，P（优越性）=0.02]。Solitaire 组的 90 天死亡率低于 MERCI 组[17 vs. 38，差异 −21%（−

39% ~ −3%），OR 0.34（0.14 ~ 0.81），P（非劣效性）< 0.001，P（优越性）=0.02]。

2013 年 10 月，发表了一项使用 Solitaire 支架治疗 AIS 的前瞻性、多中心临床研究（STAR 试验）[16]。欧洲、加拿大和澳大利亚的 14 个综合脑卒中中心共招募了 202 名患者。中位年龄为 72 岁，60% 为女性患者。美国国立卫生研究院脑卒中量表（NIHSS）评分中位数为 17。常见前循环闭塞血管的是颈内动脉，占 18%，大脑中动脉占 82%。79.2% 的患者血管成功再通。7.4% 的患者出现了设备和手术相关的严重不良事件。达到良好神经功能结局（mRS ≤ 2）为 57.9%。死亡率为 6.9%。18.8% 的患者出现颅内出血转化，1.5% 的患者有症状。

最近 MR CLEAN[17]、EXTEND IA[18]、ESCAPE[19]、SWIFT PRIME[20]、REVASCAT[21] 的几项临床试验表明，大动脉闭塞的 AIS 患者采用可回收支架取栓可安全地提高功能独立性，科学证据为 1，A 级。

在这 5 项大样本的随机研究（在本书其他章节中讨论）发表后，几乎同时出现了大量相关的荟萃分析研究，均证明 MT 治疗前循环大血管闭塞所致 AIS 的有效性。

由于前循环大血管闭塞易发（占 AIS 入院人数的 17% ~ 42%），科学家们致力于证明这些技术可以在既定的时间限制之外使用。这样一来，从这种毁灭性疾病中获救的潜在患者的范围就会大大增多。

最近的两项试验，即期待已久的"应用 Trevo 装置血管内治疗经弥散加权成像（DWI）或计算机断层扫描灌注成像（CTP）和临床不匹配筛选的醒后脑卒中和晚就诊脑卒中患者试验"（DAWN）[1] 及"血管内治疗经影像筛选的急性缺血性脑卒中研究 3"（DEFUSE 3）[2]，扩展了选定病例 AIS 血管内治疗时限，从 6h 增加到 24h。两项试验均因治疗患者获益明显而提前终止。

DEFUSE 3 研究是一项多中心、随机、开放标签试验。该试验纳入了近端 MCA 或颈内动脉（ICA）闭塞、初始梗死体积小于 70ml、灌注成像上缺血组织体积与梗死体积之比为 1.8 或以上的患者。182 名患者随机接受内科治疗加血管内治疗，或单独接受内科治疗。血管内治疗组在 90d 时的功能评分更好（OR 2.77；$P < 0.001$），功能独立性也高得多（45% vs. 17%，$P < 0.001$）。不良反应未见差异[2]。

DAWN 试验则纳入了闭塞部位相同，但距离最后被看见状态良好 6～24 小时时的患者。而且这些患者的临床症状严重程度与梗死体积不匹配。有 206 名患者入组，并随机接受血管内治疗加标准治疗组或单独标准治疗组。3 个月时实用改良 Rankin 量表的指定终点在血管内治疗组高出 2%（95% CI=1.1～3.0，$P \geq 0.999$），3 个月或 90 天时机械取栓组的功能独立性为 49%，而对照组为 13%（$P \geq 0.999$）。并发症发生率无差异[1]。

两项试验的综合结果构成了非常有力的证据，支持治疗时间超过 6h 的限制，达到 24h。还需要进一步证据以确定影像学错配证据是否是必要的，或者是否可以改善患者的选筛选原则以获得最大的益处。我们也相信，将 CTP 作为评估 AIS 患者的标准纳入大多数中心的方案，不会增加明显的延误，并有助于决策。这对于那些距离上次看到处于良好状态后已过了较长时间的病例尤为重要。

二、机械取栓技术

AIS 的任何治疗方式的目标都是恢复缺血组织的灌注，以改善患者的功能预后。闭塞的再通与预后的改善有关。然而，仅再通是不够的，需要对脑实质进行再灌注才能达到良好的预后[22]。

过去很多技术都被用来尝试实现脑再灌注、清除血栓、打通动脉，但都不能证明其有效性。目前基本上有 3 种 MT 技术在使用，并显示其有效性。

● 近端：作用于血栓的近端部分。本组包括抽吸系统或 ADAPT，将在另一章讨论。

● 远端：一旦跨越闭塞，力就会被部署并作用于血栓的远端部分，根据装置的长度，这个力也会作用于血栓的内侧和近端部分。本组装置包括支架、刷、篮、相互连接的笼等，基于最初的可回收支架（Solitaire）。在本章中，我们将详细阐述这一技术。

● 这两者的结合，技术性的称为 Solumbra 技术。

三、新器械

最近几年开发出了多种和 Solitaire 相似的器械，能够完成脑动脉的再通。

目前，市场可见以下器械。

1. Solitaire AB, Solitaire FR, Solitaire 2（美敦力公司）（图 7-1）。

2. Trevo 可回收支架（Trevo ProVue 可回收支架和 Trevo XP ProVue 可回收支架）（史赛克公司）（图 7-2）。

3. Catch+ 机械式血栓回收器（Balt Extrusion）（图 7-3）。

4. Revive SE 血栓切除装置（DePuySynthes）（图 7-4）。

5. APERIO 血栓切除装置（Acandis）（图 7-5）。

6. Eric 回收装置（Microvention）（图 7-6）。

7. pREset 血栓切除装置（Phenox）（图 7-7）。

8. Phenox CRC 机械取栓装置（Phenox）（图 7-8）。

9. EmboTrap 血管再通装置（Neuravi）（图 7-9）。

10. MindFrame 捕获器（Medtronic）（图 7-10）。

11. Golden Retriever 神经血栓切除装置（Amnis Therapeutics）（图 7-11）。

12. ReStore 血栓切除装置（Medtronic）（图 7-12）。

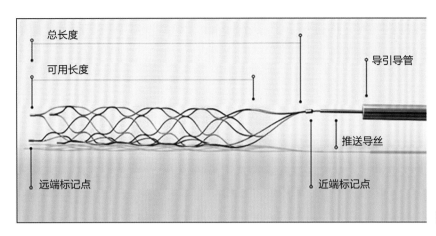

图 7-1　Solitaire 可回收支架

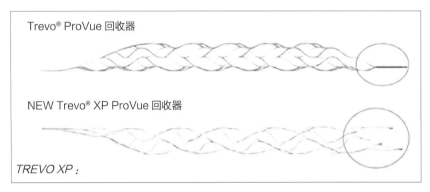

图 7-2　Trevo 回收器

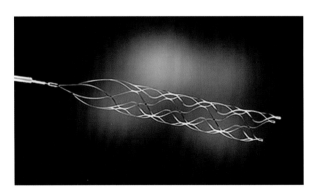

图 7-3　Catch+ 机械式血栓回收器

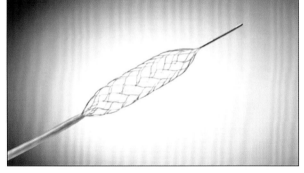

图 7-4　Revive SE 血栓切除装置

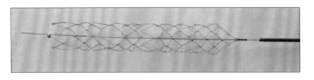

图 7-5　APERIO 血栓切除装置

四、可回收支架机械取栓技术

标准与适应证

主要或抢救性血管内治疗标准是预先确定的，并经当地伦理委员会批准[23]。简而言之，所有在前 4.5h 内到达的无静脉溶栓禁忌证的 AIS 患者均接受标准剂量的重组组织型纤溶酶原激活药（0.9mg/kg）。对静脉溶栓难以治愈或不符合条件的患者（包括脑卒中发病超过 4.5h、发病时间不明或觉醒型脑卒中），在当地中心根据临床标准（NIHSS 评分≥ 6 分或怀疑大血管闭塞）的患者进行血管内介入治疗。

随后，在我们综合脑卒中中心，血管内脑卒中治疗的适应证基于无创血管成像显示大血管闭塞，并且在将患者转移到血管病房前存在有限早

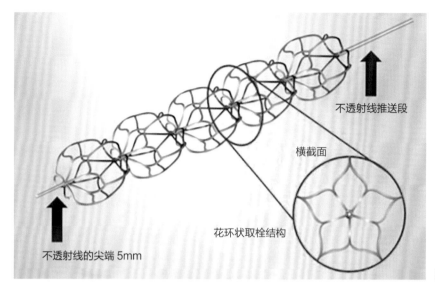

不透射线推送段

横截面

花环状取栓结构

不透射线的尖端 5mm

图 7-6　Eric 回收装置

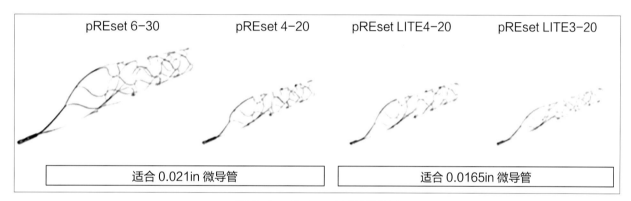

pREset 6-30　　　　pREset 4-20　　　　pREset LITE4-20　　　　pREset LITE3-20

适合 0.021in 微导管　　　　　　适合 0.0165in 微导管

图 7-7　pREset 血栓切除装置

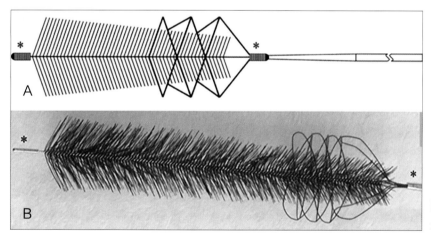

A

B

图 7-8　Phenox CRC 机械取栓装置

期梗死迹象。对于脑卒中发病超过 4.5h 的患者，建议进行多模态成像（MRI 或 CT 灌注）。

血管内手术前要征得患者或其亲属的知情同意。

手术后，患者入住急性脑卒中病房，按照欧洲脑卒中组织指南[24]进行管理。治疗后 24 ～ 36h 常规进行 CT 扫描，如果出现 NIHSS 评分超过 4 分的神经系统恶化，则应提早进行。

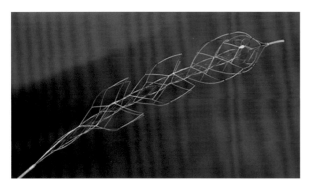

图 7-9　EmboTrap 装置

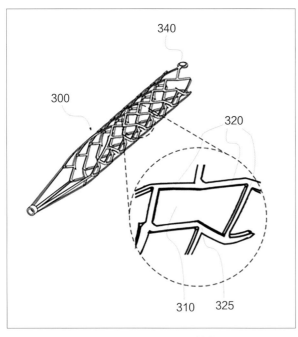

图 7-10　MindFrame 捕获器

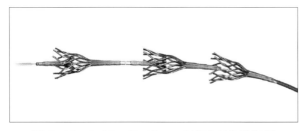

图 7-11　Golden Retriever 神经血栓切除装置

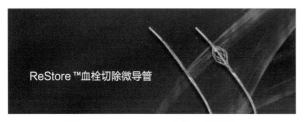

图 7-12　ReStore 血栓切除装置

五、血运重建手术

根据患者情况，手术在镇静或全身麻醉下进行。

我们之前已经介绍了手术的技术细节[14,25]。

（一）经股动脉路

急性脑卒中介入的标准血管内治疗方法是股总动脉方法。选择这种方法与下列因素有关，如右股总动脉的可压迫性、与颈动脉损伤相比，股动脉损伤可能造成的严重后果较少、通过这种方法导管可以到达所有头臂血管，因此可以进入多个潜在的闭塞部位（如前循环与后循环）。

1. 手术技术

经股动脉，采用 Seldinger 技术穿刺股动脉，在放置导管套之前，我们放置一个经皮 Perclose ProGlide 血管缝合器（SMC）系统（雅培血管）。该系统在手术结束时去除导管套后解开并打结。

将 8 Fr 球囊导尿管放置在 ICA 的近端用于颈动脉系统，放置在锁骨下动脉用于椎基底动脉系统。我们认为这项技术的一个基本部分是球囊导引导管的使用，因为它可以通过阻断前向血流来使动脉闭塞来，也可以通过抽吸来实现逆向流动，提高血栓的提取效率，并防止血栓碎片迁移到远端血管。

在手术过程中，不使用肝素，也不通过导管持续灌注肝素化生理盐水溶液。

引导导管的球囊放气后，0.014in 的导丝通过颅内血管闭塞段内的血栓（尖端弯曲）向前推进。然后，18 号微导管通过此导丝穿过血栓，并将导丝换成栓塞切除装置（可回收支架）。然后，将可回收支架推进并部署在血块上。支架远端部分放置在距离血块数毫米的位置。打开血管，（如果血块长度短于支架）让血液流经豆纹动脉和远端分支（几乎在所有情况下，我们都使用 4mm×20mm 的可回收支架，但随着更长的可回收支架的出现，我们已经开始使用 4mm×40mm

的支架）。为了防止动脉破裂，装置的远端部分部署在动脉的相对平直的部分。

可回收支架在回收前保持部署 1 ～ 3min，以便更好地吸附血栓（然而，一些公司不建议等待，因为随着可回收支架通过压缩血栓对血管壁施加的压力，支架会脱水并黏附在动脉壁上）。然后对导引管的球囊进行充气，并将微导管和栓塞装置轻轻地撤回到导引管内，同时用 60ml 注射器或抽吸泵，如 Penumbra 系统，进行抽吸。取出血块，然后对球囊进行放气。

然后进行血管造影对比，以确认是否实现血管再通和脑组织再灌注（图 7-13）。

如果不能实现动脉再通，则按照同样技术进行多次通过。通过次数的限制尚无述及。我们使用同一装置通常不超过 7 次，而是尝试其他技术或装置，以尽量使血管再通。

2. 串联闭塞

如果患者有串联闭塞，我们在做远端 MT 之前先做血管成形术（2mm×20mm 球囊），以便让球囊导引管通过。导管一经插入 ICA，则行 MT 与上述技术。颅内再通后，我们对 ICA 行血管成形术（5mm×20mm 球囊）。ICA 血管成形术前，我们用球囊导引管闭塞 CCA，在持续抽吸下进行 ICA 血管成形术（图 7-14）。

我们尽量避免放置支架，以避免早期抗血小板治疗和出血性转化（根据我们以前的研究）[26]。

如果有不稳定的斑块或狭窄的反流，则在取栓术后行 ICA 支架植入。我们从不在 MT 之前放置支架，因为可回收支架可能会与颈动脉支架纠缠在一起。这在以前曾有报道[27]。

（二）经颈动脉入路

年龄和传统脑血管病风险因素促进了股动脉、髂动脉、主动脉、头臂动脉和颈动脉的伸长和扭曲。导管到位的其他影响因素包括胸主动脉瘤和严重的胸主动脉粥样硬化。因此，一旦实现股动脉入路，在解剖学困难情况下，手术时间可

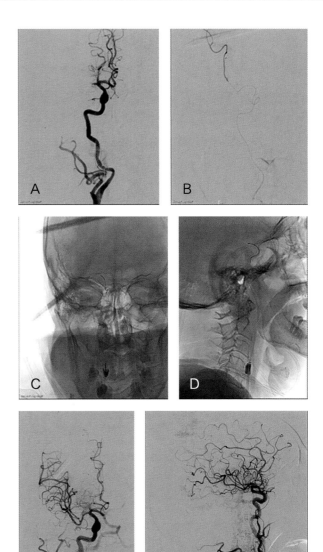

图 7-13 经股动脉入路 MCA 闭塞机械取栓术的照片序列

能会明显延长。有时目标血管经股动脉入路不能快速插入导管，需要经颈动脉入路替代。

手术技术

仰卧位时，颈部后伸。肩下放一卷床单以利定位。颈部用聚维酮碘溶液消毒，然后按正常无菌方式进行铺无菌单。皮下注射 2％ 利多卡因后，用超声（ultrasonography,US）成像观察左侧 CCA 以使 Abbocath 针进入。目标方向为 CCA 分叉近端的最浅层。一旦 Abbocath 针中可见动脉血，插入一条成角型 0.035in 导丝，随后以 Seldinger 技术插入 6 Fr 导管套。

需要皮肤切口以便导管推进。应该注意的是，通过颈动脉推进导管套比股动脉困难得多，并且需要很大的向前的力量。随后将导管套连接到加压的非肝素化生理盐水输注。导管套越过导线越远越好。

从操作的这一点开始，对可回收支架的操作技术同前所述，或者使用 ADAPT 技术（我们前面已经描述[25]，也在本书其他地方描述）。

最后，我们行经皮封闭颈动脉穿刺。

虽然经颈动脉入路可能会促进一部分患者更快更高效地再通，但仍然存在许多挑战。最重要的是难以止血，导致颈部血肿。这可能导致选择性插管以保护气道，尽管手术血肿清除并非总是必要的。以往的系列报道中，导管鞘移除后颈部血肿的发生率为 4% ～ 7%[28]。在实现止血方面，外科开放切口止血可能更胜一筹，因为它减轻了对手动按压或闭合装置的需求；然而，在急性脑卒中情况下外科开放切口可能并不易行。虽然单

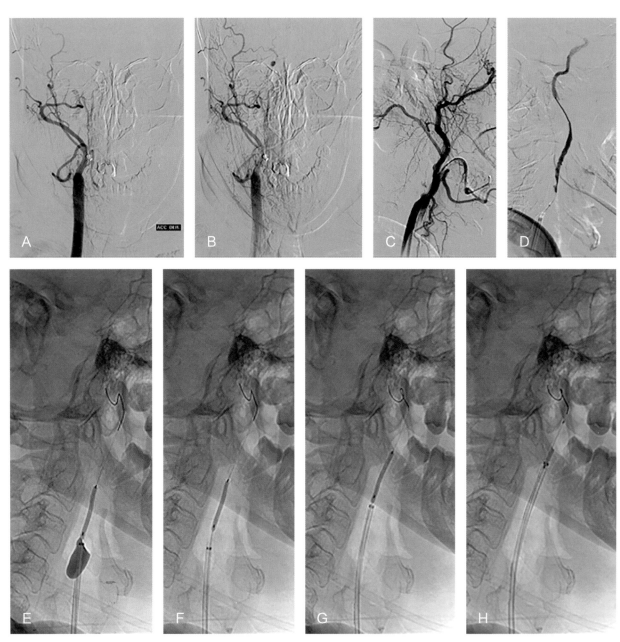

图 7-14　图 A 至 H. 串联闭塞经股动脉入路机械取栓技术成像序列

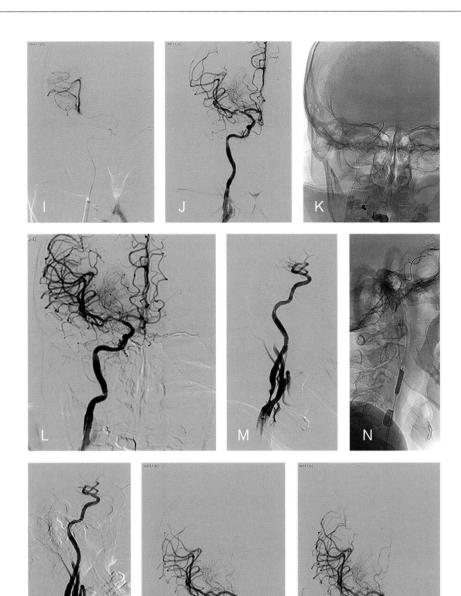

图 7-14（续）　图 I 至 Q. 串联闭塞
经股动脉入路机械取栓技术成像序列

纯的人工按压也取得了很好的成功，甚至在目前接受双重抗血小板治疗[29]的患者病例中，闭合装置在该技术中的应用很有限，但前景广阔。理想的闭合装置应该是完全血管外的，可以避免留下血管内异物，以免发生后续远端栓塞的危险。然而，之前的一篇文章描述了 Mynx 闭合装置（Access Closure, Inc）在颈动脉闭合中的使用，但没有取得良好的成功[30]。使用替代性经股动脉闭合装置，如 Angio-Seal（St. Jude's Medical, Inc）[31]和 StarClose（Abbott），可能会带来更好的效果。

Perclose ProGlide（Abbott） 或 Exoseal（Cordis）用于此入路的情况尚未描述。

笔者所在机构使用 Angio-Seal Evolution 血管闭合装置（St.Jude Medical），效果非常好[25]。

六、并发症

本节我们将介绍这种技术的并发症以及一些避免并发症的方法或技巧。

这种技术与其他技术一样，也不能免于并发

症的发生。但幸运的是，并发症的发生率非常低，如表 7-1 所示。

1. 经治的其他区域栓塞

（1）可能导致并发症出现的原因，有以下两种情况。

①已被可回收的支架固定的血栓在抽出操作过程中发生碎裂，部分血栓逃逸到另一区域［如机械取栓（mechanical thrombectomy，MT）期间，MCA 中的血栓碎片跳入 ACA］，或以下情况。

②供血动脉颈内动脉（internal carotid artery，ICA）或椎动脉（vertebral artery，VA）的血栓或斑块碎片逃逸到另一个区域，并非 MT 操作打算治疗血栓位置。

（2）避免并发症的措施如下。

①使用球囊导引导管。

②持续抽吸。

2. 穿孔或动脉夹层

这是对该技术采用产生最大影响的并发症之一。

由于血栓阻碍造影剂通过，而使闭塞动脉的导管插入是盲插，所以导管插入时一定要轻柔小心。当导丝或微导管通过有困难时要避免用力。

避免上述情况的措施如下。

①在导丝远端弯曲的情况下进行导管插入。

根据笔者经验，我们偶尔会在血栓取出后发现动脉瘤。几乎可以肯定的是，如果我们没有在导丝远端弯曲的情况下通过，就会刺破动脉瘤。

②部署可回收支架时将微导管远端保持在动脉平直部分。

3. 穿刺部位血肿

由于 MT 是通过重要动脉（如股动脉或颈动脉）进行血管入路，并且使用大口径鞘状导引器，对于可能接受过静脉溶栓的患者，穿刺部位发生血肿的风险非常大。

避免并发症的措施：使用经皮闭合器。

4. 意料之外的 Solitare 支架脱落

支架自发脱落也可能发生，原因可能是材料因长期使用而疲劳、所用技术产生的附加应力、清洗再使用过程中的损伤或制造缺陷。

血栓回收过程中意料不到的支架自发脱落被分为支架近端标记的近端（A 型）或标记远端（B 型）。据报道，这种操作并发症的发生率为 2.3%，与较多的取栓尝试有关，并导致 sICH 显著增加，临床效果不佳。在这些情况下，我们尝试用 Amplatz GooseNeck Snare（美敦力）捕捉装置。一旦支架被环抓住，就开始回收它，使用与

表 7-1　五项随机研究发生并发症对照表					
	MR CLEAN	EXTEN-IA	ESCAPE	SWIF PRIME	REVASCAT
其他区域栓塞	20/233（8.6%）	2/35（6%）	—	—	5/103（4.9%）
动脉血管夹层	4/233（1.7%）	—	—	—	4/103（3.9%）
动脉血管穿孔	2/233（0.9%）	2/35（6%）	1/165（9.6%）	3/98（3%）	5/103（4.9%）
穿刺点血肿	—	1/35（3%） （需输血）	3/165（1.8%）	—	11/103（10.7%）
穿刺点假性动脉瘤	—	—	—	—	1/103（3.9%）
需治疗的血管痉挛	—	—	—	4/98（4%）	4/103（3.9%）
症状性脑血肿	所有试验与对照组均无显著差异				
意料之外的 Solitaire 支架脱落	所有试验均无此并发症				

前述取栓相同的技术。我们的结果表明，A 型脱落可以恢复，而 B 型几乎不可能重新捕获。这可能是因为在 A 型脱落中，近端标记仍然附着在支架上，并使支架的腿收敛并加入标记。这使得不透射线的参照物可以引导支架捕获器，并在支架周围滑动从而捕获 Solitaire 支架。在 B 型中，断裂发生在支架与近端标记物的交界处，使支架的腿张开或保持在一起，形成矛头状，嵌入动脉壁。在这种情况下，没有不透射线的参照物来引导支架捕获器，由于支架的腿靠在动脉壁上，因此从支架上滑出环形物来捕获 Solitaire 支架变得非常困难[32]。

避免上述情况的措施如下。

①用微导管远端保护支架的近端。

②使用导丝接合部加固的新一代可回收支架。

③使用 solumbra 技术可能会增加这种并发症的风险。

5. 出血转归

这是一种已知的缺血性脑卒中并发症，可能独立于 MT 而发生，取决于多种因素（缺血时间、梗死大小等）。但有些与 MT 有关的因素可能会增加或促进其发生，如开放动脉后血流量增加或服用改变凝血机制的药物（抗血小板药、纤维蛋白溶解药、肝素）等。

避免上述情况的措施如下。

①不使用肝素。

②急性期尽量不置入（释放）颈动脉支架或颅内支架（因为需要加倍抗凝）。

③对采用该技术治疗的患者进行严格的筛选。

七、结论

近年来，再通新技术和新策略的发展非常迅速，是脑卒中治疗的一次革命。如可回收支架和 ADAPT 等新技术的引入，极大地改善了治疗效果。目前，再通率不仅比之前技术高得多，而且速度更快。再通率的增加伴随着患者的临床获益，

其中 33% ～ 71% 的患者在 3 个月时达到功能独立（mRS ≤ 2）（MR CLEAN 32.6%，REVASCAT 43.7%，EASCAPE 53%，SWIFT PRIME 60%，EXTEND-IA 71%）。而之前系列描述的比例为 25% ～ 46%。然而，仍有许多工作要做，许多问题需要解决，如准确和可重复的诊断技术、国家内所有地区的任何地方转运带有高级脑卒中中心的快速转运网络的建立、从发病到接受治疗这一时期使用的神经保护药物等等，并且有必要开发新的技术，使我们能够使那些不能用现有设备治疗的患者获得再通。

参考文献

[1] Smith WS, Furlan AJ. Brief History of Endovascular Acute Ischemic Stroke Treatment. Stroke. 2016; 47(2):e23–e26

[2] Zeumer H, Hacke W, Ringelstein EB. Local intraarterial thrombolysis in vertebrobasilar thromboembolic disease. AJNR Am J Neuroradiol. 1983; 4(3):401–404

[3] del Zoppo GJ, Higashida RT, Furlan AJ, Pessin MS, Rowley HA, Gent M. PROACT: a phase II randomized trial of recombinant pro-urokinase by direct arterial delivery in acute middle cerebral artery stroke. PROACT Investigators. Prolyse in Acute Cerebral Thromboembolism. Stroke. 1998; 29(1):4–11

[4] Furlan A, Higashida R, Wechsler L, et al. Intra-arterial prourokinase for acute ischemic stroke. The PROACT II study: a randomized controlled trial. Prolyse in Acute Cerebral Thromboembolism. JAMA. 1999; 282(21):2003–2011

[5] http://radiology.ucla.edu/merci-retriever

[6] Smith WS, Sung G, Starkman S, et al. MERCI Trial Investigators. Safety and efficacy of mechanical embolectomy in acute ischemic stroke: results of the MERCI trial. Stroke. 2005; 36 (7):1432–1438

[7] Smith WS, Sung G, Saver J, et al. Multi MERCI Investigators. Mechanical thrombectomy for acute ischemic stroke: final results of the Multi MERCI trial. Stroke. 2008; 39(4):1205–1212

［8］Bose A, Henkes H, Alfke K, et al. Penumbra Phase 1 Stroke Trial Investigators. The Penumbra system: a mechanical device for the treatment of acute stroke due to thromboembolism. AJNR Am J Neuroradiol. 2008; 29:409–413

［9］Desk R, Williams L, Health K, Penumbra Pivotal Stroke Trial Investigators. The penumbra pivotal stroke trial: safety and effectiveness of a new generation of mechanical devices for clot removal in intracranial large vessel occlusive disease. Stroke. 2009; 40(8):2761–2768

［10］Tarr R, Hsu D, Kulcsar Z, et al. The POST trial: initial postmarket experience of the Penumbra system: revascularization of large vessel occlusion in acute ischemic stroke in the United States and Europe. J Neurointerv Surg. 2010; 2(4): 341–344

［11］Turk AS, Frei D, Fiorella D, et al. ADAPT FAST study: a direct aspiration first pass technique for acute stroke thrombectomy. J Neurointerv Surg. 2014; 6(4):260–264

［12］Liebig T, Henkes H, Reinartz J, Miloslavski E, Kühne D. A novel self-expanding fully retrievable intracranial stent (SOLO): experience in nine procedures of stent-assisted aneurysm coil occlusion. Neuroradiology. 2006; 48(7):471–478

［13］Castaño C, Serena J, Dávalos A. Use of the New Solitaire (TM) AB Device for Mechanical Thrombectomy when Merci Clot Retriever Has Failed to Remove the Clot. A Case Report. Interv Neuroradiol. 2009; 15(2):209–214

［14］Castaño C, Dorado L, Guerrero C, et al. Mechanical thrombectomy with the Solitaire AB device in large artery occlusions of the anterior circulation: a pilot study. Stroke. 2010; 41(8): 1836–1840

［15］Saver JL, Jahan R, Levy EI, et al. SWIFT Trialists. Solitaire flow restoration device versus the Merci Retriever in patients with acute ischaemic stroke (SWIFT): a randomised, parallelgroup, non-inferiority trial. Lancet. 2012; 380(9849):1241– 1249

［16］Pereira VM, Gralla J, Davalos A, et al. Prospective, multicenter, single-arm study of mechanical thrombectomy using Solitaire Flow Restoration in acute ischemic stroke. Stroke. 2013; 44(10):2802–2807

［17］Berkhemer OA, Fransen PS, Beumer D, et al. MR CLEAN Investigators. A randomized trial of intraarterial treatment for acute ischemic stroke. N Engl J Med. 2015; 372(1):11–20

［18］Campbell BC, Mitchell PJ, Kleinig TJ, et al. EXTEND-IA Investigators. Endovascular therapy for ischemic stroke with perfusion-imaging selection. N Engl J Med. 2015; 372(11): 1009–1018

［19］Goyal M, Demchuk AM, Menon BK, et al. ESCAPE Trial Investigators. Randomized assessment of rapid endovascular treatment of ischemic stroke. N Engl J Med. 2015; 372(11):1019– 1030

［20］Saver JL, Goyal M, Bonafe A, et al. SWIFT PRIME Investigators. Stent-retriever thrombectomy after intravenous t-PA vs. t-PA alone in stroke. N Engl J Med. 2015; 372(24):2285–2295

［21］Jovin TG, Chamorro A, Cobo E, et al. REVASCAT Trial Investigators. Thrombectomy within 8 hours after symptom onset in ischemic stroke. N Engl J Med. 2015; 372(24):2296–2306

［22］Soares BP, Chien JD, Wintermark M. MR and CT monitoring of recanalization, reperfusion, and penumbra salvage: everything that recanalizes does not necessarily reperfuse! Stroke. 2009; 40(3) Suppl:S24–S27

［23］Protocolos de Neurointervencionismo y de Tratamiento Trombolítico en Situaciones Especiales en el Ictus Isquémico Agudo. Servicios de Neurología, Radiodiagnóstico, IDI (Institut Diagnòstic per Imatge) y Neurorradiología intervencionista de los hospitales: Hospital Universitario Germans Trias i Pujol, Badalona, Hospital Doctor Josep Trueta, Girona, Hospital del Mar, Barcelona. Enero 2009. ISBN 978–84–691–9848–3

［24］European Stroke Organisation (ESO) Executive Committee, ESO Writing Committee. Guidelines for management of ischaemic stroke and transient ischaemic attack 2008. Cerebrovasc Dis. 2008; 25(5):457–507

［25］Castaño C, Remollo S, García MR, Hidalgo C, Hernández-Perez M, Ciorba M. Mechanical thrombectomy with 'ADAPT' technique by transcervical access in acute ischemic stroke. Neuroradiol J. 2015; 28(6):617–622

［26］Dorado L, Castaño C, Millán M, et al. Hemorrhagic risk of emergent endovascular treatment plus stenting in patients with acute ischemic stroke. J Stroke Cerebrovasc Dis. 2013; 22(8):1326–1331

［27］Miteff F, Faulder KC, Goh AC, Steinfort BS, Sue C, Harrington TJ. Mechanical thrombectomy with a self-expanding retrievable intracranial stent (Solitaire AB): experience in 26 patients with acute cerebral artery occlusion. AJNR Am J Neuroradiol. 2011; 32(6):1078–1081

[28] Blanc R, Piotin M, Mounayer C, Spelle L, Moret J. Direct cervical arterial access for intracranial endovascular treatment. Neuroradiology. 2006; 48(12):925–929

[29] Mathieu X, Piret V, Bergeron P, Petrosyan A, Abdulamit T, Trastour JC. Choice of access for percutaneous carotid angioplasty and stenting: a comparative study on cervical and femoral access. J Cardiovasc Surg (Torino). 2009; 50(5):677–681

[30] Jadhav AP, Ribo M, Grandhi R, et al. Transcervical access in acute ischemic stroke. J Neurointerv Surg. 2014; 6(9):652–657

[31] Blanc R, Mounayer C, Piotin M, Sadik JC, Spelle L, Moret J. Hemostatic closure device after carotid puncture for stent and coil placement in an intracranial aneurysm: technical note. AJNR Am J Neuroradiol. 2002; 23(6):978–981

[32] Castaño C, Dorado L, Remollo S, et al. Unwanted detachment of the Solitaire device during mechanical thrombectomy in acute ischemic stroke. J Neurointerv Surg. 2016; 8(12):1226–1230

第8章 急性脑卒中直接抽吸取栓术的技术演变与证据

Direct Aspiration Thrombectomy for Acute Stroke: Evolution of Technique and Evidence

Alejandro M. Spiotta　Aquilla S. Turk　著

摘要

自第一个设备被批准问世以来，用于实现闭塞大血管再通的机械取栓术取得了巨大进步。最初的技术疗效不显著，而且手术时间长。过去几年出现的新技术提高了再通成功率，同时大大缩短了手术时间。本章回顾了机械取栓术方法演变的机制和理论基础，并总结了支持最新一代机械取栓术技术——直接抽吸的最新证据。

关键词： 机械取栓术，技术，演变，可回收支架，直接抽吸

一、概述

在 2013 年的多项阴性试验发布后不久，机械取栓术迫切需要新的证据支持，以证明与 IV-tPA 的优劣性随即五项随机对照试验就启动了[1-5]。由于学者们的努力工作和快速推广，血栓切除术相对于标准救治表现了压倒性的统计效果，上述试验在 2015 年即终止了。这一年标志着自 1995 年 NINDs 试验以来急性缺血性脑卒中治疗方案的最大进步，并首次为我们提供了一代机械取栓装置——可回收支架（stent retriever，SR），支持其使用的证据为 I A 级。我们现在详细介绍新一代机械取栓术方法——直接抽吸的起源和技术上的细微差别。

二、直接抽吸

急性脑卒中机械取栓术的方法发展迅速。主要受导管技术，以及机械取栓器械本身进步的推动，我们现在能够达到比以往更高的再通率。我们回顾了关键的技术进步和设计修改。例如能够通过颈内动脉眼动脉段弯的大口径导管，实现了直接在血栓界面上提供更大的抽吸力。

（一）直接抽吸起源 Penumbra 054 抽吸导管

2008 年推出的 Penumbra 抽吸系统包含用一个分离器浸渍血栓。该分离器在直接抽吸的情况下反复通过并从血栓中抽出，以防止血栓逃逸[6]。

与市场竞争者 Merci 系统主要依靠将微导管（18L，Stryker）输送到闭塞部位不同，Penumbra 抽吸系统则依靠将更大口径的导管输送到血栓部位（最粗可达 5F）。具有良好箍力强度的高弹性润滑聚合材料的应用，使得大口径的中间导管可以安全地到达颅内大血管远端。大口径柔性中间导管的发展对 Penumbra 系统的功能至关重要。

Penumbra 再灌注导管系统最初版包括几种不同直径的导管（内径 0.026in、0.032in 和 0.041in）和配套的分离器，以最大限度地提高对不同直径血管（颈内动脉末端、M_1、M_2、M_3）中血块的吸附抽吸力，以解决近端和远端血栓问题[7]。首次推出时最大型号导管的管腔直径为 0.041in，然而它在颈动脉虹吸段的取栓效果并不理想，实现再通的中位时间为 45min[8]。2009 年，再灌注导管 054 上市，由于其更大的锥形管腔，极大地提高了抽吸效率，取栓中位时间达到 20min[8]。由于抽吸力与导管直径的平方成正比，054 导管提供的抽吸力估计是较小的次级 041 导管抽吸力的 4 倍[8]。

虽然较大的导管管腔可以提供更强的吸力，实现更快速的清除血栓，但较大直径的缺点是

054 导管经常需要使用同轴技术输送到大脑中动脉。当仅使用 0.014in 的微丝时，通过眼动脉的起始部时往往不容易通过。为克服这个障碍抵达目标病变，可使用同轴技术的优化 054 导管的通过路径（图 8-1）。较小的 032 和 026 再灌注导管可以简单地通过 0.014in 或 0.016in 的导丝输送，而较大的 054 则通过它们输送。Penumbra 抽吸系统的主要优势之一是一旦导管系统输送到靶血管，就可以进行取栓，而不必像 Merci 装置那样需反复重新通过（额外的"通道"）[9]。

尽管导管技术取得了这些进步，但在机械取栓术病例中，通过颈动脉虹吸段相对来说仍然是一个挑战。眼动脉段呈现明显尖角的患者，可以采取辅助技术以到达远端。其中一种方法使用 Merci Retriever 系统（Concentric Medical）作为辅助手段，通过改变导管与眼动脉段和 M_1 起始处的接合角度来改善 054 再灌注导管的通过能力。通过 032 导管或 18L 微导管在 M_1 中段部署适当大小的 Merci Retriever（如 V.2.0 或 V.2.5. 软导管），然后对 Merci Retriever 施加轻柔的牵引，导丝变直，达到近似于血管的内侧曲线，将导管复合体

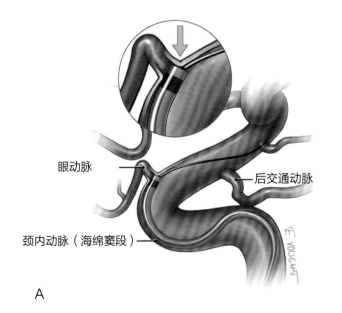
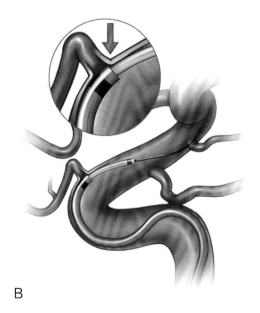

眼动脉

后交通动脉

颈内动脉（海绵窦段）

A

B

图 8-1　A. 虽然更大的管腔提供了更强的抽吸力和更快速的血栓清除能力，但也会导致较大的导管轮廓和"边缘效应"，使得通过眼动脉起始处时具有挑战性；B. 为了克服这一障碍，通过同轴技术优化了中间导管的进入方式，使其结构更加锥形化，最大限度地减少了边缘效应

从血管起源处拉开（"抓钩"技术）[10-11]。这种方法现在已被常规用于 SR 和中间导管。然后，054 导管可以更容易地推进到靶血管中。一旦 054 再灌注导管就位，将回收器重新套到 18L 微导管中，输送到位后抽吸。

Penumbra 抽吸导管家族的下一代产品（Max系列）于 2012 年推出，也是需要与不同尺寸的分离器一起使用。Max 系列导管的远端和近端内径更大，以增加抽吸力。更大的近端管腔降低了阻力，因此增加了导管尖端的抽吸力。改进聚合物和编织结构，以及环形加固设计使导管尖端更加灵活和更多的过渡区，以在保持导管强度的同时提高通过性。新推出的中间导管被命名为 5Max、4Max 和 3Max。导管设计和制造中增加的过渡区数量使这些导管可以使用 0.014in 或 0.016in 的微丝进行输送，容易通过眼动脉起始处。

（二）直接抽吸起源，进入远端的导管

2004 年，Merci Retriever 成为美国食品和药物管理局批准的第一个临床使用的机械机械取栓装置[12]。Merci 装置的主要工作原理是将螺旋状远端导丝和导管尖端以"开塞钻"的形式进入血栓内部，然后将血栓整体取出，以实现再通。该装置采用球囊导引管，定位在颈动脉分叉处或颈内动脉，以引起暂时的血流逆转，从而使 Merci 能够回收到导引导管中，同时减轻栓子逃逸的可能性。然而，抓牢血栓并将血栓回收到导引管的过程中的距离很长，最常见的是从大脑中动脉 M_1 段到颈内动脉颈段近端。牵拉血栓时施加的矢量力仍不理想（沿颈动脉颈段长轴向下，而不是横向沿大脑中动脉走行方向）。这就造成了载负血栓的血管扭曲、拉伸和变形，给血栓清除带来了生物力学上的不利因素，牵拉血管导致患者疼痛。为了避免诱发不可避免的运动，很多术者选择在全麻下进行机械取栓。此外，Merci 技术需要在与抓牢血栓的前提下长距离的移动。

2010 年，随着 Outreach 远端通路导管（DAC；Concentric Medical）的批准，取得了里程碑意义的进步。它将对 Merci 装置的应用及未来的机械取栓术方法的迭代产生影响。DAC 的设计目的是给 Merci 机械取栓装置的提供稳定可靠的通道。DAC 的使用优化了器械拉动过程中的矢量力。随着对血栓破碎和远端栓塞的进一步了解，DAC 被用作中间抽吸导管，这有助于防止取栓过程中栓子逃逸，增加了直接作用于血栓的抽吸力[10,13]。可以输送到颅内循环的大口径柔性导管的发展代表了机械取栓技术和中间导管技术的重大进步[13,14]。DAC 具有灵活的头端，同时增加了近端的强度和轴向承重能力，以及良好的纵向支撑力，当通过同轴导管系统输送时，可以将其顺利通过眼动脉转折处。Merci Retrieval 系统的主要缺点是，它每次通过眼动脉转弯处都降低了系统的效率，增加了手术时间。

三、当代抽吸的 solumbra 技术

机械取栓技术发展的另一个关键里程碑是在 SR 公司早期阶段，即 SR-penumbra（"Solumbra"）联合技术。它为单独的直接抽吸（不需要 SR）奠定了基础。为了最大限度地减少 Solitaire 支架结合血栓走行的距离，特别是进入大口径血管，如从大脑中动脉进入颈内动脉，并减弱或者失去抓牢血栓的能力，对 SR 技术加以改动并与 Penumbra 再灌注导管相结合。例如，一个 5Max 导管可以通过 025 微导管和微丝上向前推进到达闭塞位点，并保留在血栓表面。然后部署 Solitaire 并取出微导管，使 Solitaire 保留在原位。然后将 Solitaire 直接拉入 5Max，同时保持抽吸（所谓的"Solumbra"技术，因为它结合了可回收支架（Solitaire）和 Penumbra）抽吸导管，两者一起移除（图 8-2），与使用 DAC 回收 Merci 支架的方式相似。然而，牵引力与 Merci 系统相比得到最小化，因为矢量力的方向是水平方向从抽吸导管的孔口平行于 M_1。这消除了患者以前所经历的疼痛刺激。因此，除

了代表一种更有效的技术，无痛也是一个额外的优势，那就是重新引入了清醒状态下取栓的概念。许多操作者现在都选择用最低限度的镇静药进行手术。优点包括能够在整个手术过程中随时检查患者的神经系统状态，缩短 CT 检查到穿刺时间，以及避免全麻诱导的低血压的风险。

SR 技术只在 ESCAPE、EXTEND-IA、SWIFT PRIME 和 REVASCAT 试验中使用。虽然 MR CLEAN 试验没有规定使用哪种机械取栓装置，但大多数病例也是基于 SR 的。鉴于绝大多数阳性试验的入组患者都使用了 SR，因此，这些试验常被称为"可回收支架试验"。这一点在更新的美国心脏协会 / 美国脑卒中协会指南中得到了体现。该指南推荐使用 SR 进行机械取栓术。然而，即

使在这些试验进行期间，机械取栓技术也在不断发展，为下一代策略奠定了基础，详见下文。

四、新一代抽吸技术，直接抽吸

导管技术的进步允许大口径抽吸导管推进到颅内血栓，使直接抽吸已成为可能[15-18]。一般情况下，应使用血管可以容纳的最大尺寸的抽吸导管。在第一代中，最常见的是用于 M_1 或颈动脉末端闭塞的 Penumbra 5Max 再灌注导管（Penumbra）。5Max 可以在任何操作者选择的微导管和微丝辅助下推进到血栓水平。但最常见的是 0.016 英寸 Fathom 导丝（波士顿科学公司）使用 Velocity 微导管（Penumbra）。取出微导管和微

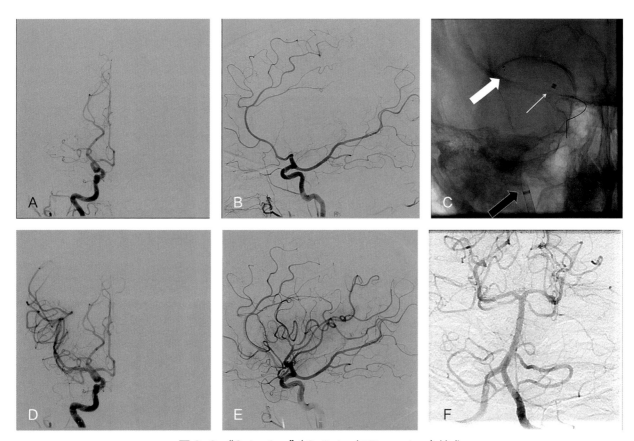

图 8-2 "Solumbra"（Solitaire 与 Penumbra）技术

数字血管造影（DSA）在前后位（AP）（图 A）和侧位（图 B）显示 M_1 闭塞；C. Solitaire 可回收支架（SR）部署在 M_1 段闭塞处（白粗箭），抽吸导管在 M_1 段近端（白细箭），导引导管在颈内动脉远端（黑箭）；D. M_1 局部应用直接抽吸将 SR 撤回到抽吸导管中。操作者可以选择将 SR 完全撤回到抽吸管中，或者部分撤回，然后将 SR 和抽吸管一同拉回导引导管。也可以在导引导管处进行抽吸。有些人可能会选择用球囊导引导管来进行这项技术，以影响血流逆转，防止血栓逃逸和远端栓塞；E. AP 和侧位 DSA 显示 M_1 闭塞（TICI 2B）的再通，伴远端血栓逃逸和小血管闭塞

导丝，用 20ml 或 60ml 注射器或使用 Penumbra 抽吸泵（Penumbra 机械取栓 / 抽吸系统的一部分）进行抽吸[19]。抽吸时无法抽回血液，证实了 5Max 导管与血栓相邻的最佳位置。下一步涉及导管的轻轻前推，以确保与血栓结合紧密。然后，在保持抽吸的同时将 5Max 导管缓慢抽出。抽吸也适用于引导导管的侧口，以防止 5Max 被撤回到鞘中时血栓从孔中脱落。血栓通常被整体清除，最大限度地降低了远端栓塞的风险（图 8-3）。当这种技术成功时，它降低了引入 SR 或 penumbra 分离器装置的需求，从而使整体手术装置成本大大降低[15-16]。因此，我们发现该技术初步应用在急性脑卒中治疗中具有最高的成本效益价值。

Penumbra Max 抽吸导管技术的发展促进了这一方法的发展。该技术大大提高了大口径导管进入颅内循环的便捷性和速度。直接抽吸技术与之前的机械取栓术方法不同，因为它的重点是紧密结合并清除整个血栓，而不是使用分离器以粉碎血栓并清除抽吸导管的尖端[20]。历史上，由于引导抽吸管进入颅内循环的挑战，导管必须与其他导管一起伸缩，或采用其他技巧以通过虹吸管[9,11,21-23]。然而，Penumbra Max 导管优越的可通过性使操作者有信心单独尝试直接抽吸，而不必担心如果颅内通道丢失，将是一个重大的时间障碍和对患者的危险。第二代抽吸导管，5Max ACE，在远端 30cm 处内径增加为 0060，同时近端增加 0.068，以获得更大的吸力。导管技术还会进一步发展，使更大口径的导管能够安全地输送到颅内循环。随着 ACE 064 和 ACE 068（Penumbra）的推出，直接抽吸技术得到进一步完善。由于这些导管的管径较大，抽吸导管现在可以在血栓上推进，以"摄取"血栓。现在通常是将血栓直接抽吸到导管中，而无须将其取出（图 8-4）。

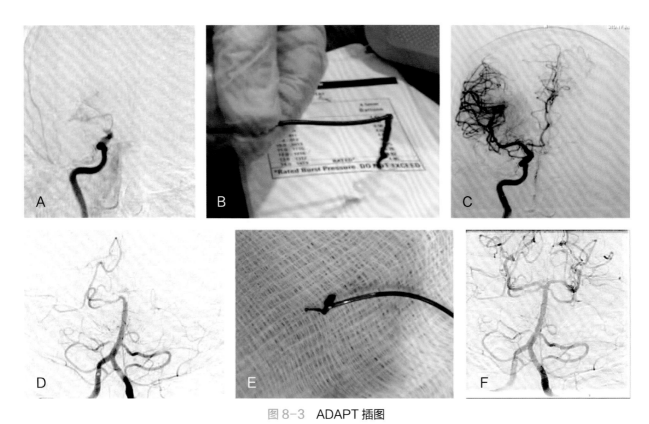

图 8-3　ADAPT 插图

直接抽吸通常将血栓整体清除，最大限度地降低了远端栓塞的风险。闭塞血管能容纳的最大口径抽吸导管被推进到血栓位置。抽吸用于紧密结合血栓，然后移除血栓，如插图中所示。A 至 C. 从腹股沟穿刺一次通过直接抽吸取栓再通颈动脉末端闭塞用时 15min 内；D 至 F. 基底动脉顶点闭塞，采用直接抽吸机械取栓术两次取栓，10min 内再通

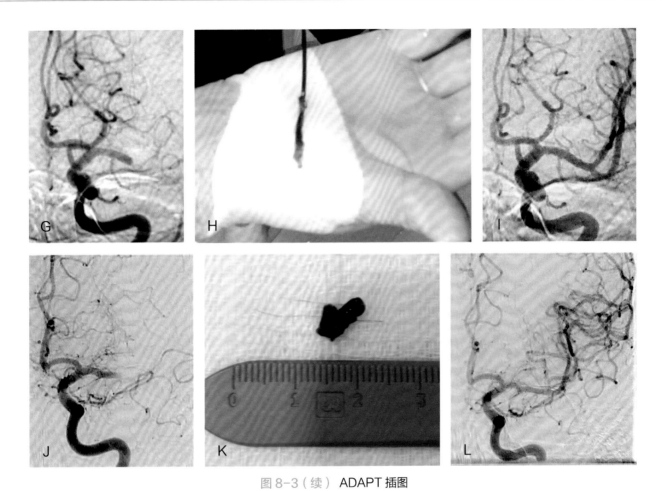

图 8-3（续） ADAPT 插图

G 至 I. MCA 分叉闭塞，采用一次通过直接抽吸，12min 内再通；J 至 L.MCA 分叉闭塞，采用一次通过直接抽吸，7min 内再通

这种方法的另一个优点是，如果单独抽吸不能成功实现闭塞血管的再通，Penumbra 抽吸导管还可以作为其他设备的远端导管，如较小的 3Max 导管，用于更远端分支（如 M_2、P_2 或 P_3）、SR、球囊或支架的直接抽吸而发挥作用。这构成了越来越流行的直接抽吸一次性通过技术（ADAPT）的基础。如果直接抽吸的尝试不成功，则可以进行其他尝试，包括 SR 机械取栓术。在撰写本书时，两项前循环大血管急性闭塞在症状发生后 6h 内治疗的随机对照试验（ASTER，COMPASS）报告了 ADAPT 作为首选疗法与 SR 作为首选疗法相比没有劣势[24]。虽然 90d 结果是相等的，ADAPT 表现为更快的再通时间和更低的手术成本[25]。

最新一代直接抽吸涉及其在更远端血管中的应用。在较小口径的血管中，该技术可以使用

4Max 或 3Max 再灌注导管（Penumbra）。原则上，选择闭塞血管所能容纳的最大口径导管进行抽吸（图 8-5），可安全实现有效（TICI ≥ 2B 97.1%）而快速的再通（平均 35.7min）[17]。

五、结论

过去十年机械取栓装置和方法有了快速进步，从最基本的机械性粉碎血栓，然后是动脉内溶栓，到越来越有效的机械取栓装置（图 8-6）[26]。设备和技术的不断改进，使血管造影和临床结果得到改善，使患者在 LVO 后享受到有记录以来最好的结果。设备技术、选择策略和医疗管理可能会相继逐步演化。我们期待着未来急性脑卒中机械取栓术方法的持续发展。

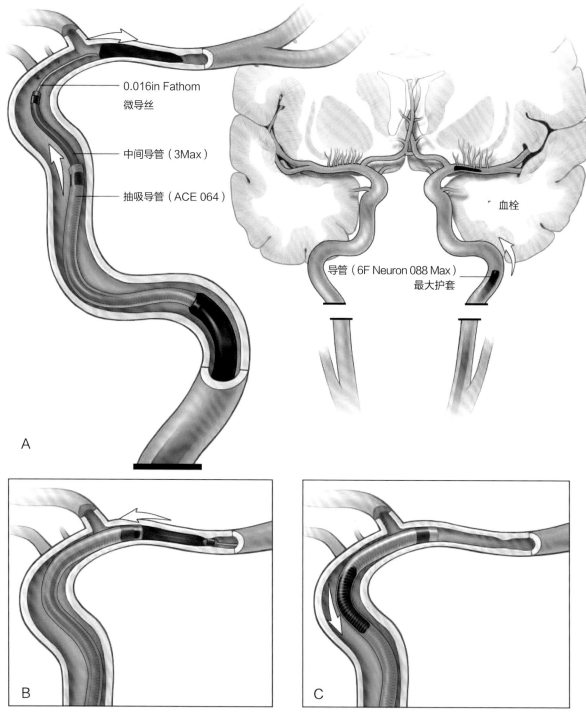

图 8-4　吸入导管技术发展迅速。随着 ACE 064 和 ACE 068（Penumbra，Oakland CA）的推出，直接抽吸技术得到了进一步完善。由于这些导管的孔径较大，现在可以将抽吸导管直接推送到血栓上，在抽吸泵作用下清除整个血栓。现在一般情况下，血栓可以直接吸到抽吸导管中，而不必将其取出

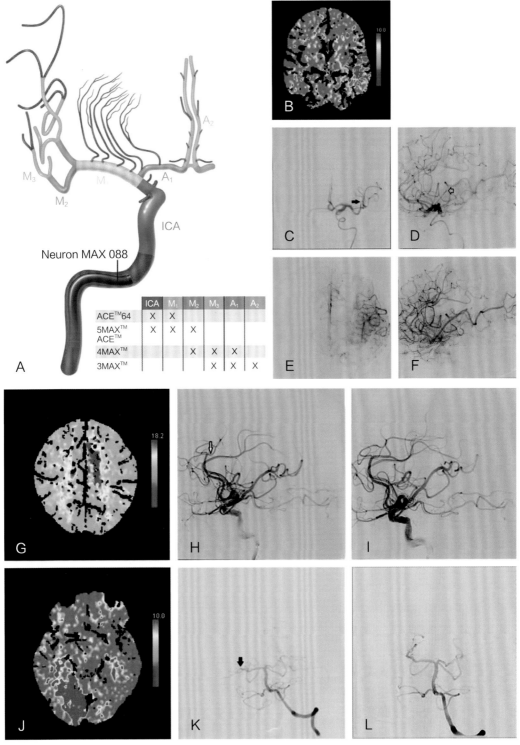

图 8-5　A. 显示前循环机械取栓术建议的抽吸导管尺寸。导引导管定位在 ICA，为抽吸导管取栓提供支撑；B. CT 灌注成像显示左额叶平均通过时间延长，符合左侧 M₂ 闭塞；C 和 D. 左颈内造影正位（C）和侧位（D）投影脑血管造影显示 M₂ 闭塞，无血流通过血栓部位（箭）；机械取栓后左颈内造影；E 和 F. 正位（E）和侧位（F）投影脑血管造影显示 M₂ 闭塞开通，远端分支的混浊化；G. CT 灌注成像显示平均通过时间延长，符合左侧 A₂ 闭塞；H. 侧位投影脑血管造影显示 A₂ 闭塞（箭）；I. 机械取栓后侧位投影脑血管造影显示 A₂ 开通和远端分支显示不清；J. CT 灌注成像显示右枕叶平均通过时间延长，符合右 P₂ 缺血；K. 从左椎动脉正位造影显示右 P₂ 闭塞和血栓远端未见混浊化（箭）；L. 机械取栓术后的左椎动脉正位造影显示血管卡通与远端 PCA 分支混浊化

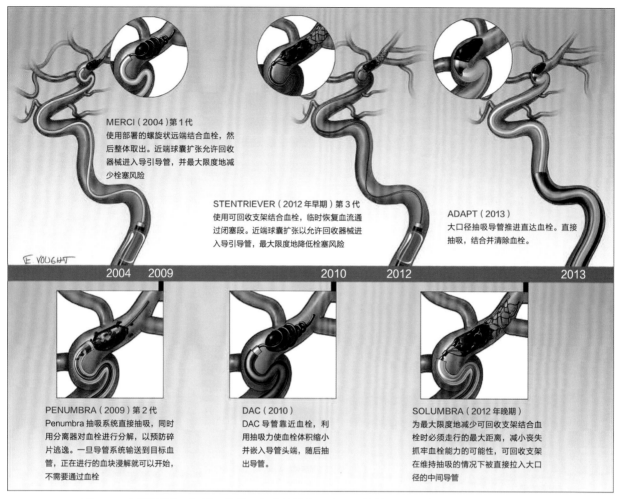

MERCI（2004）第1代
使用部署的螺旋状远端结合血栓，然后整体取出。近端球囊扩张允许回收器械进入导引导管，并最大限度地减少栓塞风险

STENTRIEVER（2012年早期）第3代
使用可回收支架结合血栓，临时恢复血流通过闭塞段。近端球囊扩张以允许回收器械进入导引导管，最大限度地降低栓塞风险

ADAPT（2013）
大口径抽吸导管推进直达血栓。直接抽吸，结合并清除血栓。

2004 2009   2010   2012   2013

PENUMBRA（2009）第2代
Penumbra抽吸系统直接抽吸，同时用分离器对血栓进行分解，以预防碎片逃逸。一旦导管系统输送到目标血管，正在进行的血块浸解就可以开始，不需要通过血栓

DAC（2010）
DAC导管靠近血栓，利用抽吸力使血栓体积减小并嵌入导管头端，随后抽出导管。

SOLUMBRA（2012年晚期）
为最大限度地减少可回收支架结合血栓时必须走行的最大距离，减小丧失抓牢血栓能力的可能性，可回收支架在维持抽吸的情况下被直接拉入大口径的中间导管

图 8-6　图解描述了机械取栓术设备演变的主要步骤，从第 1 代概念到目前最先进的方法

参考文献

［1］Berkhemer OA, Fransen PS, Beumer D, et al. MR CLEAN Investigators. A randomized trial of intraarterial treatment for acute ischemic stroke. N Engl J Med. 2015; 372(1):11–20

［2］Goyal M, Demchuk AM, Menon BK, et al. ESCAPE Trial Investigators. Randomized assessment of rapid endovascular treatment of ischemic stroke. N Engl J Med. 2015; 372(11):1019– 1030

［3］Campbell BC, Mitchell PJ, Kleinig TJ, et al. EXTEND-IA Investigators. Endovascular therapy for ischemic stroke with perfusion- imaging selection. N Engl J Med. 2015; 372(11):1009– 1018

［4］Saver JL, Goyal M, Bonafe A, et al. SWIFT PRIME Investigators. Stent-retriever thrombectomy after intravenous t-PA vs. t-PA alone in stroke. N Engl J Med. 2015; 372(24):2285–2295

［5］Jovin TG, Chamorro A, Cobo E, et al. REVASCAT Trial Investigators. Thrombectomy within 8 hours after symptom onset in ischemic stroke. N Engl J Med. 2015; 372(24):2296–2306

［6］Nogueira RG, Lutsep HL, Gupta R, et al. TREVO 2 Trialists. Trevo versus Merci retrievers for thrombectomy revascularisation of large vessel occlusions in acute ischaemic stroke (TREVO 2): a randomised trial. Lancet. 2012; 380(9849): 1231–1240

［7］Turk AS, Spiotta A, Frei D, et al. Initial clinical experience with the ADAPT technique: A direct aspiration first pass technique for stroke thrombectomy. J Neurointerv Surg. 2013

［8］Turk AS, Campbell JM, Spiotta A, et al. An investigation of the cost and benefit of mechanical thrombectomy for endovascular treatment of acute ischemic stroke. J Neurointerv Surg. 2013

［9］ Park MS, Stiefel MF, Fiorella D, Kelly M, McDougall CG, Albuquerque FC. Intracranial placement of a new, compliant guide catheter: technical note. Neurosurgery. 2008; 63(3):E616– E617, discussion E617

［10］ Kelly ME, Furlan AJ, Fiorella D. Recanalization of an acute middle cerebral artery occlusion using a self-expanding, reconstrainable, intracranial microstent as a temporary endovascular bypass. Stroke. 2008; 39(6):1770–1773

［11］ Chaudhary N, Pandey AS, Thompson BG, Gandhi D, Ansari SA, Gemmete JJ. Utilization of the Neuron 6 French 0.053 inch inner luminal diameter guide catheter for treatment of cerebral vascular pathology: continued experience with ultra distal access into the cerebral vasculature. J Neurointerv Surg. 2012; 4(4):301–306

［12］ Frei D, Gerber J, Turk A, et al. The SPEED study: initial clinical evaluation of the Penumbra novel 054 Reperfusion Catheter. J Neurointerv Surg. 2013; 5 Suppl 1:i74–i76

［13］ Levy EI, Ecker RD, Horowitz MB, et al. Stent-assisted intracranial recanalization for acute stroke: early results. Neurosurgery. 2006; 58(3):458–463, discussion 458–463

［14］ Mocco J, Hanel RA, Sharma J, et al. Use of a vascular reconstruction device to salvage acute ischemic occlusions refractory to traditional endovascular recanalization methods. J Neurosurg. 2010; 112(3):557–562

［15］ Turk AS, Frei D, Fiorella D, et al. ADAPT FAST study: a direct aspiration first pass technique for acute stroke thrombectomy. J Neurointerv Surg. 2014; 6(4):260–264

［16］ Turk AS, Turner R, Spiotta A, et al. Comparison of endovascular treatment approaches for acute ischemic stroke: cost effectiveness, technical success, and clinical outcomes. J Neurointerv Surg. 2015; 7(9):666–670

［17］ Vargas J, Spiotta A, Fargen K, Turner R, Chaudry I, Turk A. Long term experience using the ADAPT technique for the treatment of acute ischemic stroke. J Neurointerv Surg. 2016

［18］ Vargas J, Spiotta AM, Fargen K, Turner RD, Chaudry I, Turk A. Experience with ADAPT for Thrombectomy in Distal Cerebral Artery Occlusions Causing Acute Ischemic Stroke.World Neurosurg. 2016

［19］ Yoo AJ, Frei D, Tateshima S, et al. The Penumbra Stroke System: a technical review. J Neurointerv Surg. 2012; 4(3):199–205

［20］ Tarr R, Hsu D, Kulcsar Z, et al. The POST trial: initial postmarket experience of the Penumbra system: revascularization of large vessel occlusion in acute ischemic stroke in the United States and Europe. J Neurointerv Surg. 2010; 2(4): 341–344

［21］ Spiotta AM, Hussain MS, Sivapatham T, et al. The versatile distal access catheter: the Cleveland Clinic experience. Neurosurgery. 2011; 68(6):1677–1686, discussion 1686

［22］ Turk A, Manzoor MU, Nyberg EM, Turner RD, Chaudry I. Initial experience with distal guide catheter placement in the treatment of cerebrovascular disease: clinical safety and efficacy. J Neurointerv Surg. 2012

［23］ Hui FK, Hussain MS, Spiotta A, et al. Merci retrievers as access adjuncts for reperfusion catheters: the grappling hook technique. Neurosurgery. 2012; 70(2):456–460, discussion 460

［24］ Lapergue B, Blanc R, Gory B, et al. ASTER Trial Investigators. Effect of Endovascular Contact Aspiration vs Stent Retriever on Revascularization in Patients With Acute Ischemic Stroke and Large Vessel Occlusion: The ASTER Randomized Clinical Trial. JAMA. 2017; 318(5):443–452

［25］ Mocco J, Turk ASR, Siddiqui A. A Comparison of direct aspiration vs. stent retriever as a first approach (COMPASS). International Stroke Conference, 2018

［26］ Spiotta AM, Chaudry MI, Hui FK, Turner RD, Kellogg RT, Turk AS. Evolution of thrombectomy approaches and devices for acute stroke: a technical review. J Neurointerv Surg. 2015; 7 (1):2–7

第9章　急性缺血性脑卒中的麻醉选择
Neuroanesthesia Considerations in Acute Ischemic Stroke

Joseph Whiteley　著

摘要

成功地为急性缺血性脑卒中患者提供麻醉存在许多挑战。在有限的时间内，对这些危重患者进行评估和管理，最大限度地减少缺血性损伤是至关重要的。麻醉师必须对脑卒中病理进程和麻醉药对脑生理的相互作用有透彻的了解，以提供最佳的结果。

关键词： 缺血，脑卒中，脑灌注，脑自体调节，神经生理学

急性缺血性脑卒中（acute ischemic stroke，AIS）血管再通的麻醉目标与许多血管内手术的目标相似。麻醉确保患者静止不动、血流动力学稳定、保护气道、便于术中神经系统评估、以供医疗管理和确保危重患者的安全转运[1]。AIS治疗的独特之处在于它是一种神经系统急症，其主要目标是尽快恢复脑血流。麻醉服务应适应于帮助实现这一目标。麻醉医生往往必须在有限的信息下快速行动。为了最有效地救治这些患者，麻醉提供者应熟悉缺血性脑卒中的病理生理学，处理同时存在的疾病，了解麻醉技术对脑生理学的影响，并能够提供一种麻醉药，使手术医生能够获得成功的结果，同时最大限度地降低对患者神经系统的伤害。

一、急性脑卒中患者

由于多种原因，在神经血管内治疗病房中提供麻醉可能具有挑战性。这个位置的设计是为了方便进行各种神经血管内手术。然而，与手术室不同，通常不包含麻醉。因此麻醉人员和设备的物理空间和人体工程学设计是不理想的[2]。此外，在偏远的位置进行麻醉也是危险的。与手术室患者相比，在偏远位置接受麻醉的患者一般年龄较大，疾病较多。美国麻醉师协会（American Society of anesthesiologists，ASA）已关闭的索赔项目数据库分析显示，在偏远非手术室地点的监测麻醉护理过程中发生的不良呼吸事件对患者构成重大风险[3]。必须提高警惕，小心谨慎，避免对这一患者群体过度镇静。重要的是，在神经血管内治疗病房中保持与手术室相同的监测标准。

AIS是一种神经系统急症，术前麻醉评估时间有限。此外，这些患者往往出现精神状态改变，这使得获取病史变得困难。但是，在患者到达血管内科病房之前，应该获得一些诊断性检查和患者信息。应了解患者的年龄、生命体征、过敏史、

服用药物、并发症、脑卒中症状的发生情况及神经系统状态，包括美国国立卫生研究院脑卒中量表（NIHSS）评分[4]。推荐的检查结果包括心电图、胸部 X 线检查、血管闭塞的计算机断层扫描（CT）、血清葡萄糖、CBC、血小板计数和凝血功能[5]。这些信息，加上快速气道评估，通常是麻醉师术前评估的范围。

二、气道管理

患者是接受有意识的镇静还是全身麻醉，通常取决于患者的气道通畅性和他们在仰卧时保持有效通气的能力。如果患者无法在不阻塞气道的情况下躺下，那么谨慎的做法是在开始手术前，全麻诱导并固定气道。麻醉师应能根据患者的特点预测潜在问题。男性、肥胖和睡眠呼吸暂停是面罩通气困难的危险因素[6, 7]。气管插管困难的危险因素包括口开度受限、颈围大、甲颏距离短、颈部固定、无法看到下咽部[8]。由于神经血管内科病房往往处于偏远的位置，因此应随时配备专用的困难插管设备。

三、生理指标监测

对 AIS 患者的监测至少应达到 ASA 标准。应持续评估患者的氧合、通气、循环和体温。所有的液体管路、监测电缆和呼吸回路应足够长，以便于血管造影台的安全移动。脉搏血氧仪放置在将接受股动脉导引鞘的一侧的大脚趾上，可以定性评估氧合情况，并提供股动脉闭塞或血栓的早期预警。连续的心电图和至少 3min 进行 1 次血压测量，可以发现心律失常和任何灌注的减少[9]。放置动脉内导管进行持续血压监测是有帮助的，但不应延误血管内治疗。股动脉导引鞘的侧口也可用于连续测量患者血压。这种方法会因鞘内导管而低估收缩压，高估舒张压，但平均动脉压会很准确。

四、液体管理

AIS 推荐使用等渗晶体溶液。慢性高血压患者常呈容量收缩状态。这种相对的低血容量状态使得这些患者在全麻下容易出现低血压。保持正常血容量应是治疗目标。血液稀释和低血容量状态对缺血性脑卒中并无益处[10]。低渗溶液如乳酸林格液，因会增加脑水肿风险应避免使用。有人提出胶体，特别是白蛋白，具有神经保护作用。然而，白蛋白在急性脑卒中的人体试验显示神经系统没有改善，但增加了脑内出血和肺水肿的发生率[11]。除非患者有低血糖，否则应避免使用含右旋糖酐的液体。

五、体温

在动物模型中，亚低温（33 ~ 34℃）已被证明能有效降低大脑对缺血性损伤的反应性。在人类，动脉瘤手术和头部受伤患者的临床试验未能显示出诱导低温的好处。然而，低体温已被证明可以改善心脏骤停后的神经功能预后[12]。目前还没有一项大型随机临床试验研究低温对缺血性脑卒中的影响[13]。然而，已经确定的是，即使是轻度的体温升高也会显著加重缺血性脑损伤。因此，在血管内治疗期间，应维持常温 35 ~ 37℃。如果患者发热，应使用退热药和降温毯治疗。寒战应使用哌替啶治疗。

六、血糖

高血糖是缺血性脑卒中临床结局不佳的独立危险因素。高血糖症通过无氧葡萄糖代谢和乳酸的产生加重缺血半暗带的酸中毒。血糖水平> 140mg/dl 与接受溶栓治疗的脑卒中患者死亡率和并发症增加有关[14]，如脑内出血。然而，强化胰岛素治疗并非没有风险。低血糖也可加重脑损伤。在血管内脑卒中治疗的情况下，很难安全地进行强化胰岛素治疗，因为患者要在不同的重症监护室和多个医疗机构之间进行转运。尽管如此，血糖水平超过 140 mg/dl 时，应开始胰岛素治疗高血糖症。血糖水平 < 50 mg/dl 时，应输注葡萄糖治疗，使目标血糖水平 > 70 mg/dl[5]。

七、动脉二氧化碳和氧张力

调节动脉二氧化碳（carbon dioxide，CO_2）分压是改变脑生理的有效手段。过度通气和低碳酸血症将迅速降低脑血流量、脑血容量和颅内压。低碳酸血症已被证明会加重缺血性和外伤性脑损伤。高碳酸血症将对脑血流和颅内压产生相反的增加作用[15]。目前尚无临床研究支持缺血性脑卒中的高碳酸血症。维持正常血碳酸应该是治疗这些患者的目标。

急性脑卒中患者由于脑卒中症状，有发生缺氧的风险。呼吸驱动力以及清除分泌物和保护气道的能力可能受损。高氧已被认为是一种神经保护疗法和增加血管再通治疗时间窗的方法。然而，在多项临床试验中，高压氧治疗未能改善缺血性脑卒中的结果。脑卒中患者在镇静期间需要补氧[16]。应使用连续指脉氧检测仪，目标为 SpO_2 > 92%。对于氧合和通气不足的患者，应进行气管插管和机械通气，直至病情改善。

八、术中并发症

血栓栓塞性脑卒中血管内治疗过程中的并发症是罕见的事件，必须及早发现并迅速治疗，以减少对患者的伤害。最严重的并发症是血管穿孔和脑内出血。麻醉师和神经血管内治疗医生之间的沟通至关重要。出血的首发症状可能是造影剂外渗、突发神经功能丧失或反映颅内压（intracranial pressure，ICP）升高的心动过缓反应。如果使用镇静药，则应改用全身麻醉，使患者的血流动力学和通气得到更好的控制。血管损伤应进

行血管内修复。最低的安全收缩压为 140mmHg[17]。相对较低的血压会增加脑缺血恶化的风险。适宜使用速效、易滴注的降压药，如尼卡地平。应维持正常血碳酸。如果出血持续，且患者已接受组织凝血酶原激活药（tissue plasminogen activator，tPA），可给予冷沉淀以提高纤维蛋白原水平。也可给予抗纤维蛋白溶解药，如氨甲环酸，以结合血纤维蛋白溶酶原，抑制纤维蛋白降解。进一步的抢救和治疗 ICP 可包括快速输注甘露醇、滴注麻醉药以预防抽搐、被动降温、放置脑室外引流管等[4]。

九、血流动力学管理

AIS 期间和之后的血压管理是一个有争议的话题。大多数急性缺血患者出现血压升高。这主要是由于潜在的基础高血压所致。然而，脑缺血的早期高血压反应也会使这些患者的血压进一步升高。全身血压上升，代偿灌注脑缺血区域。缺血半暗带的动脉扩张最大，由于脑血流量与血压成正比，自动调节功能受损[18-19]。这种高血压反应在脑卒中后的 12 ～ 24h 内慢慢消失。

缺血性脑卒中患者的死亡率与其入院血压呈 U 形相关[20]。低血压和高血压都与较差结果有关[21]。接受 tPA 治疗的患者血压升高与再通率降低有关[22-23]。同样，在接受机械取栓术治疗的患者中，收缩压升高与较低的再通率有关[24]。血压在缺血半暗带中发挥的确切神经保护机制尚不清楚。似乎高血压反应改善了侧支循环的灌注，在某些时候与有利的再灌注治疗结果成反比关系[25]。血压本身是一个独立的预测因素还是影响取栓后恢复的积极因素尚不清楚。

目前，公认的观点是在 AIS 围术期适度的升高血压是有益的，可以为缺血区域提供灌注[26]。收缩压低于 140mmHg 与全麻下 AIS 血管内治疗患者的结局较差有关[27-28]。AIS 治疗过程中诱发高血压使收缩压目标 > 140mmHg 是合理的。去

氧肾上腺素是很好的一线选择。去氧肾上腺素是一种强效的 α 受体激动药，可引起外周血管收缩使血压升高，而对心脏的不良反应很小。但是，血压升高必须考虑到高血压可能导致脑溢血和水肿形成的可能性。而诱发性高血压，特别是在使用 tPA 的情况下，可能导致灾难性的出血。一旦给予 tPA，AIS 患者的血压目标应低于 180/105mmHg，以降低出血风险。钙通道阻滞药如尼卡地平或氯维地平、短效二氢吡啶是首选药物。该类药物对血管平滑肌有选择性，对心率和收缩力影响不大[29]。一旦取栓完成，应将患者的血压降至收缩压 160mmHg 以下，以降低充血和出血风险。

十、麻醉药对神经生理的影响

了解麻醉药对脑生理的影响是很重要的。虽然大多数麻醉药还没有在 AIS 的环境中进行专门研究，但麻醉师和手术医生了解这些药物如何影响脑血管和脑血流，并推知这些麻醉药物是否适用于脑缺血环境，这种做法无疑是一种明智之举。

十一、吸入性麻醉药物

吸入式挥发性麻醉药是目前维持全身麻醉的最常用药物。挥发性麻醉药常用于许多神经外科手术，包括 AIS 的麻醉。它们有许多独特的特性，对患者的神经生理有利或不利，取决于它们的特性是如何针对个别脑卒中患者的。

现代吸入式麻醉药之间的共性多于不同之处。它们都是甲基乙醚的卤化衍生物。它们部分或全部用氟进行卤化，从而提供更大的稳定性和更低的毒性。这些卤化的挥发性麻醉药在室温下是液体。它们价格低廉，而且在血液中的溶解度很低。这种低血溶性使其起效快，在维持麻醉过程中能精确控制浓度，而且呼出快，可迅速苏醒和恢复。

最常用的吸入药是异氟醚、七氟醚和地氟醚。这 3 种药对中枢神经系统的影响非常相似。这些药物都会降低脑代谢率（cerebral metabolic rate, CMR）。这种 CMR 的降低在达到等电位脑电图之前是剂量依赖性的。有证据表明，挥发性麻醉药和静脉麻醉药可对轻度缺血性损伤提供一定程度的神经保护[30]。然而，迄今为止尚无任何人体试验表明麻醉药在局灶性缺血期间的神经保护作用。

挥发性麻醉药都是通过直接的血管扩张作用来增加脑血流量（cerebral blood flow, CBF）。每种药物发挥这种血管扩张作用的浓度不同。一般来说，当浓度高于 0.6 的最低肺泡浓度（此肺泡浓度使 50% 的患者无法运动）时，挥发性麻醉药将产生脑血管扩张，从而导致 CBF 的剂量依赖性增加[31]。异氟醚和地氟醚 CBF 增加作用类似，但比七氟醚的影响小。需要注意的是，挥发性麻醉药对 CBF 的增加可因低碳酸血症而减弱。吸入麻醉药不影响脑血管对二氧化碳的反应性[32]。因此，二氧化碳分压在 20 ～ 80mmHg 的变化会引起 CBF 变化。二氧化碳分压每增加 1mmHg，CBF 有 1 ～ 2ml/（100g·min）的线性变化[33]。

挥发性气体之间的另一个关键区别是它们对脑自体调节的影响。大脑自动调节在面对不断变化的脑灌注压（cerebral perfusion pressures, CPP）时能保持 CBF。正常情况下，在 CPP 为 50 ～ 150mmHg，CBF 维持在 50ml/（100g·min）的恒定范围。在慢性高血压患者中，这个范围会向更高的压力水平转移。急性脑卒中患者可能是基线高血压叠加在缺血的早期高血压反应上。因此，这些患者的 CPP 安全下限也向右移动。在吸入麻醉过程中，维持这个较高的基线血压是很重要的，因为这些麻醉药会以剂量依赖的方式损害自体调节。异氟醚和地氟醚在浓度大于 0.5 最小肺泡浓度（minimum alveolar concentration, MAC）时损害自体调节。七氟醚在 1.5MAC 以下仍能保持完整的大脑自主调节功能[34]。

在急性脑卒中时，了解吸入麻醉药对 CBF、

CO_2 反应性和脑血管阻力的相互作用和影响至关重要。这是因为脑缺血会导致自体调节的中断，特别是在缺血半暗带。在这个区域，自动调节和二氧化碳反应性几乎被废除。灌注被动依赖于脑灌注压[35]。因此，需要非常精确的血压控制和呼吸管理。在这些患者中，尤其是使用吸入麻醉时，一个令人担忧的问题是脑内盗血。这种盗血现象发生在高碳酸血症和吸入麻醉过程中，导致血液从缺血区域分流到那些具有正常血管活动的区域。相反，逆向脑内盗血或"罗宾汉效应"理论上认为，当低碳酸血症导致正常组织的脑血管阻力增加，因此将血液分流到缺血区域[36]。然而，目前还没有足够的证据推荐低碳酸血症或高碳酸血症能够改变脑卒中期间的CBF。正常血碳酸和维持充足灌注压应该是主要控制目标。

十二、静脉麻醉药

诱导和维持脑卒中患者的麻醉最常用的两种静脉注射药是异丙酚和巴比妥类药物。这两种药物都有许多相似的麻醉和神经生理作用。它们都能增强抑制性神经递质 γ - 氨基丁酸（gamma-aminobutyric acid，GABA）的传递。然而，最常见的巴比妥类药物硫喷妥在美国已不容易买到。异丙酚和硫喷妥都是脑血管收缩药。它们会导致CBF和颅内压（intracranial pressure，ICP）的下降。ICP的下降超过了血压的下降，使脑灌注压增加。这些药物对CBF的任何降低都会被更大程度降低的CMR的所抵消。巴比妥类和异丙酚在动物模型中均显示在轻度局灶性缺血发作时的脑保护作用[37]。但与吸入性麻醉药物一样，异丙酚和巴比妥类药物对中度至重度缺血损伤的神经保护作用尚未得到证实。

十三、肌松药

现代非去极化肌肉松弛药对大脑生理的影响

很小。组胺释放和低血压是老药的一个问题。琥珀酰胆碱是一种快速起效的去极化肌肉松弛药，CBF和ICP无变化或极少增加[38]。然而，对于饱腹患者来说，其快速起效的优势远远超过了任何不良反应。

十四、麻醉辅助药

麻醉辅助药物是可以用来减少全身麻醉药使用总量的药物。它们也可以单独用于意识镇静，避免全身麻醉。咪达唑仑和芬太尼是最常用的镇静药物。它们是可滴定的、可逆的，可以由非麻醉提供者常规使用。咪达唑仑是一种短效苯二氮䓬类药物，作用于GABA受体。咪达唑仑可适度降低CBF和CMR，上调癫痫发作阈值。AIS患者使用咪达唑仑的缺点是增加谵妄和呼吸抑制的风险。芬太尼是一种短效合成阿片类药物，也可能引起呼吸抑制，并可使神经系统评估困难。右美托咪定是一种 $α_2$ 受体激动药，是一种具有良好脑生理特征的辅助药物。作为可乐定的类似物，其主要优点是镇静而无呼吸抑制[39]。与其他药物相比，右美托咪定能提供协同镇静，术后谵妄和躁动的发生率较低[40]。这些特性使右美托咪定成为AIS治疗期间镇静的最佳选择。

十五、急性缺血性脑卒中治疗的麻醉技术

AIS治疗的最佳麻醉药仍然是一个争论点。主要的神经介入学会的成员在AIS的全身麻醉和局麻镇静之间的意见不一[41]。许多手术医师和麻醉师认为全麻能提供更大的安全性。全身麻醉的优点是患者不动，呼吸道受保护,通气受控[42]。局麻镇静的优势包括术中神经系统评估和更平稳的血流动力学。一些专家认为，诱导全麻不仅会延迟手术的开始，而且会造成血压和神经生理的紊乱，有可能放大脑损伤和伤害[43]。

几乎所有比较 AIS 治疗中局麻镇静与全麻的大型回顾性研究都显示，接受全麻的患者疗效更差[44-46]。具体来说，全麻患者机械取栓术后的血管再通和患者伤残情况明显更差[47]。这些患者的死亡率较高，住院时间更长，住院费用增加，肺炎和气管切开率较高[48-49]。与局麻镇静相比，诱导全麻与伴随的低血压和恶化的神经系统结果有关[27]。全身麻醉也与治疗时间的延迟有关[50]。然而，所有这些研究都受到其回顾性设计的限制。选择偏差可能影响了结论的有效性，因为全麻患者往往病情较重，入院 NIHSS 评分明显较高。

最近，有一些前瞻性随机对照试验评估了局麻镇静与全麻在 AIS 血管内治疗中的作用。在"脑卒中血管内治疗清醒镇静与插管全身麻醉对比研究"（sedation vs. intubation for endovascular stroke treatment，SIESTA）试验中，选择进行机械取栓术的患者随机接受全身麻醉或镇静。24h 后 NIHSS 早期神经功能改善无差异，两组死亡率无差异[51]。"脑卒中期间麻醉（anesthesia during stroke，AnStroke）研究"也发现，全身麻醉和意识镇静在脑卒中后 3 个月的神经功能结果上没有差异[52]。在这两项研究中，两组之间的血流动力学没有差异。AnStroke 试验甚至将严格的收缩压目标设定为 140～160mmHg。

我们机构选择的最小或非镇静麻醉药。众多回顾性研究显示，全身麻醉的结果更差，我们早期采用直接抽吸一次通过技术（adoption of the direct aspiration first pass technique，ADAPT）进行机械取栓，引导我们决定使用意识镇静[53]。ADAPT 技术通过单用大口径导管直接首通吸出血栓实现再灌注。只有在需要时才会使用辅助治疗，如可回收支架。该技术的手术时间较快，有利于患者配合进行意识镇静[54]。在血管内治疗过程中维持了严格的血流动力学参数。术中收缩压目标为 140～180mmHg，术后收缩压应＜ 140mmHg。

血管内脑卒中治疗中的麻醉和意识镇静提出了一个观点：也许麻醉药的类型不如麻醉提供者的经验重要。经验丰富、训练有素的麻醉团队对患者救治至关重要。AIS 的最佳麻醉方式是理解生理目标并迅速实现，以最大限度地减少患者脑损伤。

参考文献

[1] Newton MC. Anaesthesia for Neuroimaging and Interventional Neuroradiology. Anaesth Intensive Care Med. 2007; 8 (10):423–426

[2] Young WL, Pile-Spellman J. Anesthetic considerations for interventional neuroradiology. Anesthesiology. 1994; 80(2): 427–456

[3] Metzner J, Posner KL, Domino KB. The risk and safety of anesthesia at remote locations: the US closed claims analysis. Curr Opin Anaesthesiol. 2009; 22(4):502–508

[4] Jauch EC, Saver JL, Adams HP, Jr, et al. American Heart Association Stroke Council, Council on Cardiovascular Nursing, Council on Peripheral Vascular Disease, Council on Clinical Cardiology. Guidelines for the early management of patients with acute ischemic stroke: a guideline for healthcare professionals from the American Heart Association/American Stroke Association. Stroke. 2013; 44(3):870–947

[5] Talke PO, Sharma D, Heyer EJ, Bergese SD, Blackham KA, Stevens RD. Republished: Society for Neuroscience in Anesthesiology and Critical Care expert consensus statement: Anesthetic management of endovascular treatment for acute ischemic stroke. Stroke. 2014; 45(8):e138–e150

[6] el-Ganzouri AR, McCarthy RJ, Tuman KJ, Tanck EN, Ivankovich AD. Preoperative airway assessment: predictive value of a multivariate risk index. Anesth Analg. 1996; 82(6):1197– 1204

[7] Kheterpal S, Martin L, Shanks AM, Tremper KK. Prediction and outcomes of impossible mask ventilation: a review of 50,000 anesthetics. Anesthesiology. 2009; 110(4):891–897

[8] Rose DK, Cohen MM. The airway: problems and predictions in 18,500 patients. Can J Anaesth. 1994; 41(5 Pt 1):372–383

[9] Lee CZ, Litt L, Hashimoto T, Young WL. Physiologic

monitoring and anesthesia considerations in acute ischemic stroke. J Vasc Interv Radiol. 2004; 15(1 Pt 2):S13–S19

［10］Chang TS, Jensen MB. Hemodilution for acute ischemic stroke. Stroke. 2015; 46(1):e4–e5

［11］Martin RH, Yeatts SD, Hill MD, Moy CS, Ginsberg MD, Palesch YY, ALIAS Parts 1 and 2 and NETT Investigators. ALIAS (Albumin in Acute Ischemic Stroke) Trials: Analysis of the Combined Data From Parts 1 and 2. Stroke. 2016; 47(9): 2355–2359

［12］Hypothermia after Cardiac Arrest Study Group. Mild therapeutic hypothermia to improve the neurologic outcome after cardiac arrest. N Engl J Med. 2002; 346(8):549–556

［13］Wu TC, Grotta JC. Hypothermia for acute ischaemic stroke. Lancet Neurol. 2013; 12(3):275–284

［14］Alvarez-Sabín J, Molina CA, Montaner J, et al. Effects of admission hyperglycemia on stroke outcome in reperfused tissue plasminogen activator–treated patients. Stroke. 2003; 34(5):1235–1241

［15］Messick JM , Jr, Newberg LA, Nugent M, Faust RJ. Principles of neuroanesthesia for the nonneurosurgical patient with CNS pathophysiology. Anesth Analg. 1985; 64(2):143–174

［16］Singhal AB. A review of oxygen therapy in ischemic stroke. Neurol Res. 2007; 29(2):173–183

［17］Frontera JA, Lewin JJ , III, Rabinstein AA, et al. Guideline for Reversal of Antithrombotics in Intracranial Hemorrhage: A Statement for Healthcare Professionals from the Neurocritical Care Society and Society of Critical Care Medicine. Neurocrit Care. 2016; 24(1):6–46

［18］Goldstein LB. Blood pressure management in patients with acute ischemic stroke. Hypertension. 2004; 43(2):137–141

［19］Meyer JS, Shimazu K, Fukuuchi Y, Ouchi T, Okamoto S, Koto A. Impaired neurogenic cerebrovascular control and dysautoregulation after stroke. Stroke. 1973; 4(2):169–186

［20］Leonardi-Bee J, Bath PM, Phillips SJ, Sandercock PA, IST Collaborative Group. Blood pressure and clinical outcomes in the International Stroke Trial. Stroke. 2002; 33(5):1315–1320

［21］Vemmos KN, Tsivgoulis G, Spengos K, et al. U-shaped relationship between mortality and admission blood pressure in patients with acute stroke. J Intern Med. 2004; 255 (2):257–265

［22］Huang Y, Sharma VK, Robinson T, et al. ENCHANTED investigators. Rationale, design, and progress of the ENhanced Control of Hypertension ANd Thrombolysis strokE stuDy (ENCHANTED) trial: An international multicenter 2 × 2 quasifactorial randomized controlled trial of low- vs. standarddose rt-PA and early intensive vs. guideline-recommended blood pressure lowering in patients with acute ischaemic stroke eligible for thrombolysis treatment. Int J Stroke. 2015; 10(5):778–788

［23］Tsivgoulis G, Saqqur M, Sharma VK, Lao AY, Hill MD, Alexandrov AV, CLOTBUST Investigators. Association of pretreatment blood pressure with tissue plasminogen activatorinduced arterial recanalization in acute ischemic stroke. Stroke. 2007; 38(3):961–966

［24］Nogueira RG, Liebeskind DS, Sung G, Duckwiler G, Smith WS, MERCI, Multi MERCI Writing Committee. Predictors of good clinical outcomes, mortality, and successful revascularization in patients with acute ischemic stroke undergoing thrombectomy: pooled analysis of the Mechanical Embolus Removal in Cerebral Ischemia (MERCI) and Multi MERCI Trials. Stroke. 2009; 40(12):3777–3783

［25］Regenhardt RW, Das AS, Stapleton CJ, et al. Blood Pressure and Penumbral Sustenance in Stroke from Large Vessel Occlusion. Front Neurol. 2017; 8:317

［26］Mistri AK, Robinson TG, Potter JF. Pressor therapy in acute ischemic stroke: systematic review. Stroke. 2006; 37(6): 1565–1571

［27］Davis MJ, Menon BK, Baghirzada LB, et al. Calgary Stroke Program. Anesthetic management and outcome in patients during endovascular therapy for acute stroke. Anesthesiology. 2012; 116(2):396–405

［28］Treurniet KM, et al. A Decrease in Blood Pressure Is Associated with Unfavorable Outcome in Patients Undergoing Thrombectomy under General Anesthesia. J Neurointerv Surg. 2017; •••:12988

［29］Appleton JP, et al. "Blood Pressure Management in Acute Stroke." Stroke and Vascular Neurology. BMJ Specialist Journals. 2016; 1(2):72–82

［30］Warner DS, Zhou JG, Ramani R, Todd MM. Reversible focal ischemia in the rat: effects of halothane, isoflurane, and methohexital anesthesia. J Cereb Blood Flow Metab. 1991; 11 (5):794–802

［31］ Matta BF, Heath KJ, Tipping K, Summors AC. Direct cerebral vasodilatory effects of sevoflurane and isoflurane. Anesthesiology. 1999; 91(3):677–680

［32］ Strebel S, Kaufmann M, Baggi M, Zenklusen U. Cerebrovascular carbon dioxide reactivity during exposure to equipotent isoflurane and isoflurane in nitrous oxide anaesthesia. Br J Anaesth. 1993; 71(2):272–276

［33］ Kuroda Y, Murakami M, Tsuruta J, Murakawa T, Sakabe T. Blood flow velocity of middle cerebral artery during prolonged anesthesia with halothane, isoflurane, and sevoflurane in humans. Anesthesiology. 1997; 87(3):527–532

［34］ Summors AC, Gupta AK, Matta BF. Dynamic cerebral autoregulation during sevoflurane anesthesia: a comparison with isoflurane. Anesth Analg. 1999; 88(2):341–345

［35］ Aries MJH, Elting JW, De Keyser J, Kremer BP, Vroomen PC. Cerebral autoregulation in stroke: a review of transcranial Doppler studies. Stroke. 2010; 41(11):2697–2704

［36］ Lassen NA, Christensen MS. Physiology of cerebral blood flow. Br J Anaesth. 1976; 48(8):719–734

［37］ Kochs E, Hoffman WE, Werner C, Thomas C, Albrecht RF, Schulte am Esch J. The effects of propofol on brain electrical activity, neurologic outcome, and neuronal damage following incomplete ischemia in rats. Anesthesiology. 1992; 76(2): 245–252

［38］ Kovarik W D, Mayberg TS, Lam AM, et al. "Succinylcholine Does Not Change Intracranial Pressure, Cerebral Blood Flow Velocity, or the Electroencephalogram in Patients with Neurologic Injury." . Anesthesia & Analgesia. 1994; 78(3):469–473

［39］ Drummond JC, Dao AV, Roth DM, et al. Effect of dexmedetomidine on cerebral blood flow velocity, cerebral metabolic rate, and carbon dioxide response in normal humans. Anesthesiology. 2008; 108(2):225–232

［40］ Wang X, Ji J, Fen L, Wang A. Effects of dexmedetomidine on cerebral blood flow in critically ill patients with or without traumatic brain injury: a prospective controlled trial. Brain Inj. 2013; 27(13–14):1617–1622

［41］ Mehta B, Leslie-Mazwi TM, Chandra RV, et al. Assessing variability in neurointerventional practice patterns for acute ischemic stroke. J Neurointerv Surg. 2013; 5 Suppl 1:i52–i57

［42］ Brekenfeld C, Mattle HP, Schroth G. General is better than local anesthesia during endovascular procedures. Stroke. 2010; 41(11):2716–2717

［43］ Anastasian ZH. Anaesthetic management of the patient with acute ischaemic stroke. Br J Anaesth. 2014; 113 Suppl 2:ii9–ii16

［44］ Bekelis K, Missios S, MacKenzie TA, Tjoumakaris S, Jabbour P. Anesthesia Technique and Outcomes of Mechanical Thrombectomy in Patients With Acute Ischemic Stroke. Stroke. 2017; 48(2):361–366

［45］ Berkhemer OA, van den Berg LA, Fransen PS, et al. MR CLEAN investigators. The effect of anesthetic management during intra-arterial therapy for acute stroke in MR CLEAN. Neurology. 2016; 87(7):656–664

［46］ Brinjikji W, Murad MH, Rabinstein AA, Cloft HJ, Lanzino G, Kallmes DF. Conscious sedation versus general anesthesia during endovascular acute ischemic stroke treatment: a systematic review and meta-analysis. AJNR Am J Neuroradiol. 2015; 36(3):525–529

［47］ Abou-Chebl A, Yeatts SD, Yan B, et al. Impact of General Anesthesia on Safety and Outcomes in the Endovascular Arm of Interventional Management of Stroke (IMS) III Trial. Stroke. 2015; 46(8):2142–2148

［48］ Jumaa MA, Zhang F, Ruiz-Ares G, et al. Comparison of safety and clinical and radiographic outcomes in endovascular acute stroke therapy for proximal middle cerebral artery occlusion with intubation and general anesthesia versus the nonintubated state. Stroke. 2010; 41(6):1180–1184

［49］ McDonald JS, Brinjikji W, Rabinstein AA, Cloft HJ, Lanzino G, Kallmes DF. Conscious sedation versus general anaesthesia during mechanical thrombectomy for stroke: a propensity score analysis. J Neurointerv Surg. 2015; 7(11):789–794

［50］ van den Berg LA, Koelman DL, Berkhemer OA, et al. MR CLEAN pretrial study group, Participating centers. Type of anesthesia and differences in clinical outcome after intra-arterial treatment for ischemic stroke. Stroke. 2015; 46(5):1257–1262

［51］ Schönenberger S, Uhlmann L, Hacke W, et al. Effect of Conscious Sedation vs General Anesthesia on Early Neurological Improvement Among Patients With Ischemic Stroke Undergoing Endovascular Thrombectomy: A

Randomized Clinical Trial. JAMA. 2016; 316(19):1986–1996

［52］Löwhagen Hendén P, Rentzos A, Karlsson JE, et al. General Anesthesia Versus Conscious Sedation for Endovascular Treatment of Acute Ischemic Stroke: The AnStroke Trial (Anesthesia During Stroke). Stroke. 2017; 48(6):1601–1607

［53］Turk AS, Frei D, Fiorella D, et al. ADAPT FAST study: a direct aspiration first pass technique for acute stroke thrombectomy. J Neurointerv Surg. 2014; 6(4):260–264

［54］Turk AS, Spiotta A, Frei D, et al. Initial clinical experience with the ADAPT technique: a direct aspiration first pass technique for stroke thrombectomy. J Neurointerv Surg. 2014; 6(3): 231–237

第 10 章 急性缺血性脑卒中神经重症监护

Neurocritical Care of the Acute Ischemic Stroke

Ana Canale　Pedro Grille　Paul Vespa　著

摘要

急性脑卒中仍是全球死亡和致残的主要原因之一。缺血性脑卒中约占所有脑卒中类型的 80%。

过去 20 年脑卒中的紧急救治发生了巨大变化。脑卒中中心、脑卒中单元和静脉组织凝血酶原激活药（intravenous tissue plasminogen activator，IV rTPA）和（或）血管内机械取栓术再灌注治疗技术的发展，都有助于改善患者预后。尽管如此，仍有高达 20% 的最严重急性缺血性脑卒中（acute ischemic stroke，AIS）患者将受益于专门的神经重症监护（neurocritical care，NCC）。

本章的目的是回顾 AIS 患者的重症管理，重点在临床和循证医学证据。

严重 AIS 的重症监护管理必须由多学科团队制定实施，积极而细致的支持性监护是确保最佳神经系统治疗效果的关键。

通过强化监测和专业治疗，主要目标是：早期识别神经恶化；优先进行无创性神经监测；减少再灌注的并发症如出血转化；尽量减少继发性脑损伤，包括脑水肿和进展性脑卒中。可能调控神经系统结果的关键问题包括血压和血糖优化、避免发热、液体和营养管理、早期康复以及对并发症的治疗。

关键词：缺血性脑卒中，神经重症监护，神经恶化，脑卒中

一、概述

尽管急性脑卒中的诊断和治疗取得了显著进步，但它仍是发达国家死亡和残疾的主要原因之一。缺血性脑卒中约占所有脑卒中类型的 80%。在过去 20 年里，脑卒中患者的急性管理已经发展到脑卒中单元和脑卒中中心，并取得了更好的效果，包括缩短住院时间和降低死亡率[1]。这些患者中高达 20% 的人受益于神经危重症监护[2]。

多项研究表明了专业的神经重症监护（NCC）团队对这些患者的干预的有益效果[3]。

急性缺血性脑卒中（AIS）患者的重症监护必须由多学科团队共同制定，以生命支持为基础，早期识别神经恶化，优化脑灌注，最大限度地减少再灌注损伤，最终避免和治疗神经系统和全身并发症[4]。

我们本章将对 AIS 患者的重症监护的临床环节进行回顾，重点强调实践和循证方法。

二、重症监护单元收治适应证

在几种情况下，AIS 患者需要 NCC[5-6]。尽管重症监护室（intensive care unit，ICU）的收治标准各不相同，但大多数作者都接受以下适应证（表 10-1）。

1. 由于意识水平低下或保护其呼吸道的能力下降的严重神经功能障碍，需要人工气道和机械通气。

2. 神经系统功能恶化风险，如：重度脑卒中评分（NIHSS > 17），大面积半球梗死（>145cm³），明显的梗死累及脑干或小脑，计算机断层扫描中有明显的占位效应或脑移位。

3. 需要对颅内高压或脑水肿进行专门的无创或有创神经监测或特殊治疗。

4. 癫痫大发作或癫痫持续状态。

5. 术后干预：开颅减压术、小卒中减压清除术或颅后窝梗死脑积水的脑室外引流术。

6. 因并发症导致严重心血管、呼吸系统或全身功能障碍的患者：肺水肿或栓塞、急性心力衰竭、需要使用血管收缩药的低血压、需要静脉用药的严重动脉高压、心律失常、主动脉夹层或代谢异常等需要特别密切监测的患者。

7. 立即进行溶栓后或机械取栓术后的血流动力学和神经系统监测。

在这些患者群体中，正如前面提到的，专业的 NCC 病房已经显示出可以改善结果并减少住院时间[7-8]。这些患者的另一个重要问题是，ICU 收治延迟与较差的结果显著相关，因此他们应该尽快收治[9]。

三、神经功能恶化的检测

神经系统功能恶化是 AIS 患者治疗的基石。神经系统检查是最重要的检测工具，因为颅内压（intracranial pressure，ICP）监测在预测缺血性脑卒中后神经系统恶化方面有一定的局限性[10-11]。

表 10-1 AIS 患者 ICU 收治适应证

严重神经功能障碍	• 需要气管插管和机械通气
神经功能恶化风险	• NIHSS > 17 • 大面积半球梗死（> 145 cm³） • 累及脑干和小脑的严重梗死 • CT 显示的明显占位效应和脑移位
全面癫痫发作和癫痫持续状态	• 对脑水肿专门治疗
术后干预	• 开颅减压术 • 小卒中清除术 • 颅后窝梗死患者脑积水的脑室造口引流术
因明显的并发症或并发症而需要专门监护	• 肺水肿或栓塞 • 急性心力衰竭 • 需要血管收缩药的低血压 • 无法控制的高血压 • 心律失常 • 主动脉夹层 • 需要专门密切监护的代谢异常

脑卒中后神经系统恶化通常是由于以下 4 种机制导致的：①脑水肿伴组织移位，不一定引起 ICP 升高，但可引起脑疝综合征；②出血性转化伴占位效应，ICP 可能升高；③进展性的缺血区侧支脑血流衰竭；④癫痫发作，可引起意识水平下降，伴或不伴脑水肿和组织移位恶化。

美国国立卫生研究院脑卒中量表（national institutes of health stroke scale，NHISS）是评估 AIS 临床状态最常用、最规范、最有效的评分标准。增加 2 分或 2 分以上被认为是显著神经恶化的标志。对于意识严重受损的患者，专门设计的格拉斯哥昏迷量表（Glasgow coma scale，GCS）可能更有用[5,12]。另外一个对神经监测有用的评分是全面无反应性量表（FOUR 评分）。它允许对语言、运动、脑干和呼吸功能进行详细评估。现在建议对木僵和（或）昏迷患者使用 FOUR 评分。

瞳孔大小和对光反应的评估是神经系统检查的基础环节，对于因大脑中线移位或小脑幕疝导致病情恶化的患者至关重要。红外线瞳孔测量法的使用提供了一种无创的床旁方法，消除了人工方式的瞳孔临床评估的局限性，如主观性、不一致性和观察者之间的高度差异性。我们使用的便携式红外瞳孔仪（Forsite NeurOptics，欧文，CA[®]）。它允许自动、准确、简单、快速、可重复和定量地测量不同的瞳孔参数，包括：最大和最小直径、光刺激后的直径变化百分比、收缩和扩张速度及潜伏期[13,14]。

AIS 中不推荐常规 ICP 监测，因为在 ICP 没有升高的情况下可能会出现明显的组织和脑疝。因此，颅内高压是神经恶化的晚期征象，即使存在的缺血组织体积较大，ICP 值也往往是正常的。目前尚无随机临床试验评估脑卒中患者的 ICP 监测情况[3,15]。

Poca 等在一项前瞻性研究中发现，大多数恶性大脑中动脉梗死患者的 ICP 值小于 20mmHg。在该研究中，尽管 ICP 值正常，但仍存在瞳孔异常、脑中线移位和脑干压迫等现象[11]。ICP 监测在预测神经恶化方面的相对价值可以解释为脑卒中为局灶性病变，分区的 ICP 可能不能反映对侧半球或小脑幕下的压力。其他假说可能是，ICP 探查部位与脑疝部位之间的距离，一般在小脑幕切迹处，与压力梯度力成反比。这是非常重要的，因为我们知道，小脑幕切迹处结构存在形态解剖学变异。这可以解释为什么一些拥有狭窄小脑幕切迹解剖结构的患者谁比其他患者的更早恶化[16]。我们最近开发了一个 CT 扫描方法测量小脑幕切迹，所以我们能够根据其小脑幕切迹的形态解剖学变异预测哪些脑卒中患者存在的神经恶化风险（初步数据，未显示）。

说到这里，使用脑室外引流术治疗小卒中、蛛网膜下腔出血、小脑出血、原发性脑内出血（intraparenchymal hemorrhage，ICH）等并发的合并阻塞性脑积水是有用武之地的。使用脑室外引流术引流脑脊液和缓解脑积水是这些病症的一种治疗方案。然而，小卒中引起的颅后窝脑水肿最好通过开颅减压手术治疗，而不是单纯的脑室外引流术。

有创多模态监测，包括 ptO$_2$ 或脑微透析，在 AIS 患者中尚未得到充分研究，因此目前不能推荐常规使用[3]。

非侵入性的神经监测方法正成为临床检查和预测 AIS 患者恶性进展的主要辅助工具。

超声测量视神经鞘直径（optic nerve sheath diameter，ONSD）是检测 ICP 即时变化和升高的一种准确、简单、快速的方法[17]。最近，有人介绍了经颅彩色双功能超声对脑中线移位的可靠评估。它具有床边可用和安全性高的优势，特别适合不宜多次行 CT 检查的重症患者[18]。

连续脑电图（continuous electroencephalography，cEEG）监测。使用 cEEG 监测预测或管理 AIS 患者的数据有限。最近几项缺血性脑卒中患者使用连续定量脑电图监测的研究显示，快速脑电图活动的丧失与低 CPP 之间，以及脑对称性指数与 NIHSS 之间具有良好的相关性。这可能是一种很有前途的无创监测技术，可以估计或预测 AIS 结果[19-20]。

四、气道管理与机械通气

气道管理是任何重度脑损伤患者医疗支持的第一步，它是最初的气道（A）、呼吸（B）和循环（C）三驾马车算法的一部分。

1. 气管插管

适用于有以下情况的患者：①意识水平下降；②因脑干功能障碍而无法进行气道保护；③有颅内高压或大面积梗死；④任何需要机械通气的呼吸衰竭。

对于 AIS 的具体适应证或插管时机，目前尚无循证指南。尽管 GCS 评分＜9 分被认为是插管的一个限制，但决策必须以全面的临床判断为指导。从这个意义上说，由于意识水平下降而无法遵循命令的患者是气管内插管的候选者，而不受 GCS 评分的影响[3,6,10]。对大面积脑卒中和低 GCS 的患者在前 48h 内插管是合理的，因为这是神经恶化的窗口。

不同的指南都建议提供补充氧气，使氧饱和度保持在 94% 以上。在随机临床研究中，所有脑卒中患者或高氧症患者常规补氧均未显示出明显的益处[21-23]。

2.过度通气

只应在有明显脑水肿和脑疝临床症状的 AIS 患者中作为一种挽救性治疗干预措施，短时间用于降低 ICP。由于血管收缩导致缺血损伤恶化，引起进一步的缺血，预防性或常规的过度通气对这些患者中没有好处，不推荐使用[3,24]。

10% ～ 20% 的 AIS 患者发生呼吸功能不全。有以下几种原因，如脑干梗死引起的中枢性低通气、吸入性肺部炎症或肺炎、急性肺损伤或急性呼吸窘迫综合征、心源性或神经源性肺水肿、肺栓塞或呼吸肌无力[2,4]。

这些患者不应使用无创通气，因为它不能纠正 AIS 患者经常出现的潜在问题，如中枢性低通气和脑干功能障碍导致的气道保护功能丧失。

3.脱离机械通气

在重症脑卒中患者与典型的非神经系统 ICU 呼吸衰竭患者有本质区别。典型的撤机参数如肺活量、吸气负压、最大呼气力、自发性呼吸试验等，一般并不需评估气道控制力（airway control）。严重急性缺血性脑卒中的气道控制和气道保护性反射往往受损。虽然自发性呼吸试验（spontaneous breathing trial，SBT）可以在部分患者中安全地进行，但对伴有重症脑水肿的脑卒中患者应避免进行 SBT。缓慢逐步脱离呼吸机可能是一种更谨慎的方法。

AIS 患者在气管拔管前有一些考虑的标准：能够听从一个以上的指令、自发呼吸试验成功、没有大量的口咽分泌物聚集以及通过白卡试验测量证明有足够的咳嗽作用力[25-26]。

对于拔管失败或机械通气 7 ～ 10 天无法实现拔管的 AIS 患者，通常是大面积 MCA 或颅后窝梗死患者，应考虑气管切开。气管切开的最佳时机仍存争论，早期气管切开是否影响 AIS 患者的治疗效果也存在争议[27-28]。

在这个意义上，Schonenberger 等开发了 SET 评分。该评分评估了三个方面：神经功能（吞咽困难、入院时观察到的误吸和入院时 GCS < 10）、神经病变的类型和定位（脑干、小脑或 MCA 区域）及一般器官功能（急性肺损伤、APACHE Ⅱ 评分 > 20、败血症或神经外科干预）。他们在一项前瞻性研究中证明，SET 评分减分 > 8 分可预测长期机械通气和需要气管切开，其敏感性为 64%，特异性为 86%[29]。

Bosel 等在一项针对缺血性和出血性脑卒中患者的随机先导试验中发现，早期气管切开组（插管后 1 ～ 3 天进行）的 ICU 死亡率（10% vs. 47%）低于标准气管切开组患者（插管后 7 ～ 14 天）[30]。遵循这一思路设计的 SETPOINT2 是一项正在进行的多中心随机试验。在这项试验中，机械通气的缺血性或出血性脑卒中患者随机接受早期经皮气管切开术（插管后前 5 天）或延长气管插管。这项试验可能会明确早期气管切开术对这些患者的价值[31]。

五、血流动力学管理

AIS 患者血流动力学管理的目的如下。

1.避免低血容量和低血压。

2.在特定情况下控制高血压。

3.尽早发现和治疗心脏并发症。

基本的心血管监测包括连续心电图、无创血压（blood pressure，BP）、至少一次超声心动图和重复肌钙蛋白测定，特别是对于心电图或超声心动图异常的患者。

血流动力学不稳定或出现严重心脏并发症的患者受益于有创血压监测，可能需要微创血流动力学监测，如 PiCCO 或 VIGILANCE®

DisPositive，测量连续心输出量、全身血管阻力和 SvO$_2$。

AIS 患者的血压范围没有一个具体目标。必须避免低血容量和低血压，因为它们可能会加重脑缺血，尤其是自动调节曲线向右移动的慢性高血压患者。平均动脉压（mean arterial pressure，MAP）＞ 85mmHg 似乎是缺血性脑卒中无出血转化的合理目标。

应仔细监测和管理液体平衡，以达到正常血容量。用等渗盐水溶液（NaCl 0.9%）进行液体复苏是该管理的第一步。如果低血压对容量置换无反应，则使用去甲肾上腺素等血管活性药物。谨慎使用等渗晶体溶液可能是一种选择。但在考虑液体选择时，避免低钠血症是最重要的。

全部 AIS 患者中，有近 80% 的患者在到达医院急诊时有高血压，一般在 48h 内会恢复正常。这可能与以下几种原因有关，如慢性高血压、压力、疼痛或激动或颅内高压[32]。观察到 BP 与脑卒中死亡率之间呈 U 形关系，收缩压（systolic blood pressure，SBP）低于和高于 150mmHg 对结果有不良影响[33]。脑自体调节功能受损时，降压可通过降缺血半暗带脑组织的脑灌注压，加重神经系统恶化。另外，严重高血压可因血脑屏障的破坏而导致脑水肿形成和脑内出血增加，并促使心肺和肾脏并发症的发生。

这一事实加上最佳 BP 水平的循证医学证据不一致，使得 AIS 患者的 BP 管理成为一个争议问题。临床指南建议采取允许高血压的策略。除非患者因高血压而出现心脏或肾功能障碍（心肌缺血、充血性心力衰竭或肾衰竭），否则在治疗开始前，允许 BP 升高至 220/120mmHg。在接受静脉溶栓治疗的患者中，需要严格控制血压，使血压保持在 180/105 mmHg 以下[3,10,22]。静脉拉贝洛尔是降低血压的首选药物。当 β 受体拮抗药禁用时，尼卡地平可能是一个合理选择[34]。必须注意的是，缺血性脑卒中早期的血压变化与梗死扩大和更差的预后有关，所以应该避免[35]。

至少有 5 项随机临床试验研究了非溶栓性缺血性脑卒中的急性血压降低。其中两项（CHHIPS 和 COSSACS 试验）规模小且效果不佳，致治疗组或安慰剂组之间没有发现实质性差异[36,37]。之后，开展了三项大型随机临床试验。SCAST 研究了 9 个欧洲国家招募的 2029 名患者，发现在脑卒中的前 7 天使用坎地沙坦降低血压对预后没有益处[38]。CATIS 试验是一项随机研究，在中国招募了 4071 名 AIS 患者，未发现死亡或残疾率有所减少[39]。最后，ENOS 试验是一项研究硝酸甘油透皮贴剂在缺血性或出血性脑卒中前 7 天降低血压的效果部分因素的随机研究，但没有改善这些患者的预后[40]。

最后，ENCHANTED 试验是一项正在进行的随机研究，旨在建立低剂量 rtPA 和早期强化降压在 AIS 患者中的效果，这可能需要在未来几年内解决这个问题[41]。

目前还没有强有力的证据表明在 AIS 患者中应用诱导性高血压。

然而，对于高度选择的患者（神经系统状态波动或恶化，主要血管严重狭窄或闭塞，SBP ＜ 150mmHg），可慎重采用诱导性高血压策略[10,42]。在此情况下，通过经颅多普勒测量动态脑自体调节，如自体调节指数（autoregulation index，ARI）或 Mx 指数，有助于指导血流动力学管理决策。一般认为，缺血性和出血性脑卒中的脑自体调节改变也可随时间和病理进展而改变。急性脑卒中脑自体调节的存在与否，对维持缺血半暗带稳定的血流和避免过度灌注至关重要。脑自体调节相对完整的 AIS 患者亚群有可能从积极的血压治疗中获益，以改善临床预后[43]。所以需要进行前瞻性研究；应在神经重症监护医生和神经内科医生的判断下个体化救治实践。

目前还没有关于机械取栓术等血管内治疗环境下围术期血压管理的具体研究[44]。一般来说，应在避免低血容量和低血压的基础上，评估血管再通的程度、缺血脑组织的侧支循环代偿情况和梗死程度。对于无法实现血管再通的患者，作者建议在神经系统症状没有改善的情况下，允许升高血压以增强侧支循环，甚至诱导高血压。

心脏并发症在 AIS 中很常见，可归因于 20% 缺血性脑卒中死亡患者。57% 的患者存在心律失常，高达 10% ～ 18% 的患者血清肌钙蛋白水平升高，12% 的患者超声心动图检查有室壁运动异常。神经源性心肌顿抑是除缺血性脑卒中外，各种严重颅内疾病都可见到的一种心脏功能障碍，由儿茶酚胺释放引起，导致心肌收缩带坏死，特定情况下描述为 Takotsubo 心肌病。由于其超声心动图的外观类似于日本的花瓶，故得此名[6,45-47]。

对于这些并发症的处理还没有达成共识，最佳的临床实践必须平衡心肺支持的效果和潜在神经系统恶化的影响。对于快速室性心律失常，一般采用 β 受体拮抗药和钙通道阻滞药。对于因心肌功能障碍引起的血流动力学不稳定，治疗策略包括避免循环超负荷，包括肌张力药物在内的支持疗法和针对神经系统的病因学治疗[10,48-49]。

六、脑水肿和颅内高压管理

脑水肿形成了空间占位，造成了神经系统的进行性恶化，称为恶性脑水肿，是 AIS 中威胁生命的一种情况。约有 10% 的缺血性脑卒中患者发生，且死亡率增高。恶性脑水肿的主要后果是颅内压力梯度差和颅内高压引起的脑移位变形。这两种现象共同的最终途径是中央或型或侧方型脑疝。引起 AIS 颅内高压的主要原因是脑水肿。其他原因较少，需要特殊治疗，如脑积水脑室引流术。

缺血和梗死后的水肿由多种细胞机制介导：①细胞毒性或离子性水肿：氧的供应减少损害了神经元细胞膜的能量依赖性运输通道，导致离子梯度丧失，水流入神经元细胞；②血脑屏障的能量衰竭，导致液体移入间隙，产生迟发性血管源性水肿；③脑卒中恶性水肿的其他机制包括血管

内皮因子、凝血酶和基质金属蛋白酶[5]。

近年来，发现磺酰脲受体（sulfonylurea receptor-1，Sur-1）调节通道上调是参与微血管功能障碍产生二次损伤和水肿形成的另一关键分子事件，具有新的治疗意义[50]。

恶性脑水肿的治疗包括暂时性内科保守治疗和手术治疗 2 个步骤。

（一）脑水肿和颅内高压的医学暂时性内科保守治疗

稳定气道、呼吸和循环是治疗颅内高压的首要措施。在 ABC 稳定后，所有患者都应该采取控制 ICP 升高的措施：头抬高至 30°，保持头颈部中线位，避免颈部紧束以改善颈静脉回流，避免所谓的"致命 H"（缺氧、低血压、高碳酸血症、低钠血症、低血糖和高血糖），最后及早发现和治疗癫痫发作。

目前已经采用了几种特殊措施来暂时控制脑水肿和颅内高压。这些措施都没有得到强有力的循证医学证据支持，其在治疗颅内高血压中的作用也只是在实施手术治疗时的短暂选择。

过度通气因诱导低碳酸血症和脑血管收缩而被用于降低 ICP。因为这种效果可能会加重缺血性损伤，就像它在严重头部外伤脑部病变中表现出来的那样，所以不推荐预防性过度通气。大多数作者建议在有脑疝临床症状的患者中短期使用，将其作为抢救手段[51]。

渗透疗法通过在血脑屏障完好的脑区，利用相对渗透梯度将液体从细胞间和细胞内空间转移到血管内空间，从而减轻脑水肿。临床使用的渗透剂主要有甘露醇（20%）和高渗盐水（3% ～ 23.4%）。一篇 Cochrane 综述发现，AIS 患者使用甘露醇并未获得随机对照试验证据的支持[52]。对于高渗盐水，证据类似，尽管一项比较两种渗透剂的荟萃分析支持高渗盐水对 ICP 的作用更强，但该研究纳入分析的符合条件的试验数量和规模很小[53]。

特别是在脑卒中患者中，有一些证据表明高渗盐水可以降低甘露醇无法控制 ICP 升高[54]。需要注意的是，渗透疗法应在 ICP 监测的指导下进行，不推荐 ICP 盲疗。

巴比妥类药物是治疗其他医疗措施无法治愈的脑水肿的一种治疗选择。没有证据表明其在治疗脑卒中患者 ICP 升高方面的益处。此外，它还与明显的低血压有关。由于这些原因，巴比妥酸盐疗法不推荐用于治疗脑卒中患者的脑水肿[55]。

虽然这些疗法的目的是在水肿形成后进行治疗，但最近的临床前和第 2 阶段临床研究表明，静脉注射格列苯脲，一种 Sur-1 受体拮抗药，可阻断 AIS 患者水肿的形成。一项随机临床试验正在进行中，可能有助于证明其临床获益[56]。

（二）恶性脑水肿的手术治疗

当大脑半球或小脑发生明显的脑肿胀时，应考虑手术减压以缓解对中脑结构和脑干的占位效应，从而避免严重的神经系统恶化和死亡。

AIS 手术治疗有两种情况：恶性大脑中动脉（middle cerebral artery，MCA）闭塞和小卒中。

1. 恶性大脑中动脉闭塞

该术语是指近端 MCA 或颈内动脉闭塞导致的大面积幕上和半球梗死，并伴有明显的神经功能恶化。这一称谓有不同的定义标准。NIHSS 评分 > 15 ～ 20 分，脑 CT 扫描缺血征象累及 > 50% 的 MCA 区域或磁共振弥散加权成像梗死体积 > 145 cm³。即使接受最好的治疗，死亡率仍高达 70% ～ 80%。在这种情况下，最有效的治疗策略是去颅骨骨瓣减压术（decompressive hemicraniectomy,DHC）[15,57,58]。

3 项随机临床试验（DECIMAL、DESTINY 和 HAMLET）证明了早期 DHC 对 60 岁以下恶性脑卒中患者的益处。

对它们的汇总分析显示，DHC 与内科治疗相比降低了死亡率（22% vs.71%），并提高了存活比例，改善了预后（mRS 评分 0 ～ 3，43%

vs.21%）[59,60]。

尽管对生存和功能结果有这些明确的影响，但缺血性脑卒中患者的减压开颅术仍存在一些不确定的问题。

（1）行 DHC 的选择标准或最佳触发因素：目前就是否等待神经系统恶化的迹象、主要中线移位（可能在 CT 上移位 > 5mm）实施，还是在确诊 MCA 梗死时立即手术，目前尚存争议。"预防性" DHC 的策略会导致过度使用，而等待恶化迹象的政策可能会使功能结果恶化。作者建议在出现脑疝症状之前，优先考虑早期减压，做出个体化的临床决定[3]。

（2）手术技术方面完全没有明确：DHC 去除骨瓣的大小是一个需要解决的非常重要的变量。因为小于 12cm 的大小与效果不佳和增加脑部并发症有关，所以必须认为是次优的。另一个方面是包含颞骨底部的切除，以最大限度地降低对脑干的压迫效应。其他手术决定，如骨瓣储存（storage），尚未进行前瞻性研究[61]。

（3）对 60 岁以上患者进行 DHC 的决定必须考虑到患者和家属的意愿。因为正如 DESTINY Ⅱ 试验所显示的那样，在这个年龄段，DHC 可以降低死亡率，但严重残疾的可能性较高[62,63]。

（4）梗死脑组织清除术或颞叶切除术可能是选定的 DHC 临床失败患者的潜在治疗策略。这类患者的特点是在 DHC 后出现持续进展的中线移位，并伴有神经系统恶化[64]。

2. 小脑梗死

17% ～ 54% 的小脑梗死患者并发小脑水肿，一般与小脑后下动脉（posterior inferior cerebellar artery，PICA）区域梗死有关。这种情况下通常会出现快速的神经系统恶化，因为颅后窝提供的抵消占位效应空间很小。

虽然，恶性小脑梗死的最佳手术方法尚存争论，但严重的小脑梗死，因为颅后窝占位效应产生脑干扭曲、上疝或下疝，或伴阻塞性急性脑积水的第四脑室受压，建议行开颅枕下减压术（必要时同时行坏死脑组织清除术）[65,66]。

发生梗阻性脑积水时，除开颅手术外还应考虑脑室外引流术。

虽然观察性研究报道了手术治疗恶性小脑梗死的疗效，但由于剥夺患者接受可挽救生命的治疗的权利可能被认为是不道德的，因此，前瞻性随机临床试验可能永远不会进行。在这种情况下，来自美国心脏协会和美国脑卒中协会（American heart association and American stroke association，AHA/ASA）的医疗保健专业人员声明建议对虽经最大限度内科治疗但神经功能持续恶化的小脑梗死患者建议行枕下减压＋硬脑膜切开减压术（Ⅰ类证据，水平 B）[67,68]。

七、预防癫痫发作

脑卒中是主要的致癫痫原因之一。脑卒中后癫痫的发生率为 7%[69]，是老年人癫痫的首要原因，占新发癫痫的 30% ～ 50%[70,71]。

癫痫发作仍然是脑卒中后立即出现的一种棘手并发症，因为其不可预测性、对预后的影响明确、缺乏专门的治疗指南、医疗资源利用增加和住院时间延长[72]。它对生活质量还有负面影响，限制驾驶、增加跌倒危险、骨折、敏感度增加到使用抗癫痫药物带来的不良反应[70]。

据报道，脑卒中后癫痫发作的发生率总体上在 5% ～ 9%[70,73-76]。

脑卒中后的癫痫发作按其发病时间可分为早期发作和晚期发作。它们在发病率、病理生理学和复发率上有明显区别。

虽然，国际抗癫痫联盟（ILAE，1981）以第 1 周为分界点划分了早期和晚期，但大多数学者将急性脑卒中发病后 14 天内发生的癫痫发作视为早期发作（early seizures,ES），晚期发作则是在这个时间窗口之后发生的。

50% 以上的脑卒中相关癫痫发作发生在早期，大多发生在最初的 24h 内。据报道其发生率为 2% ～ 23%，根据不同的研究而有所不同。Alvarez 等[77]在其研究中只限于缺血性脑卒中急性期，发现缺血性脑卒中后头 7 天内癫痫发作的发生率为 1.2%，所有癫痫发作均发生在脑卒中发病后 72h 内，多数在 24h 内，28.6% 在脑卒中发病时，36.7% 在 0.1 ～ 24h。

脑卒中发病后的 ES 可能是大脑皮质损伤的临床反应，继发于急性缺血性神经元损伤后的一连串兴奋性细胞变化，包括谷氨酸释放和细胞内钙离子和钠离子的积累，促进胞膜去极化和阈值降低。这种代谢功能障碍是自限性的。

另外，晚期癫痫发作被认为是继发于胶质增生和脑膜瘢痕形成。这些都是永久性的结构性损伤[75,77-81]。

癫痫晚期发作后复发或进展的比例较高，发生率高达 90%；ES 的报道发生率相对较低，为 16% ～ 30%。这种差异可由不同的病理生理学机制造成的[82]。

癫痫发作发生的最强预测因素之一是皮质受累[78]。Carreras 等[83]在其基于急性脑卒中患者脑电图的前瞻性研究中证明了这一关联。他们发现癫痫电活动与皮质病变之间存在关系。

与脑卒中后 ES 发生率增加相关的其他独立危险因素有脑卒中严重程度、梗死大小、酗酒和出血转化等[73,74,78,83-85]。

最近，已将 rtPA 溶栓与癫痫急性发作联系在一起，并没有通过症状或放射学证实的出血转化来解释，也没有通过血管再通来解释。这可能是由于 rtPA 本身。已知其在体外有神经毒性作用，在动物模型中有致痫作用[77]。另一种假设性解释可能是，血管再通伴自由基产生及再灌注损伤可能引发伴或不伴出血转化的癫痫发作[86]。

一些病因，如心源性栓子（cardio embolic，CE）导致的脑卒中，多年来一直与 ES 相关，但研究仍有争议。这种关联现在还不清楚。Alvarez 等[87]和 Stefanidou M. 等[88]发现 CE 性脑卒中和大动脉粥样硬化性脑卒中中的癫痫发作发生率相似。在这两项研究中，腔隙性梗死的癫痫发作频率为 0%[75,78,81]。

脑卒中后 ES 对预后的影响尚有争议。脑卒中严重程度是决定脑卒中患者预后的最强因素，但不知道癫痫发作本身是否会使缺血性脑卒中的预后恶化。

脑卒中急性期的癫痫发作可能会使预后恶化，因为容易发生吸入性肺炎、血压波动、ICP 增加或代谢需求增加导致的神经元损伤。所有这些都是继发性损伤，可能对已经脆弱的组织—缺血半暗带造成伤害。

一些研究报道了脑卒中后 ES 患者较高的残疾 / 死亡率[73,75,89-92]，在调整了脑卒中严重程度后，这些结果没有得到其他研究的证实[70,78,84]。

目前，AHA/ASA 指南 2013 年和欧洲指南建议基于对可能并发任何急性脑损伤的癫痫发作的既定管理，并不推荐预防性使用抗癫痫（antiepileptic, AE）药物[22,93]。

也没有随机对照试验可以回答抗癫痫药物（antiepileptic drug, AED）对缺血性脑卒中后癫痫发作的一级或二级预防是否有益[94]。

使用 AED 可能有严重不良反应。因此，是否使用 AEDs 应该将癫痫发作的风险及用药不良反应发生率进行权衡考虑。

一些研究发现，使用 AED 预防继发性癫痫发作与运动恢复较慢、功能独立性较差和认知功能较差之间存在关联[95-98]。

根据 De Reuck 等的研究，用 rtPA 进行溶栓治疗并不能防止 ES 的发生，但可能降低晚期癫痫发作的发生率。在他们的研究组中，尽管只有 1 名患者接受过抗癫痫药物治疗，但接受 rtPA 治疗的患者无一人出现癫痫或复发癫痫[76]。

必须完善更多临床研究，以观察 rtPA/ 血管内机械取栓术后血管再通，是否会降低脑卒中后癫痫的发生率。根据早期和复发癫痫 / 癫痫的不同的病理生理机制，我们可望降低复发癫痫 / 癫痫的发生率。

脑卒中后癫痫发作通常用 AEDs 治疗。虽然目前针对脑卒中后癫痫发作后 AEDs 的药物选择还没有达成共识，但一般情况下单用 AED 治疗足以控制癫痫发作[75]。

八、控制体温

约有 25% ～ 40% 的患者在最初数天至 1 周内出现发热（> 37.8℃），通常与神经系统恶化和 ICU 住院时间延长有关。它还与不良的预后相关。Prasad 和 Krishnan 对 2986 名患者进行的 Meta 分析发现，在 24h 内体温≥ 37.4 ℃的 AIS 患者，其死亡率是无发热患者的 2 倍，与年龄和脑卒中严重程度无关[99]。

发热通过一系列不同的病理生理机制导致残疾，尽管病因、发热时间和治疗方法不同，但发热的有害影响仍然存在[100]。动物研究表明，高温通过增强氧自由基的产生增加了缺血面积，加剧了血脑屏障的破坏，并使细胞骨架蛋白溶解[5]。

了解了高温对脑损伤患者的负面影响，对其尽早治疗才是治疗的标准。首先，应找出发热原因并进行针对治疗，感染是最常见的病因。其他原因也应注意，如药物性发热、深静脉血栓等。除了针对发热原因进行针对治疗外，还应立即进行发热的对症治疗。

立即降温策略有几种。这些策略包括解热药、体表降温和血管内装置。所有这些策略在不同的研究中都有使用，主要目的是维持正常体温甚至低体温，并观察对预后的影响。

最常见的药物治疗是使用对乙酰氨基酚（主要在欧美）或布洛芬等非甾体抗炎药。

最近，"对乙酰氨基酚（扑热息痛）在脑卒中的应用（PAIS）"试验结果公布。该试验评价了对乙酰氨基酚对急性脑卒中患者的经验性用药。他们招募了 1500 名（原计划招募 2500 名）基线体温 36 ～ 39℃的患者。患者在脑卒中发生后 12h 内随机接受对乙酰氨基酚 6g/ 天与安慰剂给药。尽管使用大剂量对乙酰氨基酚治疗似乎安全，但对功能结局（3 个月的 mRS）的影响，组间没有显著差异[101]。

使用反馈装置的血管内（静脉或动脉）温度管理将神经重症监护患者的体温保持在一个狭窄的范围内，已被证明是有效和安全的[102, 103]。使用这些器械预防性维持正常体温未显示对神经预后有显著影响。

治疗性低温（therapeutic hypothermia,TH）一直是缺血性脑卒中患者的一个很有希望的选择。但数据还不足以将其作为这类患者的标准救治方法。还没有大型多中心临床试验发现其对结局和死亡率的益处。Wan 等的最后一项 Meta 分析[104]总结了之前的研究结果[105]，认为 TH 不能显著改善脑卒中的严重程度和死亡率。

目前关于 AIS 体温管理的现有数据非常少，循证医学证据的力度也很弱。不能将常规预防高热和使用诱导降温作为护理标准进行推荐。在未来研究阐明这些争议问题前，建议治疗高热，避免体温超过 37.5℃，并观察和治疗发热的感染性因素[1,22,106]。

九、控制血糖

高血糖是脑卒中急性期的一个重要临床问题。它发生于 40% 以上的患者。不管是否存在先前已知的糖尿病[1,2,5,77]。

急性高血糖（hyperglycemia, HG）可继发于应激反应、先期存在的糖尿病或含葡萄糖液体。HG 是否会使预后恶化或只是疾病严重程度的标志，目前尚不清楚。动物研究表明，在局灶性缺血模型中，急性高血糖症增加神经元和血管损伤、梗死大小、水肿、血脑屏障通透性和出血转化风险，还可能通过自体调节受损导致再灌注损伤，加重肌源性功能障碍和缺血再灌注损伤[107]。

多项临床试验表明 HG 与延长住院时间（length of stay,LOS）、增加住院死亡率、90 天死

亡率和发病率、溶栓后出血风险之间的关系，还可能减弱动脉内溶栓的益处[6,108-110]。两项测量 ADC、高血糖和预后的临床 MRI 研究显示，HG 与低 ADC 之间显著相关，预后更差[111,112]。这可能与细胞毒性损伤加重[111]，以及在 24 hs 内半球深部白质、缺血半暗带出现不可逆的缺血性损伤有关[112]。

最近，一些已发表的研究表明，在接受血管内治疗 / 机械取栓术（mechanical thrombectomy, MT）治疗的突发大血管闭塞（emergent large vessel occlusion, ELVO）患者中，较高的入院血清葡萄糖值和入院高血糖是不良预后和症状性脑内出血的独立预测因素[113,114]。

考虑到上述情况，所有 AIS 患者都需要定期监测血糖，认真控制血糖。但降低继发性脑损伤风险的具体目标血糖范围并不明确。也不清楚达到目标范围的最佳方式，间断胰岛素注射法或胰岛素滴注。

目前还没有随机对照试验表明，通过强化胰岛素治疗（IIT）将血清葡萄糖严格控制在 72 ～ 135 mg/dl 范围内，对功能预后或死亡有显著益处。此外，这种策略显著增加了低血糖的可能[115,116]。

在 INSULINFARCT 试验中，持续静脉输注胰岛素比皮下注射胰岛素提供更好的血糖控制，但对临床预后没有影响，反而与梗死增长较大相关[117]。

以避免过多资源、人力和风险的方式治疗 HG 似乎是合理的。在正在进行的试验结果发布之前，对 HG 的建议是将 AIS 住院患者的血糖控制在 140 ～ 180mg/dl 以内[1,4,6,22]，同时避免低血糖。

十、预防静脉血栓栓塞

静脉血栓栓塞（venous thromboembolism, VTE），包括深静脉血栓形成（deep venous thrombosis , DVT）和肺栓塞（pulmonary embolism ,PE），是

神经重症患者常见的可预防的并发症，发生率和死亡率很高。在没有预防措施的情况下，PE 几乎占脑卒中患者过早死亡的 10% ～ 20%。

脑卒中伴随着 DVT 风险的增加。老年、脑卒中严重程度、肢体瘫痪和脱水已被证实为深静脉血栓的危险因素。相当比例的脑卒中患者存在其他明显并发症，如充血性心力衰竭、心房颤动和病态肥胖。这些都会增加这种并发症的风险[79,118,119]。

不同研究中脑卒中人群中临床可见的 DVT 和 PE 的发生率也不同。其发生率分别为 2.5% 和 1.2%，而且这种风险在脑卒中后 4 周内都会持续存在。

在纳入 Get With The Guidelines-Stroke 研究的 AIS 患者人群（n=149 916）中，DVT 预防率为 93%。他们发现 VTE 发生率为 2.8%[118]。

血栓预防的方式包括早期动员、系统性抗血栓 / 抗凝和机械装置，如间歇充气加压治疗（intermittent pneumatic compression，IPC）和逐级加压的抗血栓弹力袜。

在急性情况下，药物预防是基于使用低分子量肝素（low molecular weight heparin, LMWH）或普通肝素（un-fractioned heparin, UFH）。临床试验和荟萃分析均证明，两者可以显著降低深静脉血栓的风险，而不会显著增加出血风险。获益 / 风险比略高，倾向于使用低分子量肝素[120-122]。

CLOTS（Clots in legs or stocking after stroke）3 试验显示，IPC 是降低 DVT 风险的一种有效且廉价的方法（降低 3.6%），并提高不能活动的脑卒中患者的生存率[123]。

Park 等在其 Meta 分析中显示，与对照组相比，使用 IPC 有降低 DVT 风险的趋势，但这种差异并不显著。

所述的一些与使用机械性血栓预防装置相关的并发症有院内感染的传播、诱发下肢运动问题、脱落的 DVT 可导致致命的 PE。

所有急性脑卒中指南都建议（表 10-2），一旦患者病情稳定，应尽早活动。所有急性脑卒中患者应在可行的情况下尽快开始 VTE 药物预防。Nyquist 等建议对活动受限的患者采用双重治疗（药物治疗和机械治疗），在 UFH 之上使用 LMWH。

如果缺血性脑卒中发生出血性转化，应根据 CT 显示血栓稳定后 24 ～ 48h 开始药物预防。

如果患者接受去颅骨骨瓣减压术或血管内手术，任何形式的预防措施都应在手术后立即开始。只有当患者接受了 rtPA 时，药物预防的启动才应延迟 24h[4,22,119,124]。

对于下肢血栓引起的 PE，且有抗栓 / 抗凝禁忌证的病例，可考虑放置下腔静脉滤网装置。

表 10-2　DVT 预防	
早期活动	患者病情稳定后
IPC	尽快
药物预防	只要可行
	如出血性转化：一旦 CT 检查血块稳定。
	如果接受偏侧颅骨切除术或血管内手术：术后立即进行
	如果接受 rtPA：在输液结束后等待 24h。

十一、胃肠道并发症

缺血性脑卒中后胃肠道（gastrointestinal, GI）并发症很常见，50% 以上的脑卒中患者出现吞咽困难、胃肠道出血、便秘或大便失禁。

所有这些并发症都会增加住院时间、引发其他并发症和增加死亡率[106,125,126]。

1. 胃肠道出血

胃十二指肠溃疡和消化道出血是脑卒中急性或慢性期后常见并发症，可能会影响缺血性脑卒中的治疗，如抗血小板或抗凝治疗。

30% ～ 44% 的 AIS 患者有不同类型的黏膜损伤，消化道出血的报告发生率在 0.2% ～ 8%[125,127]。Rumalla 等做了迄今最大的一项针对初诊为 AIS 患者的研究，检测了超过 3 998 667 例患者。消化道出血的发生率为 1.24%，其中的 25% 患者接受了输血治疗[106]。他们还在多变量分析中发现，消化道出血与肺炎、DVT、PE、尿路感染、败血症、急性肾损伤、气管插管、气管切开、机械通气、胃造瘘和输血的可能性增加显著相关。同时发现住院 LOS 增加，院内死亡率或出院时残疾率增加。消化道出血也与 6 个月和 3 年死亡风险增加有关[127]。

应激相关黏膜病的确切病理生理机制是多因素的。其中一个主要的重要因素是交感神经系统激活、儿茶酚胺释放增加和血管收缩引起的内脏低灌注。缺血性脑卒中时胃黏膜血流减少，可能有助于溃疡的发生。其他因素如全身性炎症和氧化应激等。在局灶性缺血的动物研究中，已发现黏膜内皮细胞坏死和炎症细胞浸润[128]。

胃蠕动减弱，延长了酸与胃黏膜的接触时间，增加了溃疡风险。抗血小板药物的不良反应是另一个与消化道出血相关的因素[125,129,130]。

美国卫生系统药师协会（American society of health system of pharmacist, ASHP）在其指南中指出，机械通气超过 48h 和凝血病是危重患者消化道出血的 2 个主要独立危险因素。其他确定的危险因素包括败血症、休克、严重外伤、脊髓损伤、GCS ≤ 10 或不能服从指挥的头部损伤、烧伤（> 35% 的体表面积）、皮质类固醇治疗（每天> 250mg 氢化可的松或等同剂量的其他激素）[131]。

在 AIS 人群中进行的研究中，与增加消化道出血风险独立相关的危险因素包括既往消化性溃疡病史、脑卒中严重程度、大脑中动脉梗死、高龄和肾脏或肝脏功能障碍[125,132,133]。Rumalla 等在他的研究结果中提出，接受溶栓治疗的 AIS 患者不太可能发生消化道出血[133]，这些有待更多的研究证实。

在危重患者中常规使用胃保护药物作为预防措施仍存在争议。目前存在对过度使用应激性溃疡预防用药（stress ulcer prophylaxis，SUP）的关注。Farrell 等发现，在有不可识别的应激性出血危险因素的群体中，68.1% 的人仍在接受 SUP 治疗。

对于何时开始或停止应激性溃疡预防治疗，目前还缺乏公认的标准化指南。

现存唯一一份 SUP 指南由 ASHP 于 1999 年发布。该指南建议在 ICU 患者出现上述危险因素时进行应激性溃疡预防，并在原有危险因素消失后停止使用[131]。

AIS 治疗指南中没有关于 SUP 管理的具体建议，美国和欧洲指南中也没有。

我们建议对被送入 ICU 具有表 10-3 所述的任何危险因素的缺血性脑卒中患者行 SUP 治疗。相关危险因素包括机械通气＞48h、凝血障碍、GCS ＜ 11 或不能听从指令、既往消化性溃疡病或胃肠道出血、皮质类固醇治疗（每天＞ 250mg 氢化可的松或等同剂量）、肝肾功能障碍、严重败血症。

表 10-3	与 AIS 胃肠道出血相关并考虑 SUP 治疗的危险因素
主要危险因素	• 机械通气＞ 48 小时 • 凝血病
其他危险因素	• GCS ＜ 11 或不能听从指令 • 既往消化性溃疡或胃肠道出血 • 皮质类固醇治疗（＞每天 250mg 氢化可的松或等同剂量） • 肝衰竭 • 肾衰竭 • 严重败血症

质子泵抑制药（proton pump inhibitor，PPI）和 H_2 受体拮抗药已被证实可降低消化道出血风险，但迄今为止还没有明确的证据证明两者之间的优劣[134,135]。

这两种药物都有不良反应，如药物间的相互作用（与细胞色素 P_{450} 相互作用）和改变可能影响其他各种药物吸收的胃 pH 改变。PPI 与艰难梭菌院内感染风险增加有关[88,136]。H_2 受体拮抗药可引起血小板减少和院内肺炎发生率增加[134,137]。

保护消化道出血的另一个重要措施是早期肠

内营养。肠内营养可能通过缓冲胃酸，提供黏膜能量的直接来源，诱导细胞保护性前列腺素黏液的分泌，改善黏膜血流量，从而预防消化道出血。Marik 等所做的一项荟萃分析表明，对于接受肠内营养的患者，可能不需要进行应激性溃疡预防，但事实上可能会增加并发症风险[138,139]。

2. 吞咽困难

吞咽困难是脑卒中后常见并发症，发病率为45%～50%，与脑卒中的严重程度有很大关系。早期识别这种功能障碍很重要，因为它可能是吸入性肺炎或脑卒中后营养不良的原因。它与不利预后有关，包括死亡率增加[125,140]。继发于 MCA闭塞的脑卒中或双侧半球缺血性脑卒中与较高的吞咽困难发生率有关。有研究表明，脑缺血导致脑 -胃肠肠调节轴中断，控制胃肠的神经回路发生改变[125]。

大多数指南建议，在可能的情况下，根据患者的临床状况，尽快在床边做吞水试验作为吞咽困难的筛查手段。湿性吞咽声音是误吸高风险的预测指标[22]。这种筛查可以得出有关脑卒中急性处理的具体建议，如在评估后 24 小时内放置鼻胃管或鼻十二指肠营养管，以提供早期肠内营养并方便用药。如果患者已插管和机械通气，且无禁忌证，则应使用鼻胃管，在 24h 内开始肠内营养。

最近也有研究缺血性脑卒中后的其他胃肠道并发症如胃肠道运动的改变。这种改变应考虑食管下括约肌功能障碍。这可能会使患者出现误吸、呕吐，并预示着鼻饲管留置失败。胃排空的改变也可降低药物吸收。其病理基础可能是几个皮质区域和延髓核损伤，导致自主神经系统功能和调节障碍[125]。

参考文献

［1］McDermott M, Jacobs T, Morgenstern L. Critical care in acute ischemic stroke. Handb Clin Neurol. 2017; 140:153–176

［2］Coplin WM. Critical care management of acute ischemic stroke. Continuum (Minneap Minn). 2012; 18(3):547–559

［3］Torbey MT, Bösel J, Rhoney DH, et al. Evidence-based guidelines for the management of large hemispheric infarction : a statement for health care professionals from the Neurocritical Care Society and the German Society for Neuro-intensive Care and Emergency Medicine. Neurocrit Care. 2015a; 22 (1):146–164

［4］Al-Mufti F, Dancour E, Amuluru K, et al. Neurocritical Care of Emergent Large-Vessel Occlusion. J Intensive Care Med. 2016; 88506661665636. DOI: 10.1177/0885066616656361

［5］Figueroa SA, Zhao W, Aiyagari V. Emergency and critical care management of acute ischaemic stroke. CNS Drugs. 2015; 29(1):17–28

［6］Kirkman MA, Citerio G, Smith M. The intensive care management of acute ischemic stroke: an overview. Intensive Care Med. 2014; 40(5):640–653

［7］Bershad EM, Feen ES, Hernandez OH, Suri MFK, Suarez JI. Impact of a specialized neurointensive care team on outcomes of critically ill acute ischemic stroke patients. Neurocrit Care. 2008; 9(3):287–292

［8］Suarez JI, Zaidat OO, Suri MF, et al. Length of stay and mortality in neurocritically ill patients: impact of a specialized neurocritical care team. Crit Care Med. 2004; 32(11):2311–2317

［9］Rincon F, Mayer SA, Rivolta J, et al. Impact of delayed transfer of critically ill stroke patients from the Emergency Department to the Neuro-ICU. Neurocrit Care. 2010; 13(1):75–81

［10］Burns JD, Green DM, Metivier K, DeFusco C. Intensive care management of acute ischemic stroke. Emerg Med Clin North Am. 2012; 30(3):713–744

［11］Poca MA, Benejam B, Sahuquillo J, et al. Monitoring intracranial pressure in patients with malignant middle cerebral artery infarction: is it useful? J Neurosurg. 2010; 112(3): 648–657

［12］Kasner SE. Clinical interpretation and use of stroke scales. Lancet Neurol. 2006; 5(7):603–612

［13］Fountas KN, Kapsalaki EZ, Machinis TG, Boev AN, Robinson JS, Troup EC. Clinical implications of quantitative infrared pupillometry in neurosurgical patients. Neurocrit Care. 2006; 5(1):55–60

［14］Martínez-Ricarte F, Castro A, Poca MA, et al. Infrared

pupillometry. Basic principles and their application in the noninvasive monitoring of neurocritical patients. Neurologia. 2013; 28(1):41–51

[15] Jeon S-B, Koh Y, Choi HA, Lee K. Critical care for patients with massive ischemic stroke. J Stroke. 2014; 16(3):146– 160

[16] Adler DE, Milhorat TH. The tentorial notch: anatomical variation, morphometric analysis, and classification in 100 human autopsy cases. J Neurosurg. 2002; 96(6):1103–1112

[17] Gökcen E, Caltekin İ, Savrun A, Korkmaz H, Savrun ŞT, Yıldırım G. Alterations in optic nerve sheath diameter according to cerebrovascular disease sub-groups. Am J Emerg Med. 2017; 35(11):1607–1611

[18] Gerriets T, Stolz E, König S, et al. Sonographic monitoring of midline shift in space-occupying stroke: an early outcome predictor. Stroke. 2001; 32(2):442–447

[19] Diedler J, Sykora M, Bast T, et al. Quantitative EEG correlates of low cerebral perfusion in severe stroke. Neurocrit Care. 2009; 11(2):210–216

[20] van Putten MJAM, Tavy DLJ. Continuous quantitative EEG monitoring in hemispheric stroke patients using the brain symmetry index. Stroke. 2004; 35(11):2489–2492

[21] Ali K, Warusevitane A, Lally F, et al. The stroke oxygen pilot study: a randomized controlled trial of the effects of routine oxygen supplementation early after acute stroke–effect on key outcomes at six months. PLoS One. 2013; 8(6):e59274

[22] Jauch EC, Saver JL, Adams HP , Jr, et al. American Heart Association Stroke Council, Council on Cardiovascular Nursing, Council on Peripheral Vascular Disease, Council on Clinical Cardiology. Guidelines for the early management of patients with acute ischemic stroke: a guideline for healthcare professionals from the American Heart Association/American Stroke Association. Stroke. 2013; 44(3):870–947

[23] Rincon F, Kang J, Maltenfort M, et al. Association between hyperoxia and mortality after stroke: a multicenter cohort study. Crit Care Med. 2014; 42(2):387–396

[24] Stringer WA, Hasso AN, Thompson JR, Hinshaw DB, Jordan KG. Hyperventilation-induced cerebral ischemia in patients with acute brain lesions: demonstration by xenon-enhanced CT. AJNR Am J Neuroradiol. 1993; 14(2):475–484

[25] Wang S, Zhang L, Huang K, Lin Z, Qiao W, Pan S. Predictors of extubation failure in neurocritical patients identified by a systematic review and meta-analysis. PLoS One. 2014; 9 (12):e112198

[26] Wendell LC, Raser J, Kasner S, Park S. Predictors of extubation success in patients with middle cerebral artery acute ischemic stroke. Stroke Res Treat. 2011; 2011:248789

[27] Bösel J. Tracheostomy in stroke patients. Curr Treat Options Neurol. 2014; 16(1):274

[28] Villwock JA, Villwock MR, Deshaies EM. Tracheostomy timing affects stroke recovery. J Stroke Cerebrovasc Dis. 2014; 23(5):1069–1072

[29] Schönenberger S, Al-Suwaidan F, Kieser M, Uhlmann L, Bösel J. The SETscore to Predict Tracheostomy Need in Cerebrovascular Neurocritical Care Patients. Neurocrit Care. 2016; 25 (1):94–104

[30] Bösel J, Schiller P, Hook Y, et al. Strokerelated early tracheostomy versus prolonged orotracheal intubation in neurocritical care trial (SETPOINT): A randomized pilot trial. Stroke. 2013; 44(1):21–28

[31] Schönenberger S, Niesen W-D, Fuhrer H, et al. SETPOINT2- Study Group, IGNITE-Study Group. Early tracheostomy in ventilated stroke patients: Study protocol of the international multicentre randomized trial SETPOINT2 (Strokerelated Early Tracheostomy vs. Prolonged Orotracheal Intubation in Neurocritical care Trial 2). Int J Stroke. 2016; 11(3):368–379

[32] Qureshi AI, Ezzeddine MA, Nasar A, et al. Prevalence of Elevated Blood Pressure in 563,704 Adult Patients Presenting to the Emergency Department with Stroke in the United States. Am J Emerg Med. 2007; 25(1):32–38–. Retrieved from

[33] Leonardi-Bee J, Bath PMW, Phillips SJ, Sandercock PAG, IST Collaborative Group. Blood pressure and clinical outcomes in the International Stroke Trial. Stroke. 2002; 33(5):1315– 1320

[34] Liu-DeRyke X, Levy PD, Parker D , Jr, Coplin W, Rhoney DH. A prospective evaluation of labetalol versus nicardipine for blood pressure management in patients with acute stroke. Neurocrit Care. 2013; 19(1):41–47

［35］ Delgado-Mederos R, Ribo M, Rovira A, et al. Prognostic significance of blood pressure variability after thrombolysis in acute stroke. Neurology. 2008; 71(8):552–558

［36］ Potter JF, Robinson TG, Ford GA, et al. Controlling hypertension and hypotension immediately post-stroke (CHHIPS): a randomised, placebo-controlled, double-blind pilot trial. Lancet Neurol. 2009; 8(1):48–56

［37］ Robinson TG, Potter JF, Ford GA, et al. COSSACS Investigators. Effects of antihypertensive treatment after acute stroke in the Continue or Stop Post-Stroke Antihypertensives Collaborative Study (COSSACS): a prospective, randomised, open, blinded-endpoint trial. Lancet Neurol. 2010; 9(8):767–775

［38］ Sandset EC, Bath PM, Boysen G, et al. SCAST Study Group. The angiotensin-receptor blocker candesartan for treatment of acute stroke (SCAST): a randomised, placebo-controlled, double-blind trial. Lancet. 2011; 377(9767):741–750

［39］ He J, Zhang Y, Xu T, et al. CATIS Investigators. Effects of immediate blood pressure reduction on death and major disability in patients with acute ischemic stroke: the CATIS randomized clinical trial. JAMA. 2014; 311(5):479–489

［40］ ENOS Trial Investigators. Efficacy of nitric oxide, with or without continuing antihypertensive treatment, for management of high blood pressure in acute stroke (ENOS): a partial-factorial randomised controlled trial. Lancet. 2015; 385(9968):617–628

［41］ Huang Y, Sharma VK, Robinson T, et al. ENCHANTED investigators. Rationale, design, and progress of the ENhanced Control of Hypertension And Thrombolysis stroke study (ENCHANTED) trial: An international multicenter 2×2 quasi-factorial randomized controlled trial of low- vs. standard- dose rt-PA and early intensive vs. International Journal of Stroke: Official Journal of the International Stroke Society. 2015; 10(5):778–788

［42］ Mistri AK, Robinson TG, Potter JF. Pressor therapy in acute ischemic stroke: systematic review. Stroke. 2006; 37(6): 1565–1571

［43］ Xiong L, Liu X, Shang T, et al. Impaired cerebral autoregulation: measurement and application to stroke. J Neurol Neurosurg Psychiatry. 2017; 88(6):520–531

［44］ Sheth KN, Sims JR. Neurocritical care and periprocedural blood pressure management in acute stroke. Neurology. 2012; 79(13) Suppl 1:S199–S204

［45］ Darki A, Schneck MJ, Agrawal A, Rupani A, Barron JT. Correlation of elevated troponin and echocardiography in acute ischemic stroke. J Stroke Cerebrovasc Dis. 2013; 22(7):959– 961

［46］ Nguyen H, Zaroff JG. Neurogenic stunned myocardium. Curr Neurol Neurosci Rep. 2009; 9(6):486–491

［47］ Prasad A, Lerman A, Rihal CS. Apical ballooning syndrome (Tako-Tsubo or stress cardiomyopathy): a mimic of acute myocardial infarction. Am Heart J. 2008; 155(3):408–417

［48］ Micheli S, Agnelli G, Caso V, et al. Acute myocardial infarction and heart failure in acute stroke patients: frequency and influence on clinical outcome. J Neurol. 2012; 259(1):106–110

［49］ Tu HTH, Campbell BCV, Churilov L, et al. VISTA collaborators. Frequent early cardiac complications contribute to worse stroke outcome in atrial fibrillation. Cerebrovasc Dis. 2011; 32(5):454–460

［50］ Caffes N, Kurland DB, Gerzanich V, Simard JM. Glibenclamide for the treatment of ischemic and hemorrhagic stroke. Int J Mol Sci. 2015; 16(3):4973–4984

［51］ Muizelaar JP, Marmarou A, Ward JD, et al. Adverse effects of prolonged hyperventilation in patients with severe head injury: a randomized clinical trial. J Neurosurg. 1991; 75(5): 731–739

［52］ Bereczki D, Liu M, Fernandes do Prado G, Fekete I. Mannitol for acute stroke. In: Bereczki D, ed. The Cochrane Database of Systematic Reviews. Chichester, UK: John Wiley & Sons, Ltd.; 2001:CD001153

［53］ Kamel H, Navi BB, Nakagawa K, Hemphill JC , III, Ko NU. Hypertonic saline versus mannitol for the treatment of elevated intracranial pressure: a meta-analysis of randomized clinical trials. Crit Care Med. 2011; 39(3):554–559

［54］ Schwarz S, Georgiadis D, Aschoff A, Schwab S. Effects of hypertonic (10%) saline in patients with raised intracranial pressure after stroke. Stroke. 2002; 33(1):136–140

［55］ Schwab S, Spranger M, Schwarz S, Hacke W. Barbiturate coma in severe hemispheric stroke: useful or obsolete? Neurology. 1997; 48(6):1608–1613

［56］Sheth KN, Elm JJ, Molyneaux BJ, et al. Safety and efficacy of intravenous glyburide on brain swelling after large hemispheric infarction (GAMES-RP): a randomised, double-blind, placebo-controlled phase 2 trial. Lancet Neurol. 2016; 15 (11):1160–1169

［57］Godoy D, Piñero G, Cruz-Flores S, Alcalá Cerra G, Rabinstein A. Malignant hemispheric infarction of the middle cerebral artery. Diagnostic considerations and treatment options. Neurologia. 2016; 31(5):332–343

［58］Hacke W, Schwab S, Horn M, Spranger M, De Georgia M, von Kummer R. 'Malignant' middle cerebral artery territory infarction: clinical course and prognostic signs. Arch Neurol. 1996; 53(4):309–315

［59］Jüttler E, Schellinger PD, Aschoff A, Zweckberger K, Unterberg A, Hacke W. Clinical review: Therapy for refractory intracranial hypertension in ischaemic stroke. Crit Care. 2007; 11(5):231

［60］Vahedi K, Hofmeijer J, Juettler E, et al. DECIMAL, DESTINY, and HAMLET investigators. Early decompressive surgery in malignant infarction of the middle cerebral artery: a pooled analysis of three randomised controlled trials. Lancet Neurol. 2007; 6(3):215–222

［61］Park J, Kim E, Kim G-J, Hur Y-K, Guthikonda M. External decompressive craniectomy including resection of temporal muscle and fascia in malignant hemispheric infarction. J Neurosurg. 2009; 110(1):101–105

［62］Jüttler E, Unterberg A, Woitzik J, et al. DESTINY II Investigators. Hemicraniectomy in older patients with extensive middle-cerebral-artery stroke. N Engl J Med. 2014; 370(12): 1091–1100

［63］Weil AG, Rahme R, Moumdjian R, Bouthillier A, Bojanowski MW. Quality of life following hemicraniectomy for malignant MCA territory infarction. Can J Neurol Sci. 2011; 38(3): 434–438

［64］Merenda A, Perez-Barcena J, Frontera G, Benveniste RJ. Predictors of clinical failure of decompressive hemicraniectomy for malignant hemispheric infarction. J Neurol Sci. 2015; 355(1–2):54–58

［65］Jauss M, Krieger D, Hornig C, Schramm J, Busse O. Surgical and medical management of patients with massive cerebellar infarctions: results of the German-Austrian Cerebellar Infarction Study. J Neurol. 1999; 246(4):257– 264

［66］Tsitsopoulos PP, Tobieson L, Enblad P, Marklund N. Surgical treatment of patients with unilateral cerebellar infarcts: clinical outcome and prognostic factors. Acta Neurochir (Wien). 2011; 153(10):2075–2083

［67］Jüttler E, Schwab S, Schmiedek P, et al. DESTINY Study Group. Decompressive surgery for the treatment of malignant infarction of the middle cerebral artery (DESTINY): A randomized, controlled trial. Stroke. 2007; 38(9):2518– 2525

［68］Wijdicks EFM, Sheth KN, Carter BS, et al. American Heart Association Stroke Council. Recommendations for the management of cerebral and cerebellar infarction with swelling: a statement for healthcare professionals from the American Heart Association/American Stroke Association. Stroke. 2014; 45(4):1222–1238

［69］Zhou B, Huang Y, Wang J, et al. The aetiology of convulsive status epilepticus: a study of 258 cases in Western China. Seizure. 2014; 23(9):717–721

［70］Reith J, Jørgensen HS, Nakayama H, Raaschou HO, Olsen TS. Seizures in acute stroke: predictors and prognostic significance. The Copenhagen Stroke Study. Stroke. 1997; 28(8): 1585–1589

［71］Tanaka T, Ihara M. Post-stroke epilepsy. Neurochem Int. 2016; 5–7. DOI: 10.1016/j.neuint.2017.02.002

［72］Huang C-W, Saposnik G, Fang J, Steven DA, Burneo JG. Influence of seizures on stroke outcomes: a large multicenter study. Neurology. 2014; 82(9):768–776

［73］Bladin CF, Alexandrov AV, Bellavance A, et al. Seizures after stroke: a prospective multicenter study. Arch Neurol. 2000; 57(11):1617–1622

［74］Bladin CF, Bornstein N. Post-stroke seizures. Handb Clin Neurol. 2009; 93:613–621

［75］Bryndziar T, Sedova P, Kramer NM, et al. Seizures Following Ischemic Stroke: Frequency of Occurrence and Impact on Outcome in a Long-Term Population-Based Study. J Stroke Cerebrovasc Dis. 2016; 25(1):150–156

［76］De Reuck J, Van Maele G. Acute ischemic stroke treatment and the occurrence of seizures. Clin Neurol Neurosurg. 2010; 112(4):328–331

［77］Alvarez V. Acute seizures in the acute ischemic stroke setting: a step forward in their description. Neurology.

2014; 82(9):740–741

［78］Alberti A, Paciaroni M, Caso V, Venti M, Palmerini F, Agnelli G. Early seizures in patients with acute stroke: frequency, predictive factors, and effect on clinical outcome. Vasc Health Risk Manag. 2008; 4(3):715–720

［79］Bustamante A, García-Berrocoso T, Rodriguez N, et al. Ischemic stroke outcome: A review of the influence of poststroke complications within the different scenarios of stroke care. Eur J Intern Med. 2016; 29:9–21

［80］Silverman IE, Restrepo L, Mathews GC. Poststroke seizures. Arch Neurol. 2002; 59(2):195–201

［81］Stefanidou M, Das RR, Beiser AS, et al. Incidence of seizures following initial ischemic stroke in a community-based cohort: The Framingham Heart Study. Seizure. 2017; 47: 105–110

［82］De Reuck J, De Groote L, Van Maele G, Katsarou N, Back T, Vescovi M. Single seizure and epilepsy in patients with a cerebral territorial infarct. J Neurol Sci. 2008; 271(1–2): 127–130

［83］Carrera E, Michel P, Despland PA, et al. Continuous assessment of electrical epileptic activity in acute stroke. Neurology. 2006; 67(1):99–104

［84］Labovitz DL, Hauser WA, Sacco RL. Prevalence and predictors of early seizure and status epilepticus after first stroke. Neurology. 2001; 57(2):200–206

［85］Zhang C, Wang X, Wang Y, et al. Risk factors for post-stroke seizures: a systematic review and meta-analysis. Epilepsy Res. 2014; 108(10):1806–1816

［86］Rodan LH, Aviv RI, Sahlas DJ, Murray BJ, Gladstone JP, Gladstone DJ. Seizures during stroke thrombolysis heralding dramatic neurologic recovery. Neurology. 2006; 67(11):2048–2049

［87］Alvarez V, Rossetti AO, Papavasileiou V, Michel P. Acute seizures in acute ischemic stroke: does thrombolysis have a role to play? J Neurol. 2013; 260(1):55–61

［88］Aseeri M, Schroeder T, Kramer J, Zackula R. Gastric acid suppression by proton pump inhibitors as a risk factor for clostridium difficile-associated diarrhea in hospitalized patients. Am J Gastroenterol. 2008; 103(9):2308–2313

［89］Arboix A, Comes E, García-Eroles L, Massons JB, Oliveres M, Balcells M. Prognostic value of very early seizures for in-hospital mortality in atherothrombotic

infarction. Eur Neurol. 2003; 50(2):78–84

［90］Arboix A, García-Eroles L, Massons JB, Oliveres M, Comes E. Predictive factors of early seizures after acute cerebrovascular disease. Stroke. 1997; 28(8):1590–1594

［91］Jung S, Schindler K, Findling O, et al. Adverse effect of early epileptic seizures in patients receiving endovascular therapy for acute stroke. Stroke. 2012; 43(6):1584–1590

［92］Lamy C, Domigo V, Semah F, et al. Patent Foramen Ovale and Atrial Septal Aneurysm Study Group. Early and late seizures after cryptogenic ischemic stroke in young adults. Neurology. 2003; 60(3):400–404

［93］Alonso de Leciñana M., Egido J. A., Casado I.. Guía para el tratamiento del infarto cerebral agudo. Neurologia. 2014; 29 (2):102–122

［94］Sykes L, Wood E, Kwan J, Kwan J. Antiepileptic drugs for the primary and secondary prevention of seizures after stroke. Cochrane Database Syst Rev. 2014(1):CD005398

［95］Goldstein LB, The Sygen In Acute Stroke Study Investigators. Common drugs may influence motor recovery after stroke. Neurology. 1995; 45(5):865–871

［96］Kulhari A, Strbian D, Sundararajan S. Early onset seizures in stroke. Stroke. 2014; 45(12):e249–e251

［97］Naidech AM, Kreiter KT, Janjua N, et al. Phenytoin exposure is associated with functional and cognitive disability after subarachnoid hemorrhage. Stroke. 2005; 36(3):583–587

［98］Ryvlin P, Montavont A, Nighoghossian N. Optimizing therapy of seizures in stroke patients. Neurology. 2006; 67(12) Suppl 4:S3–S9

［99］Prasad K, Krishnan PR. Fever is associated with doubling of odds of short-term mortality in ischemic stroke: an updated meta-analysis. Acta Neurol Scand. 2010; 122(6):404–408

［100］Marehbian J, Greer DM. Normothermia and Stroke. Curr Treat Options Neurol. 2017; 19(1):4

［101］de Ridder IR, den Hertog HM, van Gemert HMA, et al. Trial Organization. PAIS 2 (Paracetamol ［Acetaminophen］ in Stroke 2): Results of a Randomized, Double-Blind Placebo- Controlled Clinical Trial. Stroke. 2017; 48(4):977–982

［102］Broessner G, Beer R, Lackner P, et al. Prophylactic, endovascularly based, long-term normothermia in ICU patients with severe cerebrovascular disease:

bicenter prospective, randomized trial. Stroke. 2009; 40(12):e657–e665

［103］ Fischer M, Lackner P, Beer R, et al. Cooling Activity is Associated with Neurological Outcome in Patients with Severe Cerebrovascular Disease Undergoing Endovascular Temperature Control. Neurocrit Care. 2015; 23(2):205–209

［104］ Wan Y-H, Nie C, Wang H-L, Huang C-Y. Therapeutic hypothermia (different depths, durations, and rewarming speeds) for acute ischemic stroke: a meta-analysis. J Stroke Cerebrovasc Dis. 2014; 23(10):2736–2747

［105］ Lakhan SE, Pamplona F. Application of mild therapeutic hypothermia on stroke: a systematic review and meta-analysis. Stroke Res Treat. 2012; 2012:295906

［106］ Ntaios G, Papavasileiou V, Bargiota A, Makaritsis K, Michel P. Intravenous insulin treatment in acute stroke: a systematic review and meta-analysis of randomized controlled trials. Int J Stroke. 2014; 9(4):489–493

［107］ Hafez S, Coucha M, Bruno A, Fagan SC, Ergul A. Hyperglycemia, acute ischemic stroke, and thrombolytic therapy. Transl Stroke Res. 2014; 5(4):442–453

［108］ Bruno A, Levine SR, Frankel MR, et al. NINDS rt-PA Stroke Study Group. Admission glucose level and clinical outcomes in the NINDS rt-PA Stroke Trial. Neurology. 2002; 59(5): 669–674

［109］ Fuentes B, Castillo J, San José B, et al. Stroke Project of the Cerebrovascular Diseases Study Group, Spanish Society of Neurology. The prognostic value of capillary glucose levels in acute stroke: the GLycemia in Acute Stroke (GLIAS) study. Stroke. 2009; 40(2):562–568

［110］ Gofir A, Mulyono B, Sutarni S. Hyperglycemia as a prognosis predictor of length of stay and functional outcomes in patients with acute ischemic stroke. Int J Neurosci. 2017; 127(10):923–929

［111］ Bevers MB, Vaishnav NH, Pham L, Battey TW, Kimberly WT. Hyperglycemia is associated with more severe cytotoxic injury after stroke. J Cereb Blood Flow Metab. 2017; 37(7): 2577–2583

［112］ Rosso C, Pires C, Corvol J-C, et al. Hyperglycaemia, insulin therapy and critical penumbral regions for prognosis in acute stroke: further insights from the INSULINFARCT trial. PLoS One. 2015; 10(3):e0120230

［113］ Goyal N, Tsivgoulis G, Pandhi A, et al. Admission hyperglycemia and outcomes in large vessel occlusion strokes treated with mechanical thrombectomy. J Neurointerv Surg. 2017; •••:2017–012993

［114］ Sugiura Y, Yamagami H, Sakai N, Yoshimura S, Committee of Recovery by Endovascular Salvage for Cerebral Ultra-acute Embolism (RESCUE)-Japan Study Group. Predictors of Symptomatic Intracranial Hemorrhage after Endovascular Therapy in Acute Ischemic Stroke with Large Vessel Occlusion. J Stroke Cerebrovasc Dis. 2017; 26(4):766–771

［115］ Bellolio MF, Gilmore RM, Ganti L. Insulin for glycaemic control in acute ischaemic stroke. Cochrane Database Syst Rev. 2014(1):CD005346

［116］ Ntaios G, Dziedzic T, Michel P, et al. European Stroke Organisation. European Stroke Organisation (ESO) guidelines for the management of temperature in patients with acute ischemic stroke. Int J Stroke. 2015; 10(6):941–949

［117］ Rosso C, Corvol J-C, Pires C, et al. Intensive versus subcutaneous insulin in patients with hyperacute stroke: results from the randomized INSULINFARCT trial. Stroke. 2012; 43 (9):2343–2349

［118］ Douds GL, Hellkamp AS, Olson DM, et al. Venous thromboembolism in the Get With The Guidelines-Stroke acute ischemic stroke population: incidence and patterns of prophylaxis. J Stroke Cerebrovasc Dis. 2014; 23(1):123– 129

［119］ Nyquist P, Jichici D, Bautista C, et al. Prophylaxis of Venous Thrombosis in Neurocritical Care Patients: An Executive Summary of Evidence-Based Guidelines: A Statement for Healthcare Professionals From the Neurocritical Care Society and Society of Critical Care Medicine. Crit Care Med. 2017; 45(3):476–479

［120］ Kamphuisen PW, Agnelli G. What is the optimal pharmacological prophylaxis for the prevention of deep-vein thrombosis and pulmonary embolism in patients with acute ischemic stroke? Thromb Res. 2007; 119(3):265–274

［121］ Park J, Lee JM, Lee JS, Cho Y-J. Pharmacological and Mechanical Thromboprophylaxis in Critically Ill Patients: a Network Meta-Analysis of 12 Trials. J Korean Med Sci. 2016; 31(11): 1828–1837

［122］ Sherman DG, Albers GW, Bladin C, et al. PREVAIL Investigators. The efficacy and safety of enoxaparin versus unfractionated heparin for the prevention of venous thromboembolism after acute ischaemic stroke (PREVAIL Study): an open-label randomised comparison. Lancet. 2007; 369(9570):1347–1355

［123］ Dennis M, Sandercock P, Graham C, Forbes J, Smith J, CLOTS (Clots in Legs Or sTockings after Stroke) Trials Collaboration. The Clots in Legs Or sTockings after Stroke (CLOTS) 3 trial: a randomised controlled trial to determine whether or not intermittent pneumatic compression reduces the risk of post-stroke deep vein thrombosis and to estimate its costeffectiveness. Health Technol Assess. 2015; 19(76):1–90

［124］ Powers WJ, Derdeyn CP, Biller J, et al. American Heart Association Stroke Council. 2015 American Heart Association/ American stroke association focused update of the 2013 guidelines for the early management of patients with acute ischemic stroke regarding endovascular treatment: A guideline for healthcare professionals from the American. Stroke. 2015; 46(10):3020–3035

［125］ Camara-Lemarroy CR, Ibarra-Yruegas BE, Gongora-Rivera F. Gastrointestinal complications after ischemic stroke. J Neurol Sci. 2014; 346(1–2):20–25

［126］ Rumalla K, Mittal MK. Gastrointestinal Bleeding in Acute Ischemic Stroke: A Population-Based Analysis of Hospitalizations in the United States. J Stroke Cerebrovasc Dis. 2016; 25(7):1728–1735

［127］ Chou Y-F, Weng W-C, Huang W-Y. Association between gastrointestinal bleeding and 3-year mortality in patients with acute, first-ever ischemic stroke. J Clin Neurosci. 2017; 44: 289–293

［128］ Hung C-R. Role of gastric oxidative stress and nitric oxide in formation of hemorrhagic erosion in rats with ischemic brain. World J Gastroenterol. 2006; 12(4):574–581. Retrieved from www.wjgnet.com

［129］ Feng G, Xu X, Wang Q, Liu Z, Li Z, Liu G. The protective effects of calcitonin gene-related peptide on gastric mucosa injury after cerebral ischemia reperfusion in rats. Regul Pept. 2010; 160(1–3):121–128

［130］ Tseng CK, Tsai CH, Tseng CH, Tseng YC, Lee FY, Huang WS. An outbreak of foodborne botulism in Taiwan. Int J Hyg Environ Health. 2009; 212(1):82–86

［131］ ASHP Therapeutic Guidelines on Stress Ulcer Prophylaxis. ASHP Therapeutic Guidelines on Stress Ulcer Prophylaxis. ASHP Commission on Therapeutics and approved by the ASHP Board of Directors on November 14, 1998. Am J Health Syst Pharm. 1999; 56(4):347–379

［132］ Hamidon BB, Raymond AA. The risk factors of gastrointestinal bleeding in acute ischaemic stroke. Med J Malaysia. 2006; 61(3):288–291

［133］ Rumalla K, Kumar AS, Mittal MK. Gastrointestinal Bowel Obstruction in Acute Ischemic Stroke: Incidence, Risk Factors, and Outcomes in a U.S. Nationwide Analysis of 3,998,667 Hospitalizations. J Stroke Cerebrovasc Dis. 2017; 26(10):2093–2101

［134］ Anderson ME. Stress Ulcer Prophylaxis in Hospitalized Patients. Hosp Med Clin. 2013; 2:e32–e44

［135］ Barletta JF, Bruno JJ, Buckley MS, Cook DJ. Stress Ulcer Prophylaxis. Crit Care Med. 2016; 44(7):1395–1405

［136］ Loo VG, Bourgault A-M, Poirier L, et al. Host and pathogen factors for Clostridium difficile infection and colonization. N Engl J Med. 2011; 365(18):1693–1703. Retrieved from

［137］ Farrell CP, Mercogliano G, Kuntz CL. Overuse of stress ulcer prophylaxis in the critical care setting and beyond. J Crit Care. 2010; 25(2):214–220

［138］ Avendaño-Reyes JM, Jaramillo-Ramírez H.［Prophylaxis for stress ulcer bleeding in the intensive care unit］. Rev Gastroenterol Mex. 2014; 79(1):50–55

［139］ Marik PE, Vasu T, Hirani A, Pachinburavan M. Stress ulcer prophylaxis in the new millennium: a systematic review and meta-analysis. Crit Care Med. 2010; 38(11):2222–2228

［140］ Crary MA, Carnaby-Mann GD, Miller L, Antonios N, Silliman S. Dysphagia and nutritional status at the time of hospital admission for ischemic stroke. J Stroke Cerebrovasc Dis. 2006; 15(4):164–171

第 11 章　儿童脑卒中
Stroke in Pediatric Population

Roberto Crosa　著

摘要

小儿脑卒中的发病率很低，但这种被低估的疾病却被列入儿童死亡的十大原因之一。临床表现是非特异的：新生儿有癫痫发作，大龄儿童和青少年有局灶性症状。静脉源性卒中可伴有颅内高压。缺血性脑卒中较多见。病因差异很大，如感染、心脏病、不同来源的血栓前状态、动脉创伤和先天性代谢缺陷。2—18 岁儿童到医院就诊时可用改良 NIHSS 评分，即 pedNIHss 评分进行评估。诊断通常会被延迟，这可以通过及时的 MRI 来弥补。CT 更容易完成，虽然它的精确度较低，但一般先做。MRI 诊断范围较大，可以区分脑卒中和其他神经系统疾病，但需要镇静药。对于动脉病变，无论是颈部还是颅内，DSA 都是首选的方法。急性期的内科保守治疗可包括补液和抗惊厥药。纤维蛋白溶解药无效。根据经验常使用 LMWH。皮质类固醇可能对感染性缺血性脑卒中有益。若颅缝闭合可能会发生颅内高压，要求早期进行去颅骨骨瓣减压术，特别是在 MCA 或 ICA 供血区的进展的缺血性梗死时。

关键词： 缺小儿脑卒中，颅内高压，缺血性脑卒中，DSA 作为首选方法，MRI 作为首选方法，MCA 供血区进展性缺血性梗死

一、概述与流行病学

由于现有的信息、经验和科学证据相当有限，撰写关于小儿脑卒中的章节确实是一个挑战。与成人人群的脑卒中处理方法不同，儿童脑卒中的处理方法往往缺乏明确的科学依据。因为这基于小样本的病例系列和单独病例的报道。然而，早在 18 世纪就有儿童缺血性脑卒中病例的报道。

将这一人群作为一个单一病症来处理总是一个问题。由于儿童期的每个阶段的病因、症状和预后都不同，因此应该对每个阶段的病症进行不同的设想。与一般观点相反，小儿脑卒中是美国儿童死亡的十大原因之一[1]。它的发生频率比我

们认为的要高得多，在儿童中的发病率为 2.3/10万～ 13/10 万。从历史的角度来看，这一发病率正在上升，可能是由于人们对这一问题有了更多的认识（随后有更多的专家怀疑这一诊断），也可能是由于有脑卒中风险的患者现在活得更久[2,3]。另一个重要的因素是诊断脑卒中病例的影像学技术的进步。其中一些技术越来越普遍，如 MRI。

遗憾的是，尽管小儿脑卒中的发生频率很高，但似乎仍然被低估了。在我们所接触到的大多数病例中，我们对这种疾病的怀疑程度很低，进而使确诊时间延误超过了 24h，这一点将在后面讨论。

儿童脑卒中发生频率非常高，甚至与儿童中枢神经系统肿瘤争夺在小儿科的发病率排行榜首

位的位置。关于这个问题的大多数病例报告的患者的年龄都在 28 天以上，但新生儿期脑卒中发生率是对照组的 17 倍；在这个人群中，脑卒中特别容易发生。

与成人人群的情况不同，AIS 的发病率略高于急性出血性脑卒中。男性多见，约占 60%。流行病学上有明显人种差异，至今尚未明确[4]。

在面对 AIS 小儿患者时，会出现与成人病例的明显差异。所以我们决定单独写一章来介绍这个群体。AIS 不仅比出血性脑卒中更常见，3/1 的动脉 - 静脉比是儿童缺血性脑卒中的病因。新生儿中该比值为 2 ∶ 1[5]。那么，静脉病变在这种经常被忽视的儿童疾病中起着很大作用。脑卒中伴随的非特异性症状，对于有非特异性神经系统症状的患儿，一定要重视脑卒中的可能。

二、临床症状

小儿脑卒中的临床表现与儿童生命的相应阶段有明显的联系。因此，对这一复杂的问题进行整理就显得十分困难。

宫内脑卒中的病例早已为人所知，也有报道[6]。但总是作为无明显症状的孤立病例，根据出生后数天或数周的临床表现或出生后不久死亡儿童的尸检结果而获诊断。

症状可突然出现，也可逐渐出现，可伴有或者不伴有神经功能障碍，可有癫痫发作等。不仅要看病因，还取决于患者的年龄。

新生儿期缺血性脑卒中往往表现为癫痫发作，很少（如果有）表现为明显的局灶性神经功能障碍。发病通常比较隐蔽，大龄儿童则不然。局灶性神经功能障碍在几个月至一年后更加明显。

据报道，与围产期或新生儿脑缺血有关的神经系统缺陷的明显迹象可能会被推迟。在 22 个病例中，有 18 个病例的可能的围产期缺血有关，而在 22 个病例中，有 12 个病例在长期随访中出现语言、认知或行为的永久性改变[7]。

在 1 岁以上的儿童中，早期和不寻常的单手优势可能表明以前曾患脑卒中。本病还与癫痫发作、发热或昏迷伴发。随着儿童年龄的增长，这种症状变得越来越少。青少年更经常出现急性发作的偏瘫，伴有或不伴有癫痫发作。发热、癫痫发作和头痛则较少见[8]。

儿童阶段不是唯一的决定因素，其他因素和受累区域也对症状表现起一定作用。在缺血性动脉脑卒中的情况下，儿童前循环近端动脉受累比成人耐受的更好。也许是因为颅内和颅外的血管吻合回路更明显。这种前循环脑卒中的发生率在儿童中达到 71%。应该强调的是，在 8% 的病例中，两个前循环供血区域均受牵连[9]，这种现象值得注意。

静脉性脑卒中的发病更隐蔽、渐进和不特异，并伴随模糊症状。颅内高血压可能与此有关。局灶性症状不一定存在，且取决于受累区域，仅靠临床手段几乎无法诊断。已有一些与脑静脉血栓有关的症状学关联的描述，但后者并不总产生症状，因为儿童的脑解剖和静脉血流动力学特别复杂。

短暂性脑缺血发作与成人不同；如果真的发生，则与偏瘫、偏头痛或其他脑功能不全的表现有关，这是烟雾病（增加了脑代谢需求）或动静脉瘘引起的局部循环盗血现象引起的。

三、病因学

小儿缺血性脑卒中的病因是多方面的，而且不为人所知。然而，在大多数情况下（80%），如果对病例进行充分研究，可以找到脑卒中的具体原因。

在这些病例中，对危险因素的研究是最重要的，以便了解和完善实验室检查及可给出建议的影像学检查。

根据加拿大小儿缺血性脑卒中登记（2017）发现，近 50% 的脑卒中病例是在以前健康的儿童中。但在新生儿中，脑卒中是急性全身性疾病

（感染性或非感染性）的一部分，起自血栓前状态，或者是母体疾病的结果。在新生儿期之外，其他更具体的小儿因素开始发挥作用，如动脉病（50%）、先天性或后天性心脏病（24%）、血栓前或血液系统疾病（20%～50%）。此前可能有外伤史，特别是在动脉夹层和一些脑静脉血栓病例中[10,11]。

静脉性疾病通常与感染、脱水、头部创伤或先天性血栓前状态有关。总而言之，50% 的病例有一个危险因素，75% 的病例有一个以上危险因素，25% 的病例没有发现任何危险因素[4]。

正确诊断的基本步骤是：细心询问患者病史，仔细的体格检查（但必须牢记这是神经系统的急诊），然后是具体的影像学检查，充分的心脏病学评估和全面的凝血研究。在儿童中，区分静脉病因和动脉病因，以及血栓性疾病和栓塞性疾病尤为重要，如表 11-1 所示。

先天性发绀型心脏病是小儿脑卒中的常见原因。因为其代偿性红细胞增多导致局部血栓形成（动脉或静脉）和动脉栓塞。后天性心脏病也是脑动脉栓塞的一个比较常见的原因。这既适用于瓣膜病（如风湿病、二尖瓣脱垂、心耳黏液瘤、瓣膜假体等），也适用于心肌病（如心肌病和心律失常）。

外伤性颅内动脉疾病，既往被认为不常见，应该有一个全新的章节。它们被认为是儿童期脑卒中的主要原因之一，尤其是在年龄较大的儿童中[12]。基本上，夹层可分为颅内型或颅外型，并可能反过来是内膜下或外膜下。血液通过脑动脉内膜病变进入内膜和中层之间。因此，动脉腔变窄，血流减少。该病变可能产生远端栓塞。一旦血液强行通过整个中层，夹层就变成了外膜性的，就有缺血性和出血性脑卒中，那是极其严重的病例，具有极高的死亡率。

动脉夹层一直与既往外伤有关，但我们在实践中经常看到，这一事件在病史中没有明确的表述，因此脑卒中未被发现和诊断。调查错误病因时，随之而来的是时间的损失。

还必须记住，儿童期脑卒中有 1/3 发生在病毒或细菌感染的情况下。动脉血管炎可引起儿童脑卒中。众多的病原体如非特异性细菌、结核杆菌、支原体、衣原体、疱疹病毒、HIV 和真菌等可侵入中枢神经系统（central nervous system, CNS）引起动脉血管炎。脑膜炎常伴有皮质和深

表 11-1　小儿缺血性脑卒中的病因学		
动脉和静脉闭塞	静脉闭塞	无闭塞
血液系统疾病（先天性血栓、镰状细胞病、抗磷脂综合征）	感染性血栓性静脉炎	心输出量下降
动脉夹层	无菌性血栓性静脉炎	循环盗血现象（AVM）
感染性血管炎（细菌性、病毒性和真菌性）		
非感染性血管炎（红斑狼疮、Takayasu 动脉炎、结节性多动脉炎、幼年型类风湿关节炎、川崎病）		
原始血管病（烟雾病、纤维肌发育不良）		
药物（可卡因、安非他明）		
代谢病（高同型半胱氨酸血症、鸟氨酸氨甲酰转移酶缺乏症、甲基丙二酸血症、线粒体脑肌病伴高乳酸血症和脑卒中样发作）		
全身性血管疾病		
栓塞：心脏病		

部交通静脉的静脉血栓形成，而 HNT 感染倾向于影响横窦、蝶顶窦和贯穿该区域的海绵窦。然而，血管炎并不像人们普遍认为的那样，是儿童缺血性脑卒中的一个特别常见的原因。

血液病可引起脑梗死，无论是动脉还是静脉梗死。后天性血液病（如播散性红斑狼疮和医源性疾病）和先天性血液病（如遗传性凝血抑制剂的缺乏，如蛋白 C 或 S 或抗凝血酶Ⅲ，凝血蛋白增加或凝血酶原基因突变）都会因高凝状态或血栓前状态而增加缺血性脑卒中的可能性。它们成为儿童期脑卒中的明确风险因素。

近 4% 的人群有凝血酶原基因突变（20210），2%～15% 的白种人对活性蛋白 C 的天然凝血有抵抗力。活性蛋白 C 与第五凝血因子突变有关。这两种情况都大大增加了该人群血栓形成的发生率。在这些血栓前病例中，脑部的静脉和动脉都有病变[13]。

众所周知，高同型半胱氨酸血症是儿童脑卒中的一个的危险因素。其机制涉及 C677T 突变产生 5-10 甲基四氢叶酸还原酶（methytetrahydrofolate reductase，MTHFR）变异，从而减少了可用于将胱氨酸转化为蛋氨酸的 1.5- 甲基四氢叶酸的数量。

脂蛋白 a 的增加可导致血栓前状态，因为它与血纤维蛋白溶酶原竞争；它抑制纤维蛋白溶解，增加血栓形成的风险。

蛋白质 C 和 S 的缺乏可能是获得性的，例如通过败血症和病毒感染如水痘。

其他与缺血性脑卒中相关的较少见的血栓异常有血小板增多症、异常纤维蛋白原血症和Ⅷ因子增加等[13]。

这种血栓前改变可能与其他有利于血栓形成的事件（如动脉或静脉操作、感染、缺铁性贫血）同时发生，从而增加缺血性脑卒中的风险。

加拿大脑卒中网络的注册证明，第五凝血因子突变、高脂蛋白 a 水平或蛋白 C 和抗磷脂抗体缺乏的患者，风险明显增加[13]。这些因素联合可以明显增高儿童发生缺血性脑卒中的风险。

其他疾病也可增加儿童脑卒中的风险。镰刀形贫血、结缔组织疾病（如系统性红斑狼疮、结节性多动脉炎、过敏性紫癜、大动脉炎中的非感染性免疫性血管炎）、纤维肌肉发育不良、代谢性疾病（如鸟氨酸氨甲酰转移酶缺乏症、甲基丙二酸血症和线粒体脑肌病伴高乳酸血症和脑卒中样发作）和烟雾病。对这些疾病的详细分析超出了本章的范围。

四、脑卒中严重程度评分

美国国立卫生研究院脑卒中量表（national institutes of health stroke scale，NIHSS）是一个定量量表，对评估脑卒中严重程度和长期结果具有很大的预测价值。儿科专家和成人脑卒中专家达成共识的儿科评分，称为 PedNHISS。它是 NIHSS 量表的修改版，根据儿童患者的认知和神经系统发育情况进行调整。该小儿脑卒中量表可适当用于 2—8 岁儿童，是临床上最推荐的量表，用于患者到医院后的评估，以评价每个病例的治疗效果[14]。

五、小儿脑卒中的诊断延迟

儿童脑卒中的诊断延误是成人的 3 倍以上。2009 年加拿大的一项队列研究表明，住院患者的平均诊断延误时间为 22.7～11.6h，门诊患者为 29h[15]。与预料相反，在患者家中的延误仅仅 1.7h[15]。这一结果表明，问题在到达医院之后由于多种原因，不能及时诊断。2002 年，一项对 29 名脑卒中患儿的回顾性研究显示，诊断延迟了 35h。后来的一项回顾研究发现，在 50 个小儿脑卒中病例中，有 32 个患者在第一个 24h 内没有得到神经科医生的诊治[16]。

参照成人脑卒中人群的治疗经验，我们知道脑卒中的治疗窗是有充分的科学依据的。溶栓治疗为 4.5h 和（或）机械取栓术为 6h。在综合脑卒中中心实施治疗方案后，患者的生活质量得到了改善，费用也有所下降[17]。正如本书其他章节所讨论的那样，通过基于新的影像学技术进行机械取栓取栓术，治疗窗口已经扩大，从缺血性脑卒中症状出现起算，最长可达 16h 甚至 24h。

与我们在成人人群中见证的科学革命相比，我们对小儿脑卒中的诊断和治疗知之甚少，而且我们的临床实践目前还欠缺证据。

儿科脑卒中协议的制定从多个方面减少了诊断延误，总是与 MR 的使用增加有关。

根据几份报道，医生怀疑的增加和引入足够的协议流程共同实现了从入院到完成影像检查的时间[18,19]。因此我们得出结论，多种因素延迟儿童脑卒中的早期诊断，我们需要在日常临床实践中增加对儿童脑卒中的重视怀疑并完善诊疗流程，快速完成影像检查。

六、小儿脑卒中的神经影像学

影像学的不断发展为评估急性事件及其发病机制提供了大量的技术手段。无造影剂计算机断层扫描（CT）、CT 血管成像（CTA）、磁共振（MR）、磁共振血管成像（MRA）和数字减影血管造影（digital subtraction angiography，DSA）都使我们更接近正确评估病变，而脑灌注成像则使我们能够明确神经元缺血损伤情况，并确定病变是否能够恢复。

如果怀疑是脑卒中，CT 是研究成人患者的首选方法，因为它是最快速、最广泛的影像学检查方法；最重要的是，它对排除出血最有用。对于儿童患者，这项研究应限于无法进行急诊 MR 的机构[20]。MR 是儿童的首选方法，因为它无电离辐射，因此避免了对预期寿命较长的个体的潜在不良影响。MR 还可以排除其他可能表现为脑卒中而无法用 CT 诊断的儿童疾病，如脱髓鞘疾病，以及其他脑卒中相似病[20,21]。

与人们普遍认为的 CT 在排除脑出血方面的作用相反，MR 中新的磁敏感序列对该病具有相当的敏感性和特异性，甚至在出血发展为慢性的情况下也有更好的效果[22,23]。MR 具有更多优势：对脑卒中的早期诊断具有高敏感性和特异性（近 100%），以及对缺血半暗带的界定[21,22]。

弥散技术和表观弥散系数（apparent diffusion coefficient，ADC）序列可以在发病后数分钟内对脑卒中进行快速和早期诊断。如果加上以钆作为造影剂的 MR 灌注，可以确定低灌注区或缺血半暗影区，并根据这些数据做出治疗决定。

对这两种技术的图像进行比较，可以推断出如果进行治疗（纤维蛋白溶解或取栓术）可挽救的脑实质数量。如果低灌注区大于梗死区（如弥散图像所示），这种情况被描述为"弥散 - 灌注不匹配"。

但是，MR 扫描与 CT 相比有一些缺点，即设备较少，小儿患者需要服用镇静药才能进行。

在 MR 扫描中被诊断为脑卒中的患者必须通过 MRA 完成研究，以排除大血管闭塞。这种扫描是在没有造影剂的情况下进行的，依赖动脉血流。因此，它的敏感性不如依赖血管充盈的方法，如 CTA 或 DSA。

如果最初的研究是排除了出血的 CT，那么必须完善 CTA 以便排除动脉闭塞。

如果 CTA 或 MRA 提示一些血管改变，无论是动脉还是静脉，患者必须进行 DSA 检查，DSA 是金标准[24,25]。

DSA 是研究颅内和颈部血管病变的首选方法[24,25]。虽然是一种侵入性技术，但它非常有用，特别是确定脑闭塞的原因及其位置，或发现作为出血原因的动脉瘤或血管畸形。另外，尽管技术不断改进，新技术不断发展，如血管造影室的 CT 和灌注研究的可能性，我们相信在血管评估方面，DSA 不会被这些技术所取代。DSA 的并发症发生率极低。当由专家进行时，这是一项安全的研究，可以为基于病因学的脑卒中诊断、充分的治疗和长期预后提供非常有价值的数据[25]。

七、可改变因素回顾

（一）急性稳态

稳态是对疑似缺血性脑卒中的小儿患者进行救治的一个基本环节。其目的在于最大限度地减少脑损伤，从而改善治疗效果。它还有助于优化神经功能，并通过这种方式防止复发。

（二）血压

不幸的是，由于诱发因素不同，儿童血压变化的作用不能外推至整个儿科人群。科学文献中关于血压与缺血性脑卒中关系的少数研究是相互矛盾的：一些队列研究将高血压与住院时间延长和死亡率增加联系在一起[26]，而其他研究则排除了这种可能性[27]。

（三）体温

当发热与脑卒中同时出现时，一般会怀疑并发败血症，或怀疑经常与脑卒中相关的不同心脏疾病或神经系统疾病，如心内膜炎、细菌性血管炎等。发热本身并不是对缺血性脑卒中结局产生影响的危险因素。

（四）血糖

众所周知，高血糖和低血糖对大脑发育都是有害的。然而，没有强有力的证据支持其能独立预测儿童缺血性脑卒中预后。

（五）氧供应

一般认为缺血性脑卒中患者通过补氧可以改善其线粒体功能。但事实上，非缺氧患者由于自由基的产生增多，实际上在氧气下可能会更差。因此，就其年龄来说，对氧含量正常的患者给予氧疗值得商榷。

（六）补液

在成人中，脱水与较差的临床结局有关[28]，但在儿科人群中尚无证据表明存在这种关系。然而，脱水带来的渗透压增加与血栓前状态风险增加之间存在明显的关系。因此，所有小儿脑卒中患者都应考虑预防脱水。

（七）癫痫发作

癫痫发作几乎是成人和小儿缺血性脑卒中的一个明显不同。儿童的癫痫发作频率是成人的 18 倍[29]。脑卒中癫痫发作的发生率随着年龄的增长而降低，从新生儿时期开始。癫痫发作可能出现在发病时、急性期或脑梗死发生后。但发病时和脑卒中后是否有癫痫发作有明显联系。Kaiser Permanente 的一项回顾表明，27% 的脑卒中患儿出现脑卒中的年龄较小，在 4 年的随访期间出现癫痫的可能性是对照组的 5 倍[30]。

另一项研究显示，缺血性脑卒中发作期间癫痫发作时间延长的儿童，癫痫风险增加 30 倍[31]。

澳大利亚儿童脑卒中咨询委员会建议在缺血性脑卒中的急性期对长期或反复发作的儿童使用抗惊厥药。这一建议被纳入儿童脑卒中治疗指南，证据等级为Ⅲ-2、Ⅲ-3 级别[16]。

八、治疗

（一）再灌注治疗

1. 溶栓

与成人的情况不同，儿童缺乏有利于溶栓的证据。此外，纤维蛋白溶解药的确切使用剂量尚不清楚。许多医疗机构不授权使用 rTPA（重组组织纤维蛋白溶酶原激活剂），因为也缺乏证明其对儿童疗效的研究。

如果将大量得自成人的经验外推到儿童身上，则在几个方面都会有严重错误。基本上，两类人群的脑卒中原因明显不同，其临床表现也不同。另一方面，内源性纤维蛋白溶酶原水平在小儿人群本身就表现出一定的差异。与成人水平差异明显，儿童水平特别低。反之，儿童体内活化的纤维蛋白溶酶原水平较高。此外，脑血流动力学也存在差异。鉴于所有这些差异，可以认为，脑血管溶栓的适当剂量对每一位患儿应该是不同的。

小儿脑卒中的原因相当多；因此，为了确定儿童所患疾病是血栓而不是其他原因的结果，正确的血管诊断特别必要。并且应该在考虑使用纤维蛋白溶解药之前进行。

从 2006 年开始，美国国家神经系统疾病和脑卒中研究所（national institute of neurological disorders and stroke，NINDS）开始评估儿童使用 rTPA 的前瞻性多中心研究的可能性。2010 年，小儿脑卒中溶栓治疗 TIPS 研究应运而生。这是一项前瞻性的多中心队列剂量测定研究。纳入了 2—17 岁的儿童。将发病后不到 4.5h 的患儿纳入研究。rTPA 剂量设定为 0.75mg 至 0.9～1.0mg/kg。2012 年 10 月开始招募，但 1 年后，美国国立卫生研究院因入组人数不足而关闭了这项研究[32]。到试验结束时，最初的 22 个中心中有 63% 的中心没有招募到患者。所提到的原因包括伦理和经济问题、招募标准的差异以及对同意书及时反应的适应困难。无论原因是什么，不争的事实是，溶栓作为儿童的治疗方法在科学依据上受到了严重影响，此后一直没有开展循证医学研究。最初的想法是问题集中在剂量选择上，但实际数据表明，主要问题是多种原因造成的。

缺乏病因血管诊断（如通过 DSA 手段）是所有这一切的根源。指导治疗的早期临床怀疑是另一个重要问题。美国心脏协会指南指出："在有更多的安全和疗效数据公布之前，一般不推荐将 tPA 用于临床试验以外的缺血性脑卒中儿童"[33]。事实上，在 DeVeber 的研究中，只有不到 1% 的患儿接受过溶栓治疗[34]。

2. 机械取栓术

在儿童使用机械取栓术时，观察到与纤溶栓相同的现象：它并没有表现出在缺血性脑卒中成人人群中体现的革命性疗效。到目前为止，还没有对儿童取栓技术的多中心研究，但美国血管内治疗指南认为，在已证实大血管闭塞（large vessel occlusion，LVO）的 18 岁以下儿童中，使用这种技术是合理的[35]。然而，相关文献回顾仅见年龄较大儿童的相关病例报告，是根据不同标准选择的，且经常受到心脏疾病的影响。需要进行更多的相关研究，来明确这种治疗方法对小儿脑卒中的确切疗效。

（二）抗凝血药和抗血小板药的使用

正如 DeVeber 和 Kirton 在他们的研究中指出的那样，目前抗血栓治疗正在增加。这一趋势始于过去几年。在他们的系列研究中，约 60% 的儿童接受过抗凝剂或 AAS[34]。

高质量的支持使用该疗法的儿科研究很少。对于成人来说证据是清晰的，但在儿童中还没有支持该疗法的随机研究。然而，几项孤立的研究报道了抗血小板药物和抗凝血药在缺血性脑卒中儿童中的有用性。低分子量肝素（LMWH）的使用依据似乎更为充分。在某些病例中，临床实践清楚地显示出其良好效果，那些患者是脑静脉血栓、动脉夹层和心源性栓塞病患者。在缺乏循证医学证据的情况下，这些结果为使用抗凝血药和血小板抵抗剂提供正当理由。

1. 皮质类固醇治疗

在缺乏证据的情况下，皮质类固醇治疗的目的是抑制受某些与缺血性脑卒中相关的致病机制的免疫反应例如水痘、肠道病毒和疱疹病毒等。

2. 颅内压增高治疗：去颅骨骨瓣减压术

约 12% 的小儿脑卒中患者会出现由脑动脉闭塞引起的恶性梗死[16]。若颅缝闭合可能会出现颅内高压。在此情况下可能需要进行去颅骨骨瓣减压术。

澳大利亚小儿脑卒中管理指南推荐如下。

少数急性脑卒中的小儿患者可能出现颅内压增高，应及早认识到这一点，促使其进行初步的支持性治疗，并及早进行神经外科转诊，考虑进行去颅骨骨瓣减压术。证据级别Ⅳ级。

实践陈述，无论幕上还是幕下梗死，颅内压升高最重要的指标是意识水平和神经功能障碍恶化。由于颅骨穹窿和脑实质之间的空间较小，大面积梗死的患儿在脑卒中后的几天内需要密切监测颅内压升高的症状和体征。PedNIHSS 评分≥ 8 分或癫痫发作超过 5min 的儿童应继续密切监测，因为据报道这些是小儿恶性大脑中动脉梗死（malignant middle cerebral artery infarction，mMCAI）的独立预测因素。

2 岁以上儿童发病时血清葡萄糖升高，神经影像学检查梗死体积较大，合并累及皮质、白质和基底节，也是 mMCAI 发病的危险因素。证据水平（CBR）Ⅲ-3 级。

初期支持性措施包括加强神经系统监护、床头抬高 30°、良好吸氧、充足补液和维持正常血容量、避免经口进食、控制体温（避免高热）、预防低血压但可耐受轻度高血压和控制癫痫发作。

早期神经外科转诊对于考虑去颅骨骨瓣减压术和放置颅内压测量装置非常重要。虽然可靠测量升高的颅内压很重要，但放置测量装置或维持性内科治疗不能延误去颅骨骨瓣减压。

对于恶性缺血性 MCA（或 ICA）区域梗死患儿应考虑去颅骨骨瓣减压术。证据水平Ⅲ、Ⅳ级[16,34]。

九、预后与结局

历史记录的死亡率接近 10%，后遗症（运动性的或认知性的、癫痫）发生率为 50% ～ 70%。复发率为 10% ～ 20%，动脉病变和未接受抗血栓治疗的患者有较高的复发率。

最新确定的死亡率为 5%[34]。新生儿死亡率较高，但另一方面，其复发风险较低（3% ～ 5%）。在这个系列中，局灶性神经功能障碍在新生儿中达 60%，在大龄儿童中达 70%，复发率为 12%，与动脉病变和缺乏抗血栓治疗有关。

参考文献

［1］Lauren A. Abstract 15: Mortality After Pediatric Arterial Ischemic Stroke: Results From the International Paediatric Stroke Study. Stroke. 2018; 49:A15

［2］Fullerton HJ, Wu YW, Zhao S, Johnston SC. Risk of stroke in children: ethnic and gender disparities. Neurology. 2003; 61 (2):189–194

［3］Lynch JK, Hirtz DG, DeVeber G, Nelson KB. Report of the National Institute of Neurological Disorders and Stroke workshop on perinatal and childhood stroke. Pediatrics. 2002; 109 (1):116–123

［4］González G, Russi ME, Crosa R. Accidente Cerebro Vascular en la infancia y la adolescencia. Ediciones Journal.2011; 1–13

［5］Fullerton HJ, Wu YW, Zhao S, Johnston SC. Risk of stroke in children: ethnic and gender disparities. Neurology. 2003; 61 (2):189–194

［6］Ong BY, Ellison PH, Browning C. Intrauterine stroke in the neonate. Arch Neurol. 1983; 40(1):55–56

［7］Golomb MR, MacGregor DL, Domi T, et al. Presumed pre- or perinatal arterial ischemic stroke: risk factors and outcomes. Ann Neurol. 2001; 50(2):163–168

［8］Lasjaunias P, Ter Brugge KG, Berenstein A. Clinical and Interventional Aspects in Children. Surgical Neuro-angiography. Vol 3. Arterial Ischemic Stroke. Springer-Verlag Berlin Heidelberg; 2006:851–908

［9］Sofronas M, Ichord RN, Fullerton HJ, et al. Pediatric stroke initiatives and preliminary studies: What is known and what is needed? Pediatr Neurol. 2006; 34(6):439–445

［10］Hills NK, Johnston SC, Sidney S, Zielinski BA, Fullerton HJ. Recent trauma and acute infection as risk factors for childhood arterial ischemic stroke. Ann Neurol. 2012; 72(6):850– 858

［11］Fox CK, Hills NK, Vinson DR, et al. Population-based study of ischemic stroke risk after trauma in children and young adults. Neurology. 2017; 89(23):2310–2316

［12］Russi ME, González G, Crosa R, et al.［Dissections of craniocervical arteries in the paediatric age: a pathology that is emerging or under-diagnosed?］. Rev Neurol. 2010; 50(5): 257–264

［13］ Sébire G, Tabarki B, Saunders DE, et al. Cerebral venous sinus thrombosis in children: risk factors, presentation, diagnosis and outcome. Brain. 2005; 128(Pt 3):477–489

［14］ Ichord RN, Bastian R, Abraham L, et al. Interrater reliability of the Pediatric National Institutes of Health Stroke Scale (PedNIHSS) in a multicenter study. Stroke. 2011; 42 (3):613–617

［15］ Rafay MF, Pontigon AM, Chiang J, et al. Delay to diagnosis in acute pediatric arterial ischemic stroke. Stroke. 2009; 40(1): 58–64

［16］ Australian Childhood Stroke Advisory Committee. Guideline for the diagnosis and acute management of childhood stroke. available from: https://www.mcri.edu.au/ sites/default/files/ media/stroke_guidelines.pdf– 2017

［17］ Stroke Foundation. National Stroke Audit of Acute Services 2015. Available from: https://informme.org.au. Accessed March 2017

［18］ Ladner TR, Mahdi J, Gindville MC, et al. Pediatric Acute Stroke Protocol Activation in a Children's Hospital Emergency Department. Stroke. 2015; 46(8):2328–2331

［19］ DeLaroche AM, Sivaswamy L, Farooqi A, Kannikeswaran N. Pediatric Stroke Clinical Pathway Improves the Time to Diagnosis in an Emergency Department. Pediatr Neurol. 2016; 65:39–44

［20］ Mirsky DM, Beslow LA, Amlie-Lefond C, et al. International Paediatric Stroke Study Neuroimaging Consortium and the Paediatric Stroke Neuroimaging Consortium. Pathways for Neuroimaging of Childhood Stroke. Pediatr Neurol. 2017; 69: 11–23

［21］ Mathews JD, Forsythe AV, Brady Z, et al. Cancer risk in 680,000 people exposed to computed tomography scans in childhood or adolescence: data linkage study of 11 million Australians. BMJ. 2013; 346:f2360

［22］ Mitomi M, Kimura K, Aoki J, Iguchi Y. Comparison of CT and DWI findings in ischemic stroke patients within 3 hours of onset. J Stroke Cerebrovasc Dis. 2014; 23(1):37–42

［23］ Liu AC, Segaren N, Cox TS, et al. Is there a role for magnetic resonance imaging in the evaluation of non-traumatic intraparenchymal haemorrhage in children? Pediatr Radiol. 2006; 36(9):940–946

［24］ Husson B, Lasjaunias P. Radiological approach to disorders of arterial brain vessels associated with childhood arterial stroke-a comparison between MRA and contrast angiography. Pediatr Radiol. 2004; 34(1):10–15

［25］ Burger IM, Murphy KJ, Jordan LC, Tamargo RJ, Gailloud P. Safety of cerebral digital subtraction angiography in children: complication rate analysis in 241 consecutive diagnostic angiograms. Stroke. 2006; 37(10):2535–2539

［26］ Adil MM, Beslow LA, Qureshi AI, Malik AA, Jordan LC. Hypertension is Associated With Increased Mortality in Children Hospitalized With Arterial Ischemic Stroke. Pediatr Neurol. 2016; 56:25–29

［27］ Grelli KN, Gindville MC, Walker CH, Jordan LC. Association of Blood Pressure, Blood Glucose, and Temperature With Neurological Outcome After Childhood Stroke. JAMA Neurol. 2016; 73(7):829–835

［28］ Liu CH, Lin SC, Lin JR, et al. Dehydration is an independent predictor of discharge outcome and admission cost in acute ischaemic stroke. Eur J Neurol. 2014; 21(9):1184–1191

［29］ Chadehumbe MA, Khatri P, Khoury JC, et al. Seizures are common in the acute setting of childhood stroke: a populationbased study. J Child Neurol. 2009; 24(1):9–12

［30］ Fox CK, Glass HC, Sidney S, Lowenstein DH, Fullerton HJ. Acute seizures predict epilepsy after childhood stroke. Ann Neurol. 2013; 74(2):249–256

［31］ Fox CK, Mackay MT, Dowling MM, et al. Prolonged or recurrent acute seizures after pediatric arterial ischemic stroke are associated with increasing epilepsy risk. Dev Med Child Neurol. 2016

［32］ Rivkin MJ, deVeber G, Ichord RN, et al. Thrombolysis in pediatric stroke study. Stroke. 2015; 46(3):880–885

［33］ Roach ES, Golomb MR, Adams R, et al. American Heart Association Stroke Council, Council on Cardiovascular Disease in the Young. Management of stroke in infants and children: a scientific statement from a Special Writing Group of the American Heart Association Stroke Council and the Council on Cardiovascular Disease in the Young. Stroke. 2008; 39(9): 2644–2691

［34］ deVeber GA, Kirton A, Booth FA, et al. Epidemiology and Outcomes of Arterial Ischemic Stroke in Children: The Canadian Pediatric Ischemic Stroke Registry. Pediatr Neurol. 2017; 69: 58–70

［35］ Powers WJ, Derdeyn CP, Biller J, et al. American Heart Association Stroke Council. 2015 American Heart

Association/ American Stroke Association Focused Update of the 2013 Guidelines for the Early Management of Patients With Acute Ischemic Stroke Regarding Endovascular

Treatment: A Guideline for Healthcare Professionals From the American Heart Association/American Stroke Association. Stroke. 2015; 46 (10):3020–3035

第 12 章　急性缺血性脑卒中的未来：新技术

The Future in Ischemic Stroke: New Techniques

Christopher Hilditch　Patrick Nicholson　Adam A. Dmytriw　Vitor Mendes Pereira　著

摘要　在治疗患者的选择和血管内工具日臻完善的时代，工作流程优化无疑是脑卒中介入治疗的下一个主要障碍。具体的紧急救治工作包括院前检测和快速转移到能够进行综合治疗以及早期神经保护的中心。此后，个体化因素，例如病前状况，解剖结构和识别血栓组成成分的方法修改已成为主要关注点。随着血管内技术的提高，有意义的干预时间窗口明显增加。随之而来的是需要确定临床和影像学参数。这些参数可能比发作时间更好地作为候选指标。在主要试验和荟萃分析之后，我们在这里讨论当前和即将到来的一些主要里程碑式的进步。

关键词：工作流程，神经保护，技术，入路，个体化

一、脑卒中院前流程

目前脑卒中治疗的宗旨是尽快有效地识别急性缺血性脑卒中（acute ischemic stroke，AIS）患者，然后将其送往最近的脑卒中中心进行影像学检查和初步的急性医疗救治。影像学检查确认为大血管闭塞（large vessel occlusion，LVO）的患者，必要时再将其送往具有血管内脑卒中治疗（endovascular stroke treatment，EVT）能力的医院。这些患者的最佳路径仍有很多不确定性。他们是否应该绕过通常较近的初级脑卒中中心，直接转移到具有机械取栓能力的综合脑卒中中心，还是应该在当地进行成像和评估，因而只将适合 EVT 的候选者转到综合脑卒中中心？如果是这样，那么在基层中心评估所损失的时间怎么办？我们可

以从其他专科的同事所采用的创伤分流和 ST 段抬高心肌梗死（ST elevation myocardial infarction，STEMI）分流系统中学习一些经验。此外，一项随机对照试验将把西班牙加泰罗尼亚地区的患者随机分配到这些不同的途径，以确定哪种途径能提供最佳的临床效果。这就是 RACECAT 研究（ClinicalTrials.gov 标 识 号：NCT02795962）[1]，截至本文撰写之日正在招募人员。脑卒中界热切等待结果。此外，这些院前流程还有许多可以改进的地方，这些方面的工作正在进行。

二、脑卒中量表

护理人员 / 紧急医疗技术人员使用脑卒中量表来识别很有可能发生 LVO 的患者不是一个新概念。

有几种这样的脑卒中评分，包括动脉闭塞快速评估（rapid arterial occlusion evaluation，RACE）、辛辛那提院前脑卒中量表（cincinnati prehospital stroke scale，CPSS）、急诊目的地现场评估脑卒中分流（field assessment stroke triage for emergency destination，FAST-ED）、视力失语忽视（vision aphasia neglect，VAN）、洛杉矶运动量表（Los Angeles motor scale，LAMS）和院前急性脑卒中严重程度（prehospital acute stroke severity，PASS）量表。然而，不存在被普遍接受评分系统。每个分数也没有普遍接受的分界线。同时，美国国家卫生研究院脑卒中量表（national institute of health stroke scale，NIHSS）最初是作为研究工具设计的，并不适合在院前环境中使用。任何建议的评分都需要避免对患者的诊断不足（从而错过潜在的符合条件的 EVT 候选者），同时避免过度诊断（以防止脑卒中相似病患者和其他非 EVT 候选者"淹没"接收医院）。此外，每个院前护理人员都需要接受关脑卒中量表使用方面的培训，以了解如何将这些符合条件的患者快速转移到 EVT 中心。最后，任何这些评分系统以及任何未来的评分系统都需要在潜在的符合 EVT 的 AIS 患者中进行外部验证。他们还需要证明，他们可以通过更快速地将患者送到综合脑卒中中心，帮助改善临床预后。

三、院前脑卒中检测设备

有几个小组正在努力改进 AIS 患者的院前检测。其中一个重点是床旁（point-of-care，POC）测量分析特定的生物标志物。这类似于心脏病患者在院前检测肌钙蛋白。如果实现，将具有相对便宜和易于在其他地区推广的优势。为此目的已经研究了许多不同的生物标志物，但没有一个被证明是特别有效的。可能的原因包括脑血脑屏障（blood-brain barrier，BBB）限制生物标志物释放到外周血循环，而且目前大多数研究都集中在 AIS 患者入院后，而在脑卒中早期检测这些生物标志物的研究非常少。另一个重点是在院前检测设备的使用上。大部分设备主要使用经颅多普勒超声［如 Lucid M_1 经颅多普勒系统（Neural Analytics）和 SONAS 系统（BURL Concepts）］。这些设备由一个包含多个转换器 / 传感器的头盔组成，可放置在患者的头上。这种头盔设备的目的最好是以半自动化的方式定量脑血流中的差异。其他设备例如利用无创脑血氧仪也有类似的目的[2]。到目前为止，这类设备还没有得到广泛应用。它们只在小规模试验中使用，而且都需要先在未经筛选的 AIS 患者队列中进行大规模验证（图 12-1）。

第三个重点已经获得广泛普及，即移动式脑卒中单元（mobile stroke units，MSUs）的使用。它于 2000 年代初在德国首次应用。这些设备由安装在救护车上的 CT 扫描仪组成，可以提供 CT 脑扫描（排除出血和评估梗死程度）甚至 CT 血管造影（确认 LVO）的现场成像，并通过远程医疗系统供医生分析。虽然一些研究表明，使用这

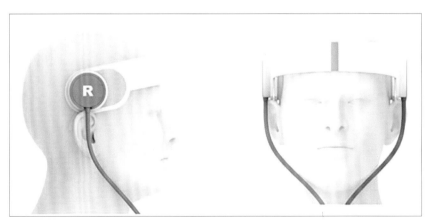

图 12-1　SONAS 设备（BURL Concepts）

样的 MSU 可以降低 AIS 患者 tPA 前时间[3]，到目前为止没有研究证明，这些 MSU 的使用改善了患者的临床预后。此外，考虑到这些单位巨大的财务支出（在前期成本和持续成本方面），未来的研究将需要证明这种方法的成本效益，然后才能获得广泛的临床使用。

四、直接转运至血管造影室

将 AIS 患者从救护车上直接转移到神经血管造影室病床上的可能性是一个雄心勃勃但潜在的患者路径解决方案。这可能适用于院间转运的患者，或者通过之前描述的一些方法在院前已经被确定为具有很大 LVO 可能性的患者。之前已经发表了很多关于各种简单但有效工作流程步骤的研究成果。这些步骤实施后，可以节省从入院到穿刺之间的宝贵时间[4]。这些步骤包括预先通知所有脑卒中团队成员、在到达之前对患者进行预先登记等等。这些都在"直接到血管造影"模式中起到了一定的作用，但这种方法真正的限速步骤是手术台上的成像。为了完全绕过急诊科及其 CT/CTA/CTP 检查，血管造影室必须能够提供类似成像。值得庆幸的是，最近研究让我们在这个方向上迈出了重要一步。血管造影床上 CTA 图像的采集是相对简单的[5]。同时，在现代血管造影设备上增加平板探测器（FD-CT），使得图像质量得到改善，从而使脑实质的非对比图像（对确定梗死程度进行分级至关重要）可与传统 CT 扫描仪上获得的图像相媲美。这是真正令人振奋的一步，这将使我们能够为 AIS 患者提供"一站式"成像（图 12-2）。

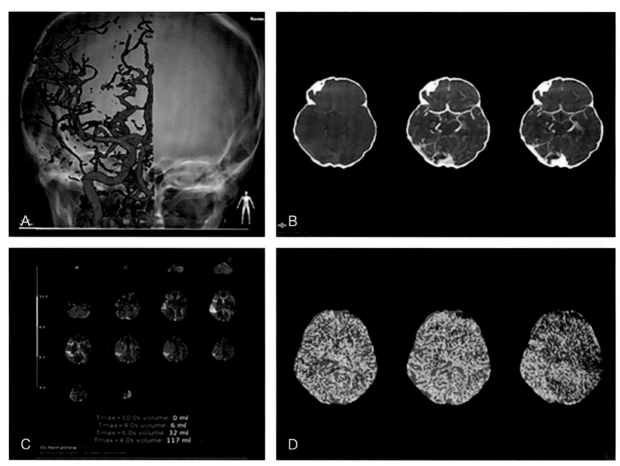

图 12-2　血管造影室获得的 CTA 和 CT 灌注成像

A 和 B. 表示 CTA 重建显示右侧 M₁ 的 LVO；C. RAPID CT 灌注分析显示右侧 MCA 区域的平均通过时间（MTT）延长；D. 平板 CT 灌注图像显示受累区域延迟灌注（通过侧支血管）

五、急性脑卒中神经保护药物

AIS 神经保护药作为接受静脉溶栓（intravenous thrombolysis，IVT）治疗的患者的辅助治疗，在临床前模型中已经显示出了希望。但到目前为止，还未转化到临床应用[6]。这些药物的目标是通过促进神经元的恢复和可塑性，减少与已梗死脑组织相邻的缺血半暗带内的神经元死亡[7]。目前有许多药物正在进行临床前评估，其中一些显示出了希望。

兴奋性神经递质是缺血性脑卒中过程中神经元死亡的一个关键介质。三磷腺苷（adenosine triphosphate，ATP）耗竭引起的去极化导致神经元膜电位无法维持。谷氨酸从神经元中释放出来，离子型谷氨酸受体［如 N- 甲基 -D- 天冬氨酸（NMDA）受体］被过度激活，使神经元之间的突触连接不堪重负。最终，钙不受控制的进入细胞内，导致细胞死亡。此外，兴奋的神经元也会释放其神经递质储存，导致神经元活动的传播波，然后是电沉默，即所谓的梗死周围去极化。这加剧了缺血损伤的严重程度[6,8]。通过兴奋性神经递质靶向这种脑损伤机制已经在临床试验中使用 NMDA 拮抗剂进行评估，但这种方法未能证明对

患者有益处。最近，正在评估这种神经元死亡途径中特异性受体，而不是全面阻断 NMDA 受体。

其中一个例子是 NA-1。它是一种肽，能破坏 NMDA 受体亚基之间的相互作用，具体说就是使神经元一氧化氮合酶（neuronal nitric oxide synthase，nNOS）酶与谷氨酸受体解偶联，从而减少一氧化氮（nitric oxide，NO）生成。而 NO 在急性梗死中对神经元具有破坏性。之前的一项 Ⅱ 期临床试验评估了对接受脑动脉瘤患者使用 NA-1 的血管内修复情况，显示出积极结果，在接受该药物的患者中，MRI 检测到的脑卒中体积减小了[9]。目前正在进行一项规模较大的随机对照试验，评估静脉注射 NA-1 对接受 EVT 治疗患者的疗效和安全性[10]。

针对缺血介导的脑损伤的其他关键特征，已使用多种方法进行研究。这些方法包括破坏自由基的产生以及调节对缺血性损伤大脑的免疫反应。低温可降低缺血大脑的需氧量，也减少酶降解、细胞酸中毒和神经元对神经递质的摄取。研究表明，在急性脑卒中患者中，降温可改善神经功能预后[7]。已经和正在研究其他多种新方法，包括高压氧治疗，干细胞治疗，抗癫痫药物，甚至咖啡因和酒精，都作为潜在的神经保护方法。

表 12-1　正在研究的关键神经保护剂和策略

神经保护剂 / 策略	机　制	结　果	参　考
NA-1	NMDA 通道调节和表达	静脉注射 NA-1，然后脑血管内手术患者成像收益	Hill, 2012[7]
人参皂苷	钙通道阻滞药	15 天时 NIHSS 更好	Liu, 2009[11]
那他珠单抗	免疫调节单克隆抗体	经治患者 90d 时 mRS 更好	Elkins, 2017[12]
芬戈莫德	免疫调节药	经治患者 90d 时 mRS 和 NIHSS 更好	Zhu, 2015[13]
低温	脑部降温	等待	iCOOL2（NCT01584167）[14]
远距缺血预处理（remote ischemic preconditioning，RIPC）	不同组织 / 器官诱导缺血以促进脑部对缺血的耐受	等待	Pico, 2016[15]

一些关键的神经保护剂和正在研究的策略汇总见表 12-1。

神经保护显然是改善缺血性脑卒中结局的一种潜在手段，但目前很少有研究显示出明确的临床获益。这些策略未来的研究方向将主要集中在如何在患者急性期治疗的最佳时间点为其提供保护。这可能是在院前给药，或者作为接受 EVT 或动脉溶栓患者的辅助治疗方法[16]。

六、抽吸与可回收支架对比的当前状态和血栓构成

在发表了 6 项急性脑卒中 EVT 随机对照试验后，其相对于标准药物治疗的益处已经毋庸置疑[17]。可回收支架是这些试验中使用的主要血管内技术。随后，柔韧的大口径抽吸导管的应用变得更加广泛。哪种技术能更快、更可靠地实现大血管安全再通的问题就显现出来。

直接抽吸首通技术（a direct first pass technique，ADAPT）包括直接抽吸作为一线方法，然后在需要的情况下性可回收支架（带辅助抽吸）作为第二次治疗。最近发表的 ASTER 随机对照试验[18]，比较了一线使用的直接抽吸机械取栓与一线使用可回收支架的疗效和不良事件。主要结局是成功再通的百分比，定义为改良的脑卒中溶栓（modified thrombolysis in cerebral infarction，mTICI）评分 2b 或更好。次要结局包括从动脉穿刺到再通的时间和 90 天时改良 Rankin 评分（modified rankin score，mRS），包括 mRS 移位分析。381 名患者被随机分配，192 名接受首通抽吸术，189 名接受首通支架取栓术。患者接受其指定技术的 3 次尝试（单独的直接抽吸或单独的支架取栓）。如果这没有达到 mTICI 2b/3 再通，那么操作者就会切换到其他"救援疗法"；这是由他们酌情决定的，包括抽吸、支架取栓、支架取栓加抽吸，以及带或不带支架的血管成形术。两组间 mTICI 2b/3 再通率百分比无统计学差异，两组

间血管再通时间、90 天 mRS 或不良事件也无差异。使用指定技术的尝试次数没有统计学差异。

直接抽吸和支架取栓术作为 EVT 的首通方法时，似乎是等效的。选择 EVT 方法显然受到术者经验的影响。有趣的是，许多术者可能会根据闭塞的部位选择抽吸或可回收支架。大脑中动脉 M_1 或 M_2 段近端闭塞首选的抽吸导管一般为 6- 和 5-max 大小的导管。M_2 或 M_3 分支的更远端闭塞可能更适合使用可回收支架而不是抽吸导管进行再通，因为抽吸导管可能太大，无法到达远端小的颅内血管。有趣的是，ASTER 试验[18] 结果显示，直接抽吸组的 M_2 闭塞患者多于支架取栓组。最近的一项研究表明，使用 3.8-French 的较小口径抽吸导管对大脑中动脉 M_2 和 M_3 段远端小分支进行了安全有效的再通[19]。还有更小的支架可供选择，研究表明，当这些支架用于重新开通较小、较脆弱的远端血管时，具有安全性和有效性[20]。累及大脑前动脉 A2 段的闭塞尤其具有挑战性；需要对该动脉使用抽吸导管和支架取出器的安全性进行更多的研究。

EVT 和 IVT 的有效性可能会随着血栓成分的不同而变化，不同的 EVT 方法在回收不同类型的血栓方面可能不同。血栓成分可能因栓塞的病因不同而不同，使用影像学检查可以明确。事实上，研究已经证明并非所有的血栓都是一样的；然而，文献中的说法是相互矛盾的。Boeckh-Behrens 等证明，与非心源性脑卒中相比，源自心脏的血栓中纤维蛋白和血小板的比例高于红细胞[21]。Kim 等报告了相反的结果，与大动脉粥样硬化（如颈内动脉粥样斑块破裂）引起的脑卒中相比，心源性栓塞引起的脑卒中含有较高比例的红细胞和较少的纤维蛋白[22]。在进行 EVT 之前，可以使用 MR 成像方式（如梯度回波序列）寻找富含红细胞的血栓中铁引起的磁敏感伪影，来预测血栓成分[22]。

富含纤维蛋白的血栓通常被认为更难从脑血管中取出，与富含红细胞的血栓相比，需要更多

的取栓次数[23]。同时进行的药物治疗也可能会改变急性脑卒中患者的血栓成分。事实上，据报道，静脉溶栓与富含纤维蛋白的血块的纤维蛋白溶解作用有关，这可能会使血块更易取出[24]。正在进行涉及血栓类似物和复制脑循环模型的研究，以确定根据脑卒中病因和血栓成分为个体患者量身定制再通方法的策略[23]。

七、球囊引导导管的使用

现已证明在 EVT 期间使用球囊导引导管与更好的再灌注率和临床预后改善有关[25]。这一结果是由于阻断血流甚至血流逆转，理论上可以最大限度地回收血栓，并最大限度地减少血栓碎片逃逸导致的远端栓塞（血栓碎片在 EVT 期间是活动的）。使用球囊导引导管进行远程抽吸可能会导致血栓碎片引发的远端栓塞情况减少，因为用于血栓切除术的设备不会接触到血栓本身。目前，还缺乏关于这个问题的研究文献。然而，最近的病例系列[26]表明，成功和完整的颈内动脉远端闭塞再通，通过球囊导引导管远程抽吸能够彻底完成颈内动脉远端闭塞再通。

八、扩展急性脑卒中 EVT 治疗窗

以前的随机对照试验证明，EVT 在脑卒中发作后的 6h 内进行时，EVT 优于标准药物治疗[27]。最近发表的试验表明，EVT 可以在脑卒中发作后 6 ～ 24h 内进行。DAWN 试验[27]纳入了颈内动脉颅内段或大脑中动脉近端闭塞的患者。这些患者在 6 ～ 24 h 之前最后一次被见到时状态良好。其临床症状与核心梗死区之间不匹配。患者被随机分配到机械取栓术加标准药物治疗或单独药物治疗。主要终点是 90 天时效用加权 mRS（改良 Rankin 量表）的平均得分，次要终点包括 NIHSS 评分的早期改善、死亡率、中位梗死大小和血管再通率。在预设的中期分析结果出来后，提前停

止了入组。试验将患者细分为 3 组：A 组为年龄＞ 80 岁的患者，NIHSS 评分≥ 10 分，梗死体积小于 21ml（通过 CT/MRI 灌注计算）；B 组为年龄＜ 80 岁的患者，NIHSS 评分≥ 10 分，梗死核心小于 31ml；C 组年龄＜ 80 岁，但脑卒中较重，NIHSS ≥ 20 分，梗死体积 31 ～ 51ml。中期分析显示，各组 EVT 均有明显获益。接受 EVT 的患者 90 天功能独立率为 49%，而单纯接受药物治疗的患者为 13%。所有次要结果均倾向于机械取栓术。

DEFUSE 3 试验[28]同样调查了入院较晚的 AIS 患者。该试验中的患者在 6 ～ 16h 前被最后一次见到状态良好，并显示出缺血半暗带。患者大脑中动脉（middle cerebral artery，MCA）近端或颈内动脉（internal carotid artery，ICA）闭塞，梗死体积小于 70ml（使用 CT 灌注评估）。该试验与 DAWN 一样，在中期分析后提前终止，结果表明与未接受 EVT 的患者相比，接受 EVT 的患者 90 天 mRS 有明显好转。EVT 组患者实现功能独立的比例更高，未接受 EVT 的患者 90 天死亡率明显更高。各组之间的症状性颅内出血没有显著差异。

这些试验改变了美国心脏协会 / 美国脑卒中协会 2018 年指南[29]。对于长达 24h 前最后一次被见到处于良好状态的颅内大血管闭塞的患者，EVT 有 I 级证据。

九、EVT 的替代入路

脑介入手术最常见的血管入路是经股总动脉。脑卒中多发生于老年患者或高血压患者。此类患者由于高血压或高龄，血管解剖结构通常会被拉长和迂曲。这种扭曲，特别是在主动脉弓的退行性变，使血管通路变得困难。替代途径是可能的，如经桡动脉或直接颈总动脉穿刺。左颈总动脉和右椎动脉可能是特别难以从股动脉入路进行导管插入的血管。心脏冠状动脉血管内手术的

桡动脉入路已经非常成熟，但对脑血管手术则不然。多项研究表明，在进行脑血管造影时，桡动脉入路是可行且安全的。在急性脑卒中的 EVT 过程中遇到困难的主动脉弓时，这种入路方式可以成为有用的工具。颈动脉直接穿刺在急性卒中 EVT 中的安全性尚未确定，但已有描述，是可行的[30]。

十、总结

AIS 的 EVT 治疗 AIS 的出现改变了 21 世纪脑卒中治疗的格局，但仍有许多挑战和未解之谜。在这个快速发展的领域，未来的主要方向包括优化患者选择，最大限度地缩短从发病到治疗的时间，以及为个体化为每个患者选择最有效的治疗策略（无论是否使用药物辅助治疗）。

参考文献

[1] Ribo M, Abilleira S, Perez de la Ossa N. Direct Transfer to an Endovascular Center Compared to Transfer to the Closest Stroke Center in Acute Stroke Patients With Suspected Large Vessel Occlusion (RACECAT).https://clinicaltrials.Gov/ct2/ show/nct02795962.

[2] Flint AC, Bhandari SG, Cullen SP, et al. Detection of Anterior Circulation Large Artery Occlusion in Ischemic Stroke Using Noninvasive Cerebral Oximetry. Stroke. 2018; 49(2):458–460

[3] Kunz A, Ebinger M, Geisler F, et al. Functional outcomes of pre-hospital thrombolysis in a mobile stroke treatment unit compared with conventional care: an observational registry study. Lancet Neurol. 2016; 15(10):1035–1043

[4] Zerna C, Assis Z, d'Esterre CD, Menon BK, Goyal M. Imaging, Intervention, and Workflow in Acute Ischemic Stroke: The Calgary Approach. AJNR Am J Neuroradiol. 2016; 37(6):978– 984

[5] Struffert T, Deuerling-Zheng Y, Kloska S, et al. Dynamic Angiography and Perfusion Imaging Using Flat Detector CT in the Angiography Suite: A Pilot Study in Patients with Acute Middle Cerebral Artery Occlusions. AJNR

Am J Neuroradiol. 2015; 36(10):1964–1970

[6] Neuhaus AA, Couch Y, Hadley G, Buchan AM. Neuroprotection in stroke: the importance of collaboration and reproducibility. Brain. 2017; 140(8):2079–2092

[7] Rajah GB, Ding Y. Experimental neuroprotection in ischemic stroke: a concise review. Neurosurg Focus. 2017; 42(4):E2

[8] Dreier JP. The role of spreading depression, spreading depolarization and spreading ischemia in neurological disease. Nat Med. 2011; 17(4):439–447

[9] Hill MD, Martin RH, Mikulis D, et al. ENACT trial investigators. Safety and efficacy of NA-1 in patients with iatrogenic stroke after endovascular aneurysm repair (ENACT): a phase 2, randomized, double-blind, placebo-controlled trial. Lancet Neurol. 2012; 11(11):942–950

[10] Tymianski, M. Combining neuroprotection with endovascular treatment of acute stroke: is there hope? Stroke 2017; 48:17001705

[11] Liu X, Xia J, Wang L, et al. Efficacy and safety of ginsenoside- Rd for acute ischaemic stroke: a randomized, double-blind, placebo-controlled, phase II multicenter trial. Eur J Neurol. 2009; 16(5):569–575

[12] Elkins J, Veltkamp R, Montaner J, et al. Safety and efficacy of natalizumab in patients with acute ischaemic stroke (ACTION): a randomized, placebo-controlled, double-blind phase 2 trial. Lancet Neurol. 2017; 16(3):217–226

[13] Zhu Z, Fu Y, Tian D, et al. Combination of the Immune Modulator Fingolimod With Alteplase in Acute Ischemic Stroke: A Pilot Trial. Circulation. 2015; 132(12):1104–1112

[14] Poli S, Purrucker J, Priglinger M, Ebner M, Sykora M, Diedler J, et al. Rapid Induction of COOLing in Stroke Patients (iCOOL1): A randomised pilot study comparing cold infusions with nasopharyngeal cooling. Crit Care. 2014;18:582.

[15] Pico F, Rosso C, Meseguer E, et al. A multicenter, randomized trial on neuroprotection with remote ischemic per-conditioning during acute ischemic stroke: the REmote iSchemic Conditioning in acUtE BRAin INfarction study protocol. Int J Stroke. 2016; 11(8):938–943

[16] Babadjouni RM, Radwanski RE, Walcott BP, et al. Neuroprotective strategies following intraparenchymal

hemorrhage. J Neurointerv Surg. 2017; 9(12):1202–1207

［17］Goyal M, Menon BK, van Zwam WH, et al. HERMES collaborators. Endovascular thrombectomy after large-vessel ischaemic stroke: a meta-analysis of individual patient data from five randomized trials. Lancet. 2016; 387 (10029):1723–1731

［18］Lapergue B, Blanc R, Gory B, et al. ASTER Trial Investigators. Effect of endovascular contact aspiration vs stent retriever on revascularization in patients with acute ischemic stroke and large vessel occlusion: The ASTER randomized clinical trial. JAMA. 2017; 318(5):443–452

［19］Altenbernd J, Kuhnt O, Hennigs S, Hilker R, Loehr C. Frontline ADAPT therapy to treat patients with symptomatic M_2 and M_3 occlusions in acute ischemic stroke: initial experience with the Penumbra ACE and 3MAX reperfusion system. J Neurointerv Surg. 2017; •••:013233

［20］Kühn AL, Wakhloo AK, Lozano JD, et al. Two-year single-center experience with the 'Baby Trevo' stent retriever for mechanical thrombectomy in acute ischemic stroke. J Neurointerv Surg. 2017; 9(6):541–546

［21］Boeckh-Behrens T, Kleine JF, Zimmer C, et al. Thrombus histology suggests cardioembolic cause in cryptogenic stroke. Stroke. 2016; 47(7):1864–1871

［22］Kim SK, Yoon W, Kim TS, Kim HS, Heo TW, Park MS. Histologic analysis of retrieved clots in acute ischemic stroke: Correlation with stroke etiology and gradient-echo MRI. AJNR Am J Neuroradiol. 2015; 36(9):1756–1762

［23］Fennell VS, Setlur Nagesh SV, Meess KM, et al. What to do about fibrin rich 'tough clots'? Comparing the Solitaire stent retriever with a novel geometric clot extractor in an in vitro stroke model. J Neurointerv Surg. 2018; 10(9):907–910

［24］Krajíčková D, et al. Fibrin Clot Architecture in Acute Ischemic Stroke Treated With Mechanical Thrombectomy With Stent- Retrievers-Cohort Study. Circ J. 2017

［25］Brinjikji W, et al. Impact of balloon guide catheter on technical and clinical outcomes: a systematic review and metaanalysis. J Neurointerv Surg. 2017; •••:013179

［26］Haussen DC, Bouslama M, Grossberg JA, Nogueira RG. Remote aspiration thrombectomy in large vessel acute ischemic stroke. J Neurointerv Surg. 2017; 9(3):250–252

［27］Nogueira RG, Jadhav AP, Haussen DC, et al. DAWN Trial Investigators. Thrombectomy 6 to 24 Hours after Stroke with a Mismatch between Deficit and Infarct. N Engl J Med. 2018; 378(1):11–21

［28］Albers GW, Marks MP, Kemp S, et al. DEFUSE 3 Investigators. Thrombectomy for Stroke at 6 to 16 Hours with Selection by Perfusion Imaging. N Engl J Med. 2018; 378(8):708–718

［29］Powers WJ, Rabinstein AA, Ackerson T, et al. American Heart Association Stroke Council. 2018 Guidelines for the Early Management of Patients With Acute Ischemic Stroke: A Guideline for Healthcare Professionals From the American Heart Association/American Stroke Association. Stroke. 2018; 49 (3):e46–e110

［30］Mokin M, Snyder KV, Levy EI, Hopkins LN, Siddiqui AH. Direct carotid artery puncture access for endovascular treatment of acute ischemic stroke: technical aspects, advantages, and limitations. J Neurointerv Surg. 2015; 7(2):108–113

相关图书推荐

中国科学技术出版社·荣誉出品

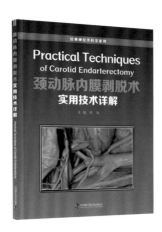

书　名：高血压脑出血微创治疗学
主　编：张洪钿　孙树杰　骆锦标　陈立华
开　本：大 16 开（精装）
定　价：248.00 元

内容简介　高血压脑出血是国内各级医院急诊科、神经内科、神经外科和神经重症医学科最常见的疾病之一。近年来，我国学者在高血压脑出血微创治疗方面积累了大量经验，涌现出许多实用的手术治疗方法。编者按照高血压脑出血的发病部位将有代表性的各种手术方法、手术技巧和手术并发症逐一呈现，以图片展示加文字描述的编排形式详加介绍，帮助读者轻松理解与掌握。本书内容丰富，图文并茂，适合高血压脑出血外科治疗领域各级医师阅读参考。

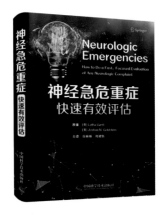

书　名：颈动脉内膜剥脱术实用技术详解
主　编：钱　海
开　本：大 16 开（精装）
定　价：80.00 元

内容简介　颈动脉内膜剥脱术于 1953 年由血管外科 DeBakey 教授首次应用于患者，至今已有 60 余年。因其可有效治疗颈动脉狭窄，降低患者罹患脑卒中的风险，已成为神经外科及血管外科的重要常规手术。本书以病例讨论为主线，通过每例患者的具体情况分析，逐步揭示颈动脉内膜剥脱术的适应证、手术原则及技术要点，从临床实际出发，针对病例进行具体讨论，同时融合了其他专家的观点，相信对初学者有所裨益。本书内容实用、图文互参，既可作为初学者借鉴参考之用，也可供技术熟练者实践时灵活发挥。

书　名：神经急危重症快速有效评估
主　译：张琳琳　周建新
开　本：正 32 开（平装）
定　价：98.00 元

内容简介　本书引进自世界知名的 Springer 出版社，是一部有关神经系统急危重症的杰出著作。全书分 15 章，涵盖了神经系统急危重症的各个领域，并提供了快速识别和诊断的关键内容，可帮助急诊科医师迅速掌握神经系统急危重症诊断和治疗的相关知识及技能。本书内容系统、图文并茂，对神经系统急危重症的快速诊断评估有很强的指导作用，适合广大神经内科、神经外科及急诊科相关医师阅读参考。

焦点医学，中国科学技术出版社重点打造的医学品牌，聚焦医学前沿，致力医学专著出版、版权引进输出。